第4版

イラストでまなぶ
薬理学

Web講義動画付

田中 越郎
東京農業大学名誉教授

医学書院

田中 越郎　Etsuro Tanaka
東京農業大学名誉教授

熊本大学医学部卒業．三井記念病院内科レジデント，熊本大学大学院，
スウェーデン王立カロリンスカ研究所留学，東海大学医学部助教授等を
経て 2003 年より東京農業大学教授．医学博士．
主な著書に『イラストでまなぶ生理学〔Web 講義動画付〕第 4 版』
(2023)，『イラストでまなぶ人体のしくみとはたらき 第 3 版』(2019)（以
上，医学書院），『好きになる生理学 第 2 版』(2021)，『好きになる生
化学』(2012)（以上，講談社）などがある．

イラストでまなぶ薬理学〔Web 講義動画付〕

発　行	2004 年 1 月 15 日	第 1 版第 1 刷
	2009 年 10 月 15 日	第 1 版第 7 刷
	2011 年 1 月 15 日	第 2 版第 1 刷
	2014 年 3 月 1 日	第 2 版第 2 刷
	2016 年 2 月 1 日	第 3 版第 1 刷
	2022 年 12 月 1 日	第 3 版第 6 刷
	2023 年 9 月 15 日	第 4 版第 1 刷Ⓒ

著　者　田中越郎
　　　　たなかえつろう

発行者　株式会社　医学書院
　　　　代表取締役　金原　俊
　　　　〒113-8719　東京都文京区本郷 1-28-23
　　　　電話　03-3817-5600（社内案内）

印刷・製本　三報社印刷

　本書の初版を上梓したのが 2004 年でした．その後今までに大小合計 14 回のアップデートを行ってきました．そのかいもあってか，時代は変化しているのにもかかわらず内容はあまり陳腐化することもなく，長い間，多くの読者に本書を手に取っていただき続けていることは，著者として大変うれしい思いです．時代が変化しても薬理学の基本は変わらないとはいえ，近年，たくさんの新薬が開発され，学生の勉学ツールも変化し，教育における薬理学の位置も変わってきました．

　そこでこのたび再度大きなアップデートを試み，第 4 版を発行することにしました．第 4 版では本文や薬剤リストなども変更しましたが，最も大きく変更した点は，理解の助けになるように付録として 24 本の Web 講義動画を収載したことです．

　本書ではまず病態生理の説明を行っています．治療法や薬剤の使い方は，病態生理がわからないことには理解不能だからです．そして次に臨床薬を中心にその薬理作用を解説しています．すなわち「病態生理から見た臨床薬の使われ方」です．学生にとっては，将来臨床現場に行ったときにそこで使われている薬の意義や役割を正しく理解していること，が重要だからです．学問としての薬理学に偏りすぎぬよう，臨床現場で必要となる項目を中心に，量もレベルも必要十分になるように考慮したつもりです．

　本書のコンセプトや表現法は姉妹書『イラストでまなぶ生理学』に準拠しています．たとえば本文はその重要度別に，大見出し，中見出し，そして説明文の 3 つのランクに分けて書いてあります．大見出しと中見出しの内容は必ず理解し記憶していただきたい．そのまま記憶できるような文章にしてあるので丸暗記もできます．説明文は内容理解のためのもので，これは読むだけにとどめても結構です．試験が終わるとせっかく覚えたことをすべて忘れてしまう学生が多いようですが，せめて大見出しの項目は試験終了後もずっと記憶しておいていただきたい．将来きっと役に立つはずです．

　左ページには本文の内容をイラストで説明してあります．かなり思い切った比喩やデフォルメもありますが，覚えてほしいポイントを強調したいがためにそのような図になりました．また薬品名の記載は，臨床で使われる表現を採用し，たとえば「アトロピン硫酸塩」は「アトロピン」とだけ表記しています．さらに重要度のあまり高くない項目や最近のトピックなどは，コラムやコーヒーブレイクとして各ページの下段や章末に記載しました．各章末には復習の意味で，看護師・薬剤師・臨床検査技師の国家試験問題を載せてあるので，こちらも理解の確認に利用してください．本書が薬の正しい理解の一助となれば幸いです．

2023 年 8 月

田中越郎

目次

イラスト　　　　株式会社ツグミ
装丁・デザイン　hotz desing inc.

Web 講義動画の使い方

Web 講義動画について

本文中でより理解を深めておきたい内容について，著者の講義動画を収録しています．
看護師国家試験で出題された内容を中心に解説しています．
各動画は 2 分程度のコンパクトな長さなので，勉強の合間にぜひご活用ください．

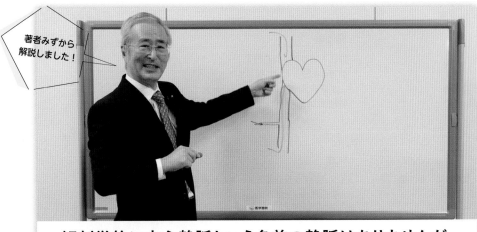

著者みずから解説しました！

解剖学的に中心静脈という名前の静脈はありませんが、
右心房の入口付近の静脈を中心静脈とよんでいます。

動画を見る方法

❶ QR コードを読み取って見る

　本書紙面内の QR コードをスマートフォンなど
で読み取ることで，動画を再生できます．

❷ サイトにアクセスして見る

　下記のサイトにアクセスすると，一覧から好き
な動画を再生できます．

http://www.igaku-shoin.co.jp/prd/05121

- 動画は予告なしに変更・修正したり，また配信を停止する場合
もございます．ご了承ください．
- 動画は書籍の付録のため，ユーザーサポートの対象外とさせて
いただいております．ご了承ください．

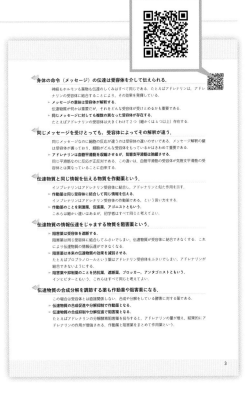

▼QRコード

動画目次

薬が作用するしくみ

薬と受容体

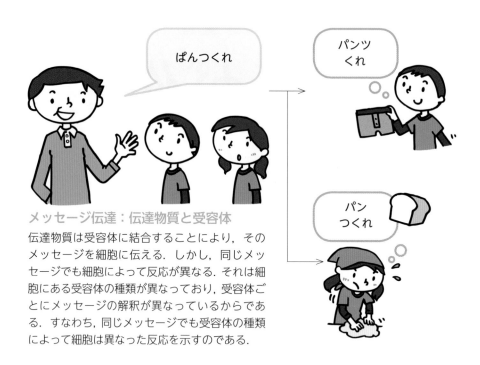

メッセージ伝達：伝達物質と受容体

伝達物質は受容体に結合することにより，その
メッセージを細胞に伝える．しかし，同じメッ
セージでも細胞によって反応が異なる．それは細
胞にある受容体の種類が異なっており，受容体ご
とにメッセージの解釈が異なっているからであ
る．すなわち，同じメッセージでも受容体の種類
によって細胞は異なった反応を示すのである．

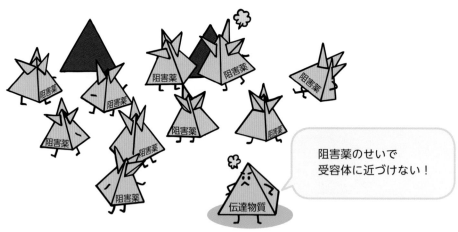

阻害薬

受容体はある特定の伝達物質としか結合しない．この伝達物質とよく似た構造をもつ物質
は，受容体と結合はするが，メッセージの伝達はできない．このような物質は，本来の伝達
物質と受容体との結合のじゃまをする．このように本来のメッセージの伝達をじゃまする薬
を阻害薬という．

身体の命令（メッセージ）の伝達は受容体を介して伝えられる．

神経もホルモンも薬物も伝達のしくみはすべて同じである．たとえばアドレナリンは，アドレナリンの受容体に結合することにより，その効果を発揮している．

▶ **メッセージの意味は受容体が解釈する．**

伝達物質が何かは重要だが，それをどんな受容体が受けとめるかも重要である．

▶ **同じメッセージに対しても複数の異なった受容体が存在する．**

たとえばアドレナリンの受容体は大きくわけて 2 つ（細かくは 4 つ以上）存在する．

同じメッセージを受けとっても，受容体によってその解釈が違う．

同じメッセージなのに細胞の反応が違うのは受容体の違いのせいである．メッセージ解釈の鍵は受容体が握っており，細胞がどんな受容体をもっているかはきわめて重要である．

▶ **アドレナリンは血管平滑筋を収縮させるが，気管支平滑筋は弛緩させる．**

同じ平滑筋なのに反応が正反対である．この違いは，血管平滑筋の受容体が気管支平滑筋の受容体とは異なっていることに由来する．

伝達物質と同じ情報を伝える物質を作動薬という．

イソプレナリンはアドレナリン受容体に結合し，アドレナリンと似た作用を示す．

▶ **作動薬は同じ受容体に結合して同じ情報を伝える．**

イソプレナリンはアドレナリン受容体の作動薬である，という言い方をする．

▶ **作動薬のことを刺激薬，促進薬，アゴニストともいう．**

これらは細かい違いはあるが，初学者はすべて同じと考えてよい．

伝達物質の情報伝達をじゃまする物質を阻害薬という．

▶ **阻害薬は受容体を遮断する．**

阻害薬は同じ受容体に結合してふさいでしまい，伝達物質が受容体に結合できなくする．これにより伝達物質の情報伝達ができなくなる．

▶ **阻害薬は本来の伝達物質の効果を減弱させる．**

たとえばプロプラノロールという薬はアドレナリン受容体をふさいでしまい，アドレナリンが結合できないようにする．

▶ **阻害薬や抑制薬のことを拮抗薬，遮断薬，ブロッカー，アンタゴニストともいう．**

インヒビターともいう．これらはすべて同じと考えてよい．

伝達物質の合成分解を調節する薬も作動薬や阻害薬になる．

この場合は受容体とは直接関係しない．合成や分解をしている酵素に対する薬である．

▶ **伝達物質の合成促進や分解抑制で作動薬となる．**

▶ **伝達物質の合成抑制や分解促進で阻害薬となる．**

たとえばアドレナリンの分解酵素阻害薬を投与すると，アドレナリンの量が増え，結果的にアドレナリンの作用が増強される．作動薬と阻害薬をまとめて作用薬という．

薬の血中濃度

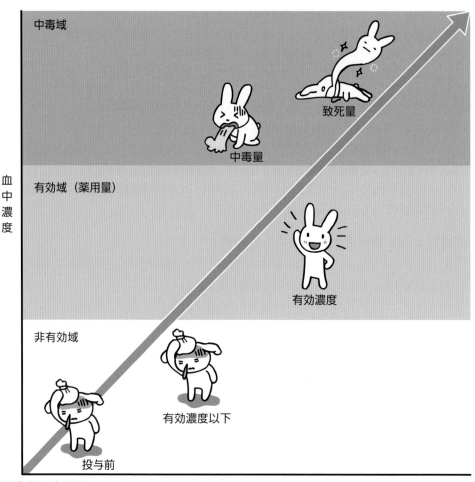

有効濃度と中毒量

薬の効果は血中濃度がカギになる．有効濃度以下では効果はなく，有効濃度以上で効果がみられる．しかし，さらに濃度が上がると毒性が現れる（中毒量）．そしてもっと高い血中濃度では死んでしまう（致死量）．

膀胱炎と胆嚢炎に対する抗菌薬

膀胱炎に対する抗菌薬は分解されずにそのまま尿へ排泄されるタイプのものが適している．また，胆嚢炎に対する抗菌薬は分解されずにそのまま胆汁中へ排泄されるタイプのものが適している．

血中濃度を測定するおもな薬
- **中枢神経系の薬**：フェニトイン，炭酸リチウム
- **心臓の薬**：ジゴキシン
- **呼吸器の薬**：テオフィリン
- **免疫の薬**：シクロスポリン

薬の効果は血中濃度がカギになる．

薬は大量では毒になる．薬には副作用がつきもので，毒性とは副作用が前面に出てくることである．

▶ **薬の毒性は一般的には血中濃度に比例する．**

▶ **薬用量の範囲が広い薬は毒性が出現しにくい．**

　A．ある血中濃度以下では効果は現れない．

　B．その血中濃度以上で効果が現れる．

　C．ある高い血中濃度以上では毒性が現れる（**中毒量**）．

　D．もっと高い血中濃度では死んでしまう（**致死量**）．

薬用量とはB以上C以下の範囲の濃度のことである．薬用量の範囲が広い薬は毒性などの副作用が出現しにくく使いやすい．逆に薬用量の範囲が狭いと副作用が現れやすい．

薬の効果は有効血中濃度の持続時間にも比例する．

▶ **薬の投与では血中濃度だけでなく，その持続時間も重要である．**

濃度と時間の2つが重要なファクターである．

▶ **薬の血中濃度はモニターもできる．**

薬によっては血中濃度を測定し，適正な血中濃度を保つ．有効量（薬用量）を維持し，かつ中毒量を避けるためである．

徐々に吸収される薬は長もちする．

▶ **経口薬は消化管から徐々に吸収されて血液中に移行する．**

もっとゆっくり吸収される薬剤形態に，徐放剤がある（→45ページ）．

▶ **皮下注と筋注は注入部位から血液中に入る．**

皮下注と筋注は薬液が注入部位にしばらくとどまり，徐々に効いて長もちする．

薬は肝臓で代謝されるものが多い．

例外も多いが，大多数の薬は肝臓で代謝されると思ってよい．

▶ **肝臓で代謝されると薬の活性が低下する．**

基本的には肝臓で代謝されると薬の効果がなくなる．

▶ **例外的に肝臓で代謝されることで薬が活性をもつようになるものもある．**

副作用を減らすためにわざとそのようにつくってある．これを**プロドラッグ**（→45ページ）という．プロドラッグはそのままでは活性をもたず，体内で代謝を受けて薬の作用を示すようになる．

薬の排泄経路は尿か胆汁である．

多くの例外はあるが，基本的には尿か胆汁に排泄されると思ってよい．

▶ **薬はそのまま排泄されるものと，代謝を受けて排泄されるものがある．**

尿にそのまま排泄されるものは，尿路に対しても薬の作用（と副作用）を示す．

薬の投与方法

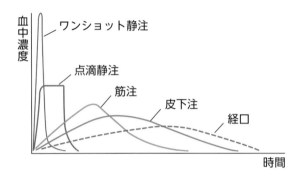

投与経路と血中濃度の関係

ワンショット静注 (i. v.)，点滴静注 (d. i. v.)，筋注 (i. m.)，皮下注 (s. c.)，経口 (p. o.) にて薬を投与した場合の血中濃度の変化を模式的に示す．ワンショット静注は静注した瞬間は超高濃度になる．点滴静注は点滴の間だけそれなりの高濃度を保つ．基本的に徐々に吸収された薬は長もちする．筋注よりも皮下注のほうが血液への移行はゆっくりである．経口投与はさらにゆっくりである．

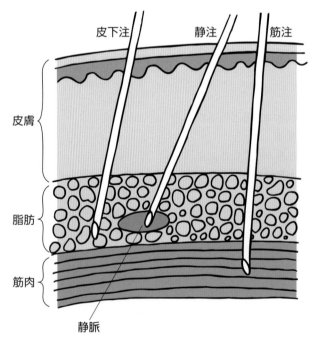

皮下注と筋注

筋注とは筋肉組織内への注入，皮下注とは皮下組織内すなわち脂肪組織内への注入である．どちらでもよければ皮下注を行う．油性の薬のような刺激性の強い薬は筋注が一般的である．筋肉組織のほうが脂肪組織よりも血管が豊富で血流が多いため，筋注のほうが早く吸収される．

◀ **薬の投与方法はその状況に最も適したものを選択する.**

薬の投与方法には経口や注射などの方法がある. 薬の性質や患者の病状などを考慮して，その状況に最も適した方法を選択する.

◀ **経口投与は簡便で楽である.**

経口投与（p. o.）とは内服のことであり，要するに飲み薬のことである. 自分で服用でき，痛みもない. ただし，胃腸障害などが生じやすい.

▶ **経口薬は飲み忘れることがある.**

本人まかせにできるので，うっかり（または故意に）飲み忘れることがある. 適切に服用することをコンプライアンスといい，飲み忘れが多いことを「コンプライアンスが悪い」と表現する. 近年は「アドヒアランス」という用語も用いられている（→76 ページ）.

◀ **注射は確実な投与方法である.**

▶ **いったん注射してしまった薬はキャンセルできない.**

経口薬はたとえ間違えて飲んでも，直後なら吐かせるなどしてある程度回収することができる. しかし注射薬はいったん投与してしまうと絶対に回収できないので，投与前には薬の間違いがないかなど慎重な確認が必要である.

▶ **注射経路には静脈内，皮下，筋肉内などがある.**

静脈内注射は静注（i. v.），皮下注射は皮下注（s. c.），筋肉内注射は筋注（i. m.）と略す. 基本的には静注か皮下注である. 油性の薬などは筋注が一般的である.

◀ **静脈内投与方法にはワンショットと点滴静注とがある.**

▶ **すぐに効果を出したいときにはワンショット静注を行う.**

ワンショット静注とは一瞬（数秒～数十秒）で薬液を静脈内に入れることである.

▶ **ワンショットでは静注する瞬間の血中濃度は非常に高くなる.**

静注した瞬間や直後にショックをおこすこともあり，静注時は患者の観察を怠らないこと.

▶ **点滴静注（d. i. v.）は効果持続時間が長い.**

基本的には点滴をしている間（普通は 30 分～数時間程度）は有効血中濃度が持続する. また点滴静注はワンショット静注に比べ血中濃度が上がりすぎないので，そのぶん副作用が少なくなる. ただし，手間はかかる.

◀ **皮下注射とは皮下の脂肪組織内注入のことである.**

▶ **皮下注射は効果持続時間が比較的長い.**

薬液が血液中に吸収されるのにある程度時間がかかるので，効果持続時間は比較的長い. また投与直後の血中濃度もそれほど上昇しないので，ワンショット静注に比べ副作用が生じにくい.

▶ **筋注は油性の薬などの場合に限られる.**

筋注は筋肉の障害をおこすことがあるので，しなくてすむならしないほうがよい. しかし油性の薬（たとえばストレプトマイシン）などは刺激性が強く皮下注はできないため，筋注を行う.

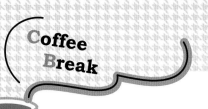

血清アルブミンと薬の結合

投与された薬は吸収されると，まず血液中に移動し，その後全身の組織に到達する．血液中では薬の何割かは血漿蛋白質（おもに血清アルブミン）と結びつく．血漿蛋白質と結合していないフリーなものだけが薬としての作用を発現でき，血漿蛋白質と結合してしまった分は薬としての作用を発現しない．つまり血清アルブミンと結合しにくい性質をもった薬ほど低用量で効果を発揮することができる．

アルコールと薬

薬と酒を一緒に飲むと，肝臓はアルコールの処理に忙しくて薬の代謝まで手が回らず，薬の効果が強く出ることがある．たとえば睡眠薬を酒と一緒に飲むと，睡眠薬の分解が遅れ大量の睡眠薬を飲んだのと同じ状況になる．薬と酒は一緒に飲んではいけない．

主作用・副作用・有害事象

薬を使用したときの目的とする作用を主作用という．これに対し，目的としない有害な作用を副作用という．たとえば，コデインには鎮咳作用や止瀉作用，鎮静作用などがある．下痢の患者に対しては止瀉作用は主作用である．しかし，咳の患者にコデインを使用すると便秘という副作用が生じる．さらにもっと広く，薬の使用者に生じた好ましくないことをすべてまとめて有害事象という．コデイン使用患者がふらついて転倒し骨折した場合，骨折はコデインの副作用ではないが有害事象である．有害事象では薬との因果関係は問わない．

> **看護師国家試験既出問題**
>
> 一般的に薬の吸収が最も遅いのはどれか．
> 1. 皮内注射
> 2. 筋肉内注射
> 3. 気道内吸入
> 4. 舌下与薬
>
> **解説** 6ページを参照　1, 2. 筋肉内注射は皮内注射よりも吸収は早い　3. 気道内吸入はすみやかに肺より吸収される　4. 口腔粘膜からすみやかに吸収され効果は早い．薬の投与のことを与薬ともいう．　**答え** [1]

自律神経

交感神経と副交感神経

伝達物質とその作用

	伝達物質	気分	エネルギー	瞳孔	心血管系	消化器系	発汗	尿路系
交感神経系	ノルアドレナリン	興奮時に優位	消費方向へ	散大	活発化	鎮静化	亢進*	蓄尿
副交感神経系	アセチルコリン	リラックス時に優位	蓄積方向へ	縮小	鎮静化	活発化	―	排尿

*例外的に汗腺への交感神経の伝達物質だけはアセチルコリンである.

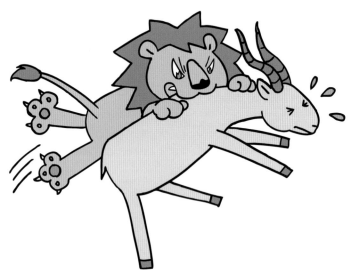

交感神経優位の状態

交感神経系と副交感神経系がコントロールしているのは，具体的には平滑筋・心筋と分泌腺である．交感神経系は気分が高揚しているときに優位となる．たとえば獲物をねらって狩りをしている状態である．瞳孔は開き，血圧も心拍数も上昇し，汗もかく．一方，消化器は活動を抑制されるので口はカラカラになる．排尿どころではない．なお，汗をかくのはヒトだけである．

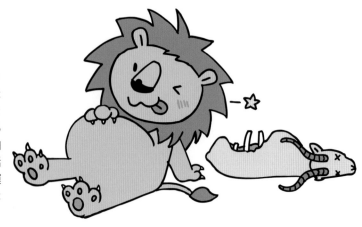

副交感神経優位の状態

副交感神経系は気分がリラックスしているときに優位となる．たとえばとった獲物をゆっくり食べている状態である．瞳孔は縮小し，血圧も心拍数も下降する．一方，消化器活動は活発となり，消化器の運動も消化液の分泌も盛んになる．排尿もおこる．

自律神経には交感神経と副交感神経とがある．

交感神経と副交感神経とはほぼ正反対の作用をもっている．

▶ **交感神経の最重要作用は心血管系の活発化である．**
交感神経の基本作用は身体の活発化である．

▶ **副交感神経の最重要作用は消化器系の活発化である．**
副交感神経の基本作用は身体の安静化である．

交感神経から放出される伝達物質はノルアドレナリンである．

副腎髄質から分泌されるアドレナリンもノルアドレナリンとほぼ同様の作用をもった物質である．初学者は両者は同じものとみなしてよい．

▶ **アドレナリンを投与すると交感神経興奮状態と同じことがおこる．**
また，アセチルコリンを投与すると副交感神経興奮状態と同じことがおこる．アドレナリン類似物質やアセチルコリン類似物質でもほぼ同等なことがおこる．

▶ **アドレナリン類似物質をカテコールアミンという．**
カテコールアミン（カテコラミンともいう）とは化学物質としての名称であり，例外もある．しかし，現時点ではカテコールアミンといえばアドレナリン類似物質のことだと覚えておいてよい．

副交感神経から放出される伝達物質はアセチルコリンである．

ノルアドレナリンとアセチルコリンは，ともに非常に重要な自律神経の伝達物質であるから絶対に忘れないこと．

同じ刺激物質なのに細胞の反応性が違うのは受容体が異なるためである．

第 1 章の 3 ページで触れたように，アドレナリンは血管平滑筋を収縮させるのに気管支平滑筋は拡張させる．この違いは 2 つの平滑筋がもっている受容体がそれぞれ異なるからである．

▶ **アドレナリンの作用はα受容体およびβ受容体を介して発現する．**
アドレナリンは細胞の中までは入っていかない．細胞表面にα受容体およびβ受容体があり，アドレナリンがこの受容体に結合すると受容体はアドレナリンのメッセージを細胞内に伝え，収縮などの反応を生じさせる．

▶ **α受容体は平滑筋を収縮させ，β受容体は平滑筋を弛緩させる．**
平滑筋が収縮するか弛緩するかはα受容体とβ受容体の数による．数の多いほうが勝ちとなる．

▶ **血管平滑筋にはたくさんのα受容体と少しのβ受容体がある．**
α受容体の効果のほうが強く出るので，アドレナリンにより血管平滑筋は収縮する．

アドレナリンとエピネフリン

アドレナリンは日本人（高峰譲吉）により発見命名されたホルモンである．このホルモンを米国ではエピネフリンとよんでいる．わが国では 2006 年から，日本薬局方でアドレナリンを薬品名として正式に採用している．私たちはエピネフリンではなくアドレナリンというべきである．

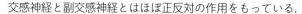

交感神経作動薬

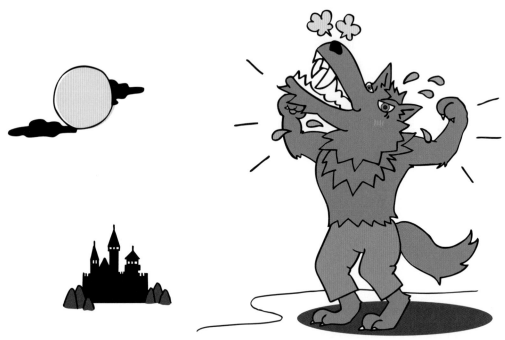

交感神経興奮の状態

交感神経が興奮すると，瞳孔散大筋と血管平滑筋は収縮する．心筋はその収縮が増大し，心拍数も増加する．気管支平滑筋は弛緩し，気管支は拡張する．血圧も心拍数も上昇し，汗もかく．一方，消化器は活動を抑制されるので口はカラカラになる．排尿どころではない．

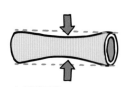

血管収縮
（α作用）
アドレナリン
ノルアドレナリン
フェニレフリン
（ドパミン）

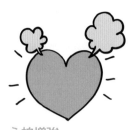

心拍増強
（β₁作用）
アドレナリン
イソプレナリン
ドブタミン

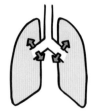

気管支拡張
（β₂作用）
アドレナリン
イソプレナリン
サルブタモール

瞳孔散大（散瞳）
（α作用）
アドレナリン
フェニレフリン

◀◀ アドレナリンは心臓の収縮力も心拍数もともに増大させる.

両者があいまって心臓から拍出される血液量は非常に増加する.

▶ **心筋にはβ受容体があり，このβ受容体は心筋活動を増強する.**

平滑筋のβ受容体は平滑筋を弛緩させるが，心筋のβ受容体は心筋を活発化する.

▶ **心筋と平滑筋とではβ受容体を介した最終的な筋肉の反応は逆である.**

どちらもβ受容体ではあるが，このように逆の作用を示すのでさらに2種類に細分化することもある. 心筋にあるβ受容体をβ_1受容体，平滑筋にあるものをβ_2受容体という. 両受容体の構造は微妙に異なっているもののほとんど同じである. β_1受容体とβ_2受容体との区別がむずかしければ，初学者はそこまで理解しなくてもよい.

◀◀ アドレナリンのおもな作用は血管収縮，心拍増強，気管支拡張，瞳孔散大である.

アドレナリンの作用は交感神経の作用と同じことで多岐にわたる. その中ではこの4つの作用が最も重要である. 血糖上昇作用もある. なお，消化器に対しては交感神経はあまり作用をもっていないと思ってよい.

▶ **血管収縮は血管平滑筋のα受容体を介した収縮反応である.**

血管平滑筋はβ受容体ももっているが，α受容体のほうが断然多い.

▶ **心拍増強は心筋のβ受容体を介した収縮反応である.**

細かくいうとβ_1受容体を介した反応である.

▶ **気管支拡張は気管支平滑筋のβ受容体を介した弛緩反応である.**

細かくいうとβ_2受容体を介した反応である.

▶ **瞳孔散大は虹彩にある瞳孔散大筋のα受容体を介した収縮反応である.**

これに対し，瞳孔括約筋は副交感神経（アセチルコリン）で収縮し縮瞳する.

▶ **汗腺だけは例外で，交感神経からアセチルコリンが分泌される.**

汗腺は例外で，交感神経から分泌されたアセチルコリンで発汗が亢進する.

◀◀ 交感神経作動薬とはアドレナリンと似た作用を示す薬のことである.

交感神経作動薬にはα受容体におもに作用する薬とβ受容体におもに作用する薬がある.

▶ **交感神経からは*ノルアドレナリン*が分泌される.**

▶ **副腎髄質からはアドレナリンが分泌される.**

アドレナリンもノルアドレナリンも作用はほぼ同じと考えてよい. 交感神経が興奮するとその興奮は副腎髄質にも伝えられ，副腎髄質から血液中にアドレナリンが分泌される.

α作動薬とβ作動薬

α受容体を介してその効果を発現する薬をα作動薬，その作用をα作用という.
→α作用をもつということはα受容体に結合しやすいということである.
β受容体を介してその効果を発現する薬をβ作動薬，その作用をβ作用という.
→β作用をもつということはβ受容体に結合しやすいということである.

α作用とβ作用

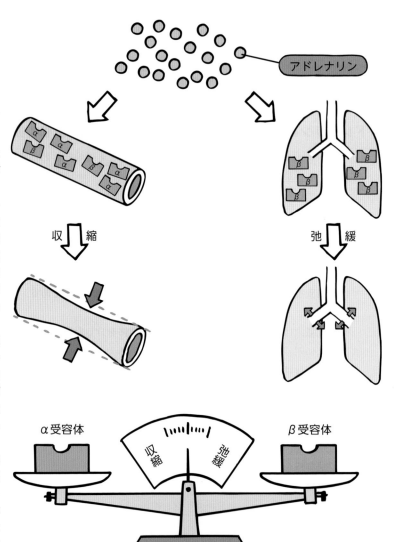

アドレナリンに対する平滑筋の反応

アドレナリン受容体にはα受容体とβ受容体とがある．平滑筋においては，アドレナリンのメッセージを，α受容体は「収縮せよ」，β受容体は「弛緩せよ」，と解釈して細胞内に伝える．血管平滑筋細胞はα受容体が多くアドレナリンで収縮する．つまり血管は収縮する．

一方，気管支平滑筋細胞はβ受容体が多くアドレナリンで弛緩する．つまり気管支は拡張する．ポイントは，その細胞がおもにどんな受容体をもっているかである．

なお，心筋細胞はβ受容体をもっており，心筋細胞のβ受容体（β_1受容体）は平滑筋細胞のβ受容体（β_2受容体）とは少し異なり，収縮力増大の命令を細胞内に伝える．

交感神経作動薬
- **アドレナリン**：エピネフリン（ボスミン®，エピペン®）
- **ノルアドレナリン**：ノルエピネフリン（ノルアドリナリン®）
- **α作動薬**：フェニレフリン（ネオシネジン®）
- **β作動薬**：イソプレナリン（イソプロテレノール；プロタノール®S，アスプール®）
- **β_1作動薬**：ドブタミン（ドブトレックス®）
- **β_2作動薬**：サルブタモール（ベネトリン®）
- **その他のカテコールアミン**：ドパミン（イノバン®）

◀◀ アドレナリンはα作用とβ作用の両者をあわせもつ.

両者の強さはほぼ同等である．α＋β作動薬ともいうことができる．

▶ ノルアドレナリンはα作用＞β作用である.

α作用とβ作用の両者をあわせもつが，α作用のほうが強い．

▶ α作動薬の代表がフェニレフリンである.

フェニレフリンはα作用が主体であり，β作用はほとんどない．

▶ β作動薬の代表がイソプロテレノールである.

イソプロテレノール（イソプレナリンともいう）はβ作用が主体であり，α作用はほとんどない．心筋にも気管支にも同等に効果を発揮する．$\beta_1 + \beta_2$作動薬ともいうことができる．

▶ ドブタミンは心筋にのみ作用する.

ドブタミンはβ_1作動薬であり，β_2作用はほとんどない．α作用もない．

▶ サルブタモールは気管支平滑筋にのみ作用する.

サルブタモールはβ_2作動薬であり，β_1作用はほとんどない．α作用もない．

▶ ドパミンは心血管系にのみ作用する.

ドパミンは血管を収縮させ心拍を活性化する．主体はドパミン受容体に対する作動薬であるが，α作用とβ_1作用もあわせもつ．

▶ カテコールアミンに共通した副作用は不整脈である.

動悸すなわちβ_1作用により頻脈や期外収縮などの不整脈が生じる．

◀◀ アドレナリンは心停止など救急蘇生に使用される.

そのα作用の血管収縮により血圧を上げ，β作用で心機能を促進させ，気管支を拡張させる．

▶ アドレナリンは気管支喘息にも使用される.

そのβ_2作用の気管支平滑筋弛緩により気管支を拡張させる．吸入薬もある．イソプロテレノールやサルブタモールも同様に使用される．

▶ アドレナリンはアナフィラキシーにも使用される.

自己注射用の製剤もある（→32ページ）.

▶ アドレナリンの局所投与は切開手術の出血を減少させる.

局所におけるα作用による血管収縮のせいである．切開手術の前にアドレナリンを皮下注射しておくと出血が少なくなる．また局所麻酔薬にアドレナリンを混ぜて投与すると，その部位の血流が減少し局所麻酔薬は血流によって洗い流されにくくなり，効果を長引かせることができる．

▶ ドパミンは血圧を上げ尿量も増やす.

ドパミンは全身の血管を収縮させるが，腎血管は拡張させる．したがって，腎臓への血流は増加し尿量が増えるという理想的な昇圧薬である．

▶ ドブタミンとドパミンは心不全の切り札である.

ドブタミンには心臓促進作用があり，ドパミンは血圧上昇作用がある．両者とも点滴投与により，投与量の微妙な調節が可能であり，重症心不全の治療にはなくてはならない薬である．

交感神経遮断薬

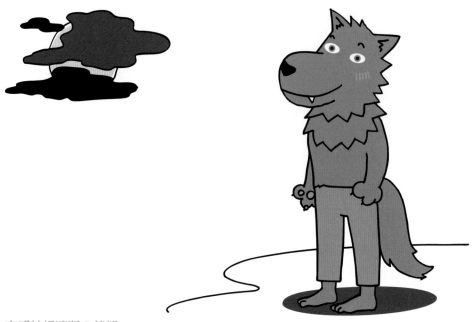

交感神経遮断の状態

交感神経が遮断されると，瞳孔散大筋は弛緩し縮瞳が生じる．血管平滑筋は弛緩し血管は拡張する．心筋はその収縮力が減少し心拍数も低下する．その結果血圧は低下し，心拍出量も減少する．気管支平滑筋は収縮し気管支は狭くなる．

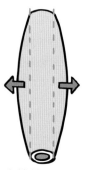

血管拡張
（α遮断薬）

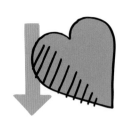

心拍数低下
（β_1遮断薬）

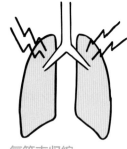

気管支収縮
（β_2遮断薬）

交感神経遮断薬
- **α遮断薬**：フェントラミン（レギチーン®），プラゾシン（ミニプレス®）
- **β遮断薬**：プロプラノロール（インデラル®），アテノロール（テノーミン®）
- **αβ遮断薬**：アロチノロール，カルベジロール（アーチスト®）

アドレナリンの α 作用は α 遮断薬で，β 作用は β 遮断薬でとめることができる．

一般的に薬は目的の受容体が限定されると，副作用が少なくなる．遮断薬も例外ではない．

▶ **α 遮断薬にはフェントラミンがある．**

もっと詳しくいうと α 受容体には α_1 受容体と α_2 受容体とがある．平滑筋を収縮させるのは α_1 受容体である．プラゾシンは α_1 受容体だけを遮断する．しかし，α_1 受容体と α_2 受容体の区別までは初学者は理解しなくてよい．

▶ **β 遮断薬にはプロプラノロールがある．**

プロプラノロールは β_1 受容体も β_2 受容体もどちらも遮断する．β_2 遮断作用は気管支喘息の悪化という副作用を伴う．これでは臨床的に使いにくいので，もっと選択性の高い β_1 受容体だけの遮断薬（アテノロールなど）が開発された．

α 遮断薬は降圧薬として用いられる．

その血管拡張作用を利用している．α 遮断薬の中でも α_1 遮断薬が降圧薬としてより有効である．α_1 遮断薬は心機能に影響を与えずに血圧を下げることができる．

▶ **α_1 遮断薬は前立腺肥大症に伴う排尿障害にも有効である．**

尿道の平滑筋を弛緩させ排尿障害を軽減させる．

▶ **α_1 遮断薬の副作用は血圧低下である．**

もともとは降圧薬だからである．高齢者ではとくに起立性低血圧（立ちくらみのこと．急に立ち上がったとき血圧が低下しフラっとする）がおこりやすい．

β 遮断薬も降圧薬および抗不整脈薬として用いられる．

その心臓抑制作用を利用している．不整脈に関しては 87 ページを参照のこと．

▶ **β 遮断薬は気管支喘息患者には禁忌である．**

β 遮断薬は気管支を収縮させる作用があり，気管支喘息を悪化させる．

▶ **β 遮断薬の副作用には気管支喘息悪化，心不全，徐脈がある．**

心不全に関して基本的には「β 遮断薬は心不全を悪化させる」と覚えておく．原則的には心不全患者に β 遮断薬は禁忌である．しかし，循環器専門医は心不全の治療に β 遮断薬を使うことがある．一歩間違うと心不全を悪化させるので使い方がむずかしい（→85 ページ）．

▶ **αβ 遮断薬も降圧薬として用いられる．**

1 つの薬が α 遮断と β 遮断の両作用をもつ．α 遮断薬と β 遮断薬の合剤だと思えばよい．アロチノロールやカルベジロールは β 遮断作用が強い．

α 遮断薬とアドレナリン

単にアドレナリンを投与するとその α 作用が前面に出て血圧は上昇する．ところがあらかじめ α 遮断薬を投与しておいた後でアドレナリンを投与すると，α 作用はブロックされているので β 作用のほうが前面に出て血圧は下降する．同じアドレナリン投与でも正反対の反応を示すのである．

副交感神経作動薬

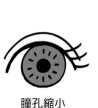
瞳孔縮小

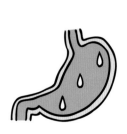
消化器機能亢進
（分泌・収縮）

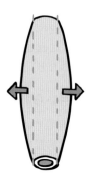
血管拡張

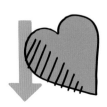
心拍低下

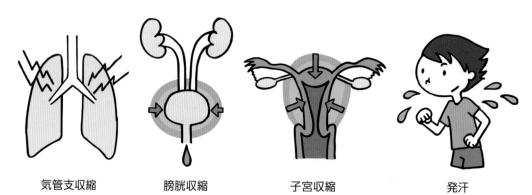

気管支収縮　　　膀胱収縮　　　子宮収縮　　　発汗

アセチルコリンの作用

副交感神経の作用とほぼ同様であるが，発汗だけが例外である．

アセチルコリン作動薬
・アセチルコリン，ベタネコール，ピロカルピン
抗コリン薬
・アトロピン，スコポラミン（ブスコパン®）

アセチルコリンの作用は血管拡張，平滑筋収縮，外分泌促進，心拍低下である.

基本はこの4つである. 平滑筋や外分泌腺はいろいろな臓器にあるので，各臓器ごとの反応を考えていくのが理解への道である.

アセチルコリンの瞳孔，消化器，血管，脈拍，気管支，尿路，子宮，汗腺の8項目についての影響を理解すること.

発汗以外は副交感神経の作用と同じである. アセチルコリンの各臓器に対する効果はきわめて重要なので，正確に理解しておくこと.

▶ **アセチルコリンは血管を拡張し，平滑筋を収縮させ分泌を増やす.**

アセチルコリンの作用は左ページを参照のこと. 具体的には以下の通りである.

1. 心臓をリラックスさせ，心拍数は低下する.
   心臓の収縮力も心拍数もともに抑制する. 心拍出量は減少する.
2. 外分泌を活発化させる.
   消化液・気道分泌液（痰の材料）・汗の分泌量が増える.
3. 腸管・胆管・胆嚢の平滑筋を収縮させる.
   消化器の腸管蠕動は活発になり胆管胆嚢も収縮する. 2. の作用とあいまって，消化作業が進む.
4. 気管支（平滑筋でできた管）を収縮させ，気道が狭くなる.
5. 膀胱（平滑筋でできた袋）を収縮させ，排尿動作が行われる.
6. 子宮（平滑筋でできた袋）を収縮させ，妊娠途中なら流産に結びつく.
7. 瞳孔括約筋（平滑筋）を収縮させ，縮瞳をおこす.
   瞳孔には瞳孔括約筋という平滑筋があり，その収縮により縮瞳となる.

アセチルコリンは血管を拡張させる.

血管だけはアセチルコリンへの反応が特殊である. 以下にその詳細を説明するが，むずかしければ「**アセチルコリンは血管を拡張させる**」とだけ覚えれば十分である.

血管は平滑筋細胞と血管内皮細胞から成り立っている.

血管内皮細胞とは血管の内側表面の細胞のことである.

アセチルコリンは血管に対して2つの作用がある.

この2つの作用は同時におこり，両者を足したものが結果として現れる.
  Ⓐ血管平滑筋に直接作用して収縮させる.
  Ⓑ血管内皮細胞（血管の内側表面の細胞）に作用し，一酸化窒素（NO）を放出させる.
この一酸化窒素は血管平滑筋を強く弛緩させる.

作用の強さはⒶ＜＜Ⓑなので，Ⓐ＋ⒷではⒷの勝ちとなる.

アセチルコリンは結局血管平滑筋を弛緩させる. なお，血管内皮細胞がない組織（消化器，気管支，膀胱，子宮など）は基本作用通りアセチルコリンで収縮する.

抗コリン薬

伝達物質とその作用

	伝達物質	気分	エネルギー	瞳孔	心血管系	消化器系	発汗	尿路系
交感神経系	ノルアドレナリン	興奮時に優位	消費方向へ	散大	活発化	鎮静化	亢進*	蓄尿
副交感神経系	アセチルコリン	リラックス時に優位	蓄積方向へ	縮小	鎮静化	活発化	―	排尿

＊例外的に汗腺への交感神経の伝達物質だけはアセチルコリンである.

瞳孔散大（散瞳）

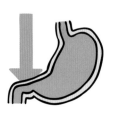

消化器機能減弱
（分泌・収縮低下）

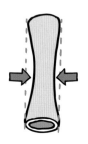

血管収縮

心拍増強

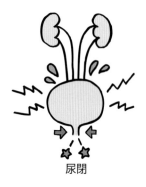

尿閉

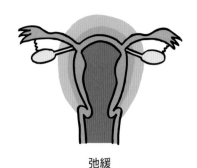

弛緩

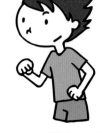

発汗とまる

抗コリン薬の作用

アセチルコリンの作用を阻害する副交感神経の作用の反対である. 外分泌は唾液も胃液も腸液も汗も止まる方向に作用する.

前立腺肥大症

前立腺肥大症とは加齢などにより前立腺が大きくなる良性の疾患. 尿道を圧迫して排尿障害をおこす. 抗コリン薬は尿道の圧迫を強くして尿閉（膀胱にたまった尿を出せなくなること）をおこす. 男性高齢者では抗コリン薬や抗コリン作用をもった薬（かぜ薬など）には要注意.

アセチルコリンの平滑筋，外分泌腺，心臓への作用はアトロピンで阻害される．

▶ **アセチルコリンはアセチルコリン受容体と結合してその効果を発現する．**

平滑筋，外分泌腺，心臓にあるアセチルコリン受容体をムスカリン受容体という．ほかの場所にはムスカリン受容体ではないアセチルコリン受容体もある（→23 ページ）．

▶ **抗コリン薬はアセチルコリンと反対の作用を示す．**

アセチルコリンの作用を打ち消す薬を抗コリン薬という．ムスカリン受容体阻害薬である．

▶ **抗コリン薬は平滑筋を拡張させ，分泌液を減らし，心拍を増やし，血管を収縮させることにより血圧を上げる．**

前項のアセチルコリンの作用をもう一度見返すこと．その作用の逆である．

▶ **アトロピンは代表的な抗コリン薬である．**

アトロピンと同様な薬にスコポラミンがある（→18 ページ）．

迷走神経の作用をとめたいときは抗コリン薬を使用する．

アセチルコリンと抗コリン薬の作用や使い方は以下のごとくである．

▶ **瞳孔はアセチルコリンで縮瞳，抗コリン薬で散瞳する．**

▶ **抗コリン薬は緑内障患者には禁忌である．**

抗コリン薬を使用するときは，緑内障（→206 ページ）の有無を必ず確認する必要がある．失明することがある．

▶ **消化器はアセチルコリンで活発になり，抗コリン薬でおとなしくなる．**

消化器運動亢進や消化液分泌亢進が原因の腹痛には抗コリン薬を用いる．消化液の分泌は弱まるので口渇感も出現する．

▶ **血圧はアセチルコリンで低下，抗コリン薬で上昇する．**

心拍はアセチルコリンで低下（徐脈），抗コリン薬で上昇（頻脈）する．

▶ **迷走神経反射をとめたいときは抗コリン薬を使用する．**

痛みなどで迷走神経反射が生じ，急に血圧が下がることがある．その予防には抗コリン薬が有効である．

▶ **前立腺肥大症患者には抗コリン薬は禁忌である．**

抗コリン薬を使用するときは，前立腺肥大症の有無を必ず確認すること．尿閉になる．

▶ **切迫流早産には抗コリン薬を用いる．**

妊娠子宮の「張り」をゆるめるためである．

▶ **血管はアセチルコリンで拡張，抗コリン薬で収縮する．**

これには血管内皮細胞が深く関与している．

▶ **全身麻酔時に痰を減らしたいときや徐脈時には抗コリン薬を用いる．**

全身麻酔時は人工呼吸のため気管内に挿管する．このとき，気道分泌物つまり痰が多いと肺炎をおこすことがある．副交感神経亢進時には抗コリン薬を投与する．

コリンエステラーゼ阻害薬と筋弛緩薬

骨格筋収縮と筋弛緩薬

運動神経末端からはアセチルコリン(ACh)が分泌され,骨格筋はそのアセチルコリンを受けとると収縮する.このアセチルコリンを介した骨格筋収縮メッセージの受け渡しを阻害するのが筋弛緩薬である.最初の筋弛緩薬(ツボクラリン,別名クラーレ)は南米の先住民が狩猟に使っていた矢毒の成分として発見された.

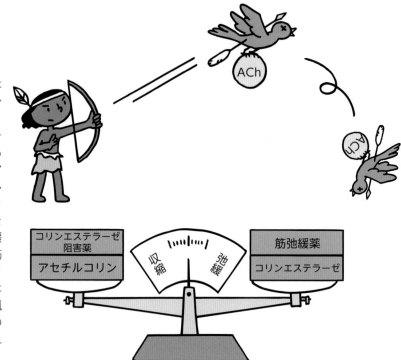

重症筋無力症

神経筋接合部の興奮伝達障害により骨格筋の収縮ができなくなる疾患.神経筋接合部のアセチルコリンの量を増やすと骨格筋の収縮が強くなる.そこで運動神経末端から放出されたアセチルコリンの分解を阻害すると治療になる.コリンエステラーゼ阻害薬の出番である.なお,重症筋無力症の患者では筋弛緩薬の使用には注意が必要である.

自律神経節遮断薬
・テトラエチルアンモニウム,ヘキサメトニウム,トリメタファン
コリンエステラーゼ阻害薬
・エドロホニウム,ネオスチグミン(ワゴスチグミン®)
筋弛緩薬
・ベクロニウム,ロクロニウム(エスラックス®),スキサメトニウム(サクシニルコリン),パンクロニウム,ボツリヌス毒素(ボトックス®)

交感神経も副交感神経も途中に自律神経節をもっている．

交感神経も副交感神経も自律神経節で 1 回ニューロンを換える．前半を節前ニューロン，後半を節後ニューロンという．

▶ **自律神経節における神経伝達物質はアセチルコリンである．**
自律神経の伝達物質は，節前ニューロンは交感神経，副交感神経ともアセチルコリン，節後ニューロンは交感神経はノルアドレナリン，副交感神経はアセチルコリンである．

▶ **自律神経節では少量のニコチンは伝達物質のかわりとなる．**
アセチルコリンのかわりに少量のニコチンでも同じ作用を発現できる．よって，自律神経節のアセチルコリン受容体はニコチン受容体という．しかし，大量のニコチンは逆に遮断効果がある．したがって，ニコチンは多彩な作用を示すことになる．

骨格筋がアセチルコリンを受けとると収縮する．

▶ **骨格筋収縮の命令は運動神経を介して行われている．**
運動神経と骨格筋とが接触している場所を**神経筋接合部**という．

▶ **運動神経末端から放出される神経伝達物質はアセチルコリンである．**
神経筋接合部におけるアセチルコリン受容体はニコチン受容体である．これは自律神経節のニコチン受容体と同じ仲間だが，ちょっとだけ構造が異なる．

コリンエステラーゼ阻害薬とアセチルコリンとは同じ作用を示す．

▶ **アセチルコリンはコリンエステラーゼという酵素ですみやかに分解される．**
アセチルコリンそのものを投与してもその効果はすぐ消えるので，アセチルコリンを治療薬として使いたい場合はもっと持続時間の長い薬を使う．

▶ **コリンエステラーゼ阻害薬はアセチルコリンの効果を増強する．**
アセチルコリンが分解されずに残るので，大量のアセチルコリンを分泌したのと同じ状況になる．

▶ **アセチルコリンの効果を強くしたいときはコリンエステラーゼ阻害薬を使用する．**
有機リン系殺虫剤やサリンもその本体はコリンエステラーゼ阻害薬である．

▶ **消化管機能低下や手術後の排尿困難にもコリンエステラーゼ阻害薬は有効である．**
消化管の蠕動・分泌や排尿は副交感神経つまりアセチルコリンが行うからである．

▶ **重症筋無力症の診断や治療にはコリンエステラーゼ阻害薬を使う．**
重症筋無力症に関しては左ページ参照のこと．

筋弛緩薬は全身麻酔などのときに使用する．

全身の骨格筋の力が抜けているほうが麻酔や手術はやりやすい（→167 ページ）．

▶ **神経筋接合部を遮断すると骨格筋の収縮ができなくなる．**
神経筋接合部遮断薬を使用すると骨格筋は弛緩してしまう．

▶ **筋弛緩薬とは神経筋接合部遮断薬のことである．**
筋弛緩薬を静注すると呼吸筋麻痺で窒息死する．人工呼吸ができる状態でのみ使用すること．また身体は動かせなくなるが，意識や知覚はそのまま残っている．

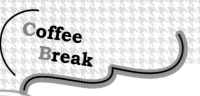

Coffee Break

救急時のカテコールアミン

心肺停止やショック時には循環を維持するために緊急の昇圧薬としてカテコールアミンがよく用いられる．具体的には，アドレナリン，ノルアドレナリン，ドパミン，ドブタミン，イソプロテレノールなどである．なおカテコールアミンは酸性溶媒中で安定，アルカリ性溶媒中ではすぐに分解されてしまうので，アルカリ性の薬，たとえば重曹（メイロン®）などと混合してはいけない．

看護師国家試験既出問題

アトロピンの作用で誤っているのはどれか．
1. 瞳孔の散大
2. 平滑筋の弛緩
3. 唾液の分泌促進
4. 眼圧の上昇

解説 1. 正しい　2. 正しい　3. 唾液腺などの外分泌を抑制する　4. 正しい　緑内障では禁忌　答え [3]

看護師国家試験既出問題

自律神経系に関する記述のうち，正しい組み合わせはどれか．
　a．交感神経系は，一般に刺激に応じて緊急時に作動し，エネルギーの消費に働く．
　b．副交感神経系は，一般に平常時の生体機能を保つ役割を果たし，エネルギーの保存に働く．
　c．交感神経系の興奮により，消化管の運動及び消化液の分泌の促進がみられる．
　d．副交感神経系の興奮により，心拍数増加及び心収縮力増加といった心臓機能の亢進がみられる．
1 (a, b)　**2** (a, c)　**3** (a, d)　**4** (b, c)　**5** (b, d)　**6** (c, d)

解説 a. 正しい　b. 正しい　c. 交感神経は消化器を抑制　d. 副交感神経は心機能を抑制　答え [1]

臨床検査技師国家試験既出問題

副交感神経節後線維の伝達物質はどれか．
1. アドレナリン
2. ノルアドレナリン
3. アセチルコリン
4. ヒスタミン
5. セロトニン

解説 11, 23 ページを参照　答え [3]

第 3 章

アレルギー

- ▶ プロスタグランジン
- ▶ ヒスタミンとセロトニン
- ▶ 抗アレルギー薬

プロスタグランジン

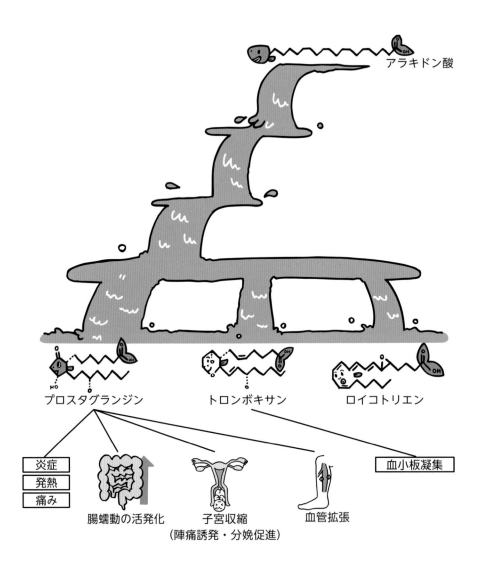

プロスタグランジンの産生と機能

プロスタグランジン（PG），トロンボキサン（TX），ロイコトリエン（LT）はいずれもアラキドン酸という同じ脂肪酸からつくられる．三者の化学構造はよく似ているが，その生理活性はまったく異なっている．さらに PG，TX，LT の中にもたくさんの種類があり，それぞれ異なった作用を示す．たとえば子宮や腸の平滑筋を収縮させたり，血管平滑筋を弛緩させたりする．

• **プロスタグランジン**：$PGF_{2\alpha}$（プロスタルモン®・F），PGE_1，PGE_2，PGI_2

オータコイドは微量で強い活性をもっている.

生体中どこにでもある物質が少し変化するだけで強い活性をもつ物質になる. これをオータコイドという. 細胞間の情報伝達のはたらきをしている.

▶ **オータコイドの例として, ヒスタミン, セロトニン, プロスタグランジンなどがある.**

そのほか, ブラジキニン, アンギオテンシン, トロンボキサン, ロイコトリエンなどがある. ヒスタミンとセロトニンはアミノ酸が少し変化したもの, プロスタグランジン, トロンボキサン, ロイコトリエンは脂肪酸が少し変化したものである.

プロスタグランジンは炎症の介在物質である.

プロスタグランジンは PG と略す. PG は細胞膜にあった脂肪酸（アラキドン酸）が少し変化してできたものである.

▶ **アラキドン酸からプロスタグランジン, トロンボキサン, ロイコトリエンができる.**

この三者は, 構造はよく似ているが作用は非常に異なる. どれも複数の誘導体がある.

▶ **プロスタグランジンは発熱や痛みに関与している.**

脳の体温中枢に作用する発熱物質である. また, 炎症部位では血管拡張による発赤などをおこしている.

▶ **トロンボキサンは血小板凝集作用と気管支収縮作用をもつ.**

トロンボキサン（TX）の代表はトロンボキサン A_2（TXA_2）である. 血小板凝集作用とは要するに血液凝固促進作用である. また, TXA_2 は気管支喘息発作に関与している物質の1つである.

▶ **ロイコトリエンは気管支収縮作用をもつ.**

ロイコトリエン（LT）も気管支喘息発作に関与している物質の1つである.

プロスタグランジンには血管拡張作用と子宮収縮作用とがある.

プロスタグランジンにはたくさんの種類があり, 多彩な作用があるが, まずはこの2つを覚えよう.

▶ **プロスタグランジンは慢性動脈閉塞症に血管拡張薬として用いられる.**

慢性動脈閉塞症とは手足などの動脈が狭くなったりつまったりして血行不全になる病気である. この狭くなった動脈を拡張してくれる.

▶ **プロスタグランジンは陣痛誘発・分娩促進に使用する.**

産科領域で使用される. 子宮平滑筋を収縮させる. オキシトシン（下垂体後葉ホルモン）にも同様な子宮平滑筋の収縮作用がある.

▶ **腸管麻痺にもプロスタグランジンを使う.**

手術後などは腸管の動きが低下している. プロスタグランジンは腸の平滑筋も収縮させることにより腸の蠕動運動を活発化する. また, 胃の血流も増加させるので胃潰瘍の治療薬としても使われる.

▶ **プロスタグランジンは気管支喘息には禁忌である.**

気管支平滑筋も収縮させるので喘息を増悪させる.

ヒスタミンとセロトニン

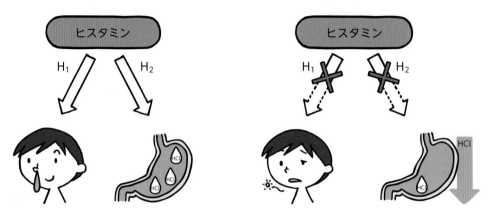

ヒスタミン

ヒスタミンはアレルギーをおこし，脳をシャキッとさせ，胃酸分泌を亢進する．血管への拡張作用もある．平滑筋や分泌腺に関しては，ヒスタミンはアセチルコリンとよく似た作用を示す．抗ヒスタミン薬のうち H_1 拮抗薬を使用するとアレルギーはおさまるが，頭はボーッとする．H_2 拮抗薬を使用すると胃酸分泌は低下する．

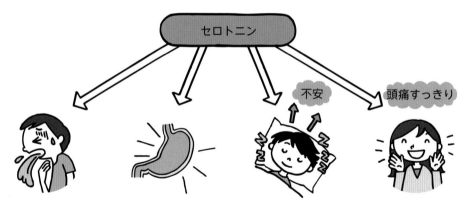

セロトニン

セロトニンは悪心・嘔吐をおこし，消化管運動を活発にし，脳に対しては抗不安作用を示す．血管へは収縮作用があり，そのため片頭痛（血管拡張が原因）を改善する．セロトニン拮抗薬は抗癌薬による悪心・嘔吐に対して用いられる．悪心とは吐き気のこと．

抗ヒスタミン薬
- **古典的 H_1 拮抗薬（中枢神経抑制作用強い）**：ジフェンヒドラミン（レスタミン®），クロルフェニラミン（ポララミン®），プロメタジン（ピレチア®），ヒドロキシジン（アタラックス®-P），合剤（トラベルミン®）
- **新しい H_1 拮抗薬（中枢神経抑制作用弱い）**：メキタジン（ゼスラン®），アレグラ®，ザジテン®，ビラノア®
- **H_2 拮抗薬（抗潰瘍薬）**：シメチジン（タガメット®），ファモチジン（ガスター®）

セロトニン作用薬
- **5-HT$_3$受容体拮抗薬（制吐）**：グラニセトロン（カイトリル®），オンダンセトロン，アザセトロン，ラモセトロン
- **5-HT$_4$受容体作動薬（胃運動促進）**：モサプリド（ガスモチン®）
- **5-HT$_{1A}$受容体作動薬（抗不安・催眠）**：タンドスピロン（セディール®）
- **5-HT$_{1B}$, 5-HT$_{1D}$受容体作動薬（抗片頭痛）**：トリプタン系薬（イミグラン®，ゾーミッグ®，レルパックス®）

◀ ヒスタミンの作用は，アレルギー反応，脳の神経伝達，胃液分泌である．

この3つを覚えておくこと．

▶ **ほかに，かゆみの惹起，炎症，唾液・鼻汁分泌，血管拡張，気管支収縮などがある．**

ヒスタミンはアミノ酸であるヒスチジンが少し変化したものである．

▶ **ヒスタミンはマスト細胞，脳のニューロン，胃の細胞から分泌される．**

マスト細胞（mast cell）は肥満細胞ともいう．白血球の好塩基球とよく似た細胞である．

◀ 胃酸分泌だけが H₂受容体，ほかはすべて H₁受容体を介した反応である．

ヒスタミン受容体には H_1受容体と H_2受容体の2種類がある．

▶ **H₂受容体拮抗薬は胃潰瘍に用いられる**（→105ページ）．

これは H_1受容体拮抗薬とはまったく異なった薬である．

▶ **抗ヒスタミン薬というと通常は H₁受容体拮抗薬のことである．**

◀ 抗ヒスタミン薬はアレルギーに使われる．

▶ **H₁受容体拮抗薬には抗アレルギー作用がある．**

この性質を利用して蕁麻疹やアレルギー性鼻炎（花粉症）などに使われる．かゆみもおさまるが，同時に頭はボーッとなり口渇感も生じる．

▶ **古典的抗ヒスタミン薬は乗り物酔い（振動病）にも使われる．**

H_1受容体拮抗薬の中枢神経抑制作用（抗不安，催眠，制吐作用など）を利用している．この場合は中枢神経抑制作用が主作用である．振動病に関しては107ページを参照のこと．また全身麻酔の前投薬としても用いられることがあるが，今はほとんど行わない．

▶ **中枢神経抑制作用の少ない抗ヒスタミン薬はアレルギーに使われる．**

新しい抗ヒスタミン薬である．アレルギーに使う場合は中枢神経抑制作用は副作用となる．

◀ セロトニンは脳や消化管を活性化する．

セロトニン（5-ヒドロキシトリプタミン）はアミノ酸であるトリプトファンが少し変化したものである．平滑筋収縮作用があり血管や気管支を収縮させる．

▶ **セロトニンは 5-HT と略す．**

▶ **セロトニンは催吐作用，消化管運動促進作用，抗不安作用をもつ．**

催吐作用は脳と腹部の $5-HT_3$受容体，消化管運動促進作用は消化管の $5-HT_4$受容体，抗不安作用は脳の $5-HT_{1A}$受容体を介した反応である．また，脳血管（$5-HT_{1B}$，$5-HT_{1D}$受容体）を収縮させて片頭痛を改善する．しかし，受容体の細かい種類までは覚えなくてよい．

▶ **セロトニンはシスプラチンなどの抗癌薬の悪心に対して用いられる．**

この薬は $5-HT_3$受容体拮抗薬である．

抗アレルギー薬

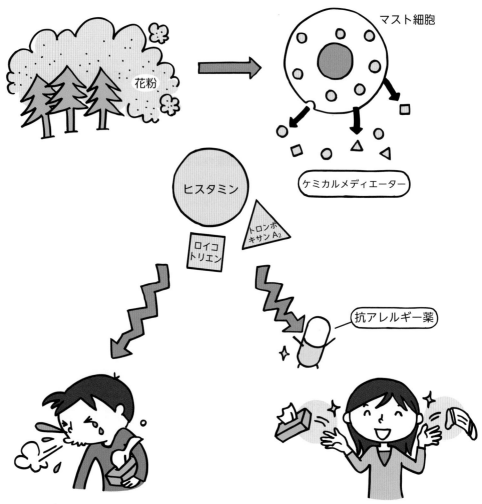

マスト細胞

花粉

ケミカルメディエーター

ヒスタミン

ロイコ
トリエン

トロンボ
キサンA₂

抗アレルギー薬

アレルギー性鼻炎（花粉症）

花粉によりマスト細胞からヒスタミン，ロイコトリエン（LT），トロンボキサン（TX）などが放出される．これらがアレルギー性鼻炎などをおこしている．アトピー性皮膚炎や気管支喘息なども同じ機序である．治療にはヒスタミン，LT，TXの作用を阻害する薬を用いる．

抗アレルギー薬

・**抗ヒスタミン薬（第一世代）**：ジフェンヒドラミン（レスタミン®），クロルフェニラミン（ポララミン®，ネオレスタミン®），セレスタミン®（クロルフェニラミンとステロイド薬の合剤）
・**抗ヒスタミン薬（第二世代）**：アゼラスチン（アゼプチン®），ザジテン®，ゼスラン®，アレグラ®，アレジオン®，リボスチン®
・**メディエーター放出抑制薬**：クロモグリク酸（インタール®），トラニラスト（リザベン®），レボカバスチン（リボスチン®）
・**LT阻害薬**：オノン®，プランルカスト®
・**TXA₂阻害薬**：オザグレル（ドメナン®），ラマトロバン（バイナス®）
・**Th₂サイトカイン阻害薬**：スプラタストトシル（アイピーディ®）
・**減感作療法薬**：スギ花粉エキス（シダキュア®），ダニエキス（アシテア®，ミティキュア®）

かえって悪い結果を引きおこす免疫反応がアレルギーである.

▶ **本来ならばおこってはいけない過剰な免疫反応のことである.**
たとえばとるに足らないスギ花粉やダニに対しての過剰すぎる反応や,自分の組織なのにこれを外敵とみなして攻撃する免疫反応である.

▶ **この異常免疫反応が肺でおこったものが気管支喘息である.**
鼻や目で生じた異常免疫反応が花粉症（アレルギー性鼻炎やアレルギー性結膜炎という）であり,皮膚で生じるとアトピー性皮膚炎や蕁麻疹となる.

アレルギーの機序はマスト細胞から悪い作用をもつ化学物質が放出されることにある.

IgE という種類の抗体が作用し,**マスト細胞（肥満細胞）**などからさまざまな物質が放出され,それらの物質が悪い作用を引きおこしている.もちろんこれ以外の機序によるアレルギーもある.

▶ **マスト細胞から放出される物質をケミカルメディエーターという.**
ケミカルメディエーターを訳すと化学伝達物質となるが,これを神経末端から放出される神経伝達物質と混同しないこと.

▶ **ケミカルメディエーターの代表はヒスタミンである.**
ヒスタミン以外のケミカルメディエーターに,ロイコトリエン(LT),トロンボキサン A_2(TXA$_2$)などがある.重要度はヒスタミンが最高,次に LT,TXA$_2$の順である.

抗アレルギー薬はケミカルメディエーターの効果をとめる.

これには個々のケミカルメディエーターの,産生・放出・作用発現,の各段階を邪魔する方法がある.どの段階を阻害しても効果は得られる.

▶ **抗ヒスタミン薬は代表的な抗アレルギー薬である.**
これは放出されたヒスタミンの H_1受容体への結合を邪魔する薬,すなわち H_1拮抗薬である.胃酸分泌抑制に使うのは H_2拮抗薬でありまったく異なった薬である（→105 ページ）.はっきり区別しておくこと.

▶ **抗ヒスタミン薬の副作用は眠気である.**
脳のヒスタミン受容体も阻害してしまうので,脳のはたらきが低下して眠くなる.脳への影響の少ない H_1拮抗薬も開発されている.この新しい H_1拮抗薬はケミカルメディエーターの放出も抑制する.

▶ **ロイコトリエンやトロンボキサン A_2などのケミカルメディエーターの産生・放出・作用発現を阻害する薬もある.**
ロイコトリエン（LT）やトロンボキサン A_2（TXA$_2$）以外のケミカルメディエーターにも作用する.リンパ球に作用する薬もある.最近新しく開発された薬が多い.

▶ **少量のアレルゲン（アレルギー原因物質）を投与する治療法もある.**
まずは少量を投与し,少しずつ量を増やして徐々に身体を慣らしていく.スギ花粉やダニのエキスがある.

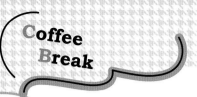

第一世代と第二世代の抗ヒスタミン薬

第一世代抗ヒスタミン薬は古典的抗ヒスタミン薬ともよばれ，抗アレルギー作用に加え，涙・鼻汁・唾液分泌を抑え，さらに脳にも作用しボーッとさせる．分泌抑制作用は花粉症の薬やかぜ薬として使えるが，口渇感と眠気をきたす．さらに中枢神経の抑制作用を利用して，抗不安作用や吐き気どめなどとしても使用される．これらはすべて H_1 受容体の阻害作用である．中枢神経抑制作用を弱くし眠気を防いだのが第二世代の抗ヒスタミン薬である．

アナフィラキシー

アレルギー反応が全身性に強く現れ，血圧低下や呼吸困難などの重篤なショック症状を示すことがある．これをアナフィラキシーといい，薬物・食物やハチ毒などでおこることがある．治療としては，循環器・呼吸器症状の改善にはアドレナリンなどを，アレルギー反応抑制には副腎皮質ステロイド薬（ヒドロコルチゾン）などを用いる．強い食物アレルギーやハチに刺される可能性の高い人は自己注射用のアドレナリン（エピペン®）の携帯が推奨される．

看護師国家試験既出問題

炎症および抗炎症薬について正しい組み合わせはどれか．
- **a.** プロスタグランジンは炎症の介在物質である．
- **b.** ヒスタミン H_1 受容体拮抗薬には抗炎症作用がある．
- **c.** アスピリンには血液凝固因子阻害作用がある．
- **d.** 副腎皮質ステロイド薬によって副腎皮質が肥大する．
- **1.** a, b　**2.** a, d　**3.** b, c　**4.** c, d

解説 a．正しい　b．正しい　c．アスピリンには血液凝固因子阻害作用ではなく血小板凝集阻害作用がある　d．副腎皮質は萎縮する　答え [1]

第 **4** 章

炎症

炎症と糖質コルチコイド

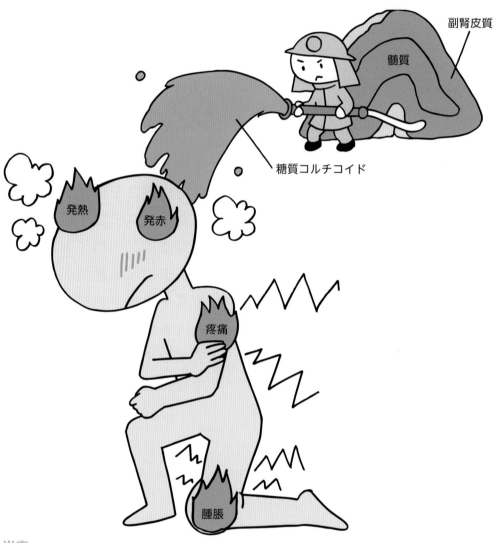

副腎皮質

髄質

糖質コルチコイド

発熱

発赤

疼痛

腫脹

炎症

炎症の部位では，発赤，腫脹，疼痛，発熱が生じている．糖質コルチコイドはこの炎症を抑える.

炎症

組織が損傷を受けた場合，生体は修復を行う．その途中の過程で現れる腫脹，疼痛，発赤，発熱などの反応を炎症という．損傷の原因には，打撲・熱などの物理的なものや，化学物質，細菌，異物などがある．血行不全で壊死に陥った組織なども異物と認識される．自己免疫疾患も特定の組織を異物と認識してそこで炎症が生じる．炎症は免疫反応であり，免疫担当細胞からヒスタミンやプロスタグランジンなどの物質が放出され，それらがさまざまな症状を引きおこす.

◢◢ 免疫反応の一種が炎症である.

▶ **炎症の部位では，発赤，腫脹，疼痛，発熱がみられる.**
たとえば腕を強くぶつけたあとを見てみよう．赤くはれ上がり，痛みがあって，さわると熱い．これが炎症である．

▶ **炎症の原因には，感染，循環障害，免疫異常，腫瘍などがある.**
これ以外にもさまざまな原因がある．異常なものを排除するのが正しい免疫反応であるが，自分自身の正常組織まで排除しようとする免疫異常のことを自己免疫疾患という．

▶ **炎症の部位ではさまざまな免疫反応が生じている.**
そこには白血球やマクロファージなどの免疫細胞が集まってきている．

▶ **身体に不利な免疫反応をアレルギーという.**
本来，免疫とは身体を守るための有利な反応のはずであるが，免疫反応の結果が身体にかえって不利な影響を及ぼす場合がある．これをアレルギーという．

▶ **自分自身を攻撃する病気を自己免疫疾患という.**
何を間違ったか自分の身体を攻撃してしまうこともある．このような病気を自己免疫疾患という．その代表は全身性エリテマトーデス（SLE：systemic lupus erythematosus）という疾患である．

◢◢ 糖質コルチコイドには炎症を抑える作用がある.

▶ **糖質コルチコイドは副腎皮質から分泌されるステロイドホルモンである.**
副腎皮質から分泌されるホルモンには，糖質コルチコイド，鉱質コルチコイド，性ホルモンがある．いずれもコレステロールによく似たステロイドとよばれる構造をもっているので，ステロイドホルモンとよばれる．

▶ **糖質コルチコイドには抗炎症作用がある.**
糖質コルチコイドには血糖上昇作用があるが，これ以外にも炎症を抑えるはたらきがある．弱いながらも，鉱質コルチコイドや性ホルモン様の作用ももっている．

▶ **糖質コルチコイドは炎症だけに限らず免疫反応全般を抑える作用がある.**
炎症だけでなくアレルギーや自己免疫などの免疫反応全般を抑える．「炎症を抑える」という言い方をするが，これは「免疫反応全般を抑える」という意味である．

▶ **糖質コルチコイドは命の源である.**
糖質コルチコイドはすべての細胞になくてはならないホルモンであり，細胞の活力を生み出す源である．細菌類もこの糖質コルチコイドにより元気が増す．糖質コルチコイドには命の源泉的な作用があると思ってよい．

副腎皮質ステロイド薬

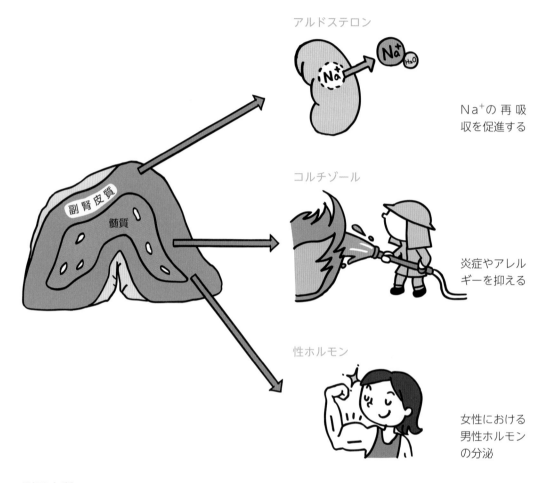

アルドステロン

Na$^+$の再吸収を促進する

コルチゾール

炎症やアレルギーを抑える

性ホルモン

女性における男性ホルモンの分泌

副腎皮質

髄質

副腎皮質ホルモン

副腎皮質からは糖質コルチコイド（コルチゾール），鉱質コルチコイド（アルドステロン），性ホルモンが分泌されている．

副腎皮質ステロイド薬はこのうちの糖質コルチコイド作用だけを強くしてあり，炎症を抑えるために使用される．

副腎皮質ステロイド薬はどの病気に使うか？

副腎皮質ステロイド薬を使用する病名として，今までに看護師国家試験に出題されたものに，膠原病，全身性エリテマトーデス（SLE），多発性硬化症，ネフローゼ症候群，特発性血小板減少性紫斑病，アトピー性皮膚炎などがある．特発性血小板減少性紫斑病とは血小板が減少することにより血液凝固機能が低下し，皮膚に出血斑が出現する原因不明の疾患である．最低限これらの病名は記憶しておこう．

◀ 抗炎症作用だけを強くしたのが副腎皮質ステロイド薬である.

副腎皮質ステロイド薬は糖質コルチコイドの構造を少し変化させ, 抗炎症作用だけを強くし, それ以外の作用（たとえば血糖上昇作用）は弱くしてある.

▶ **臨床分野で「ステロイド」といったら, この抗炎症作用だけを強くした副腎皮質ステロイド薬のことをさしている.**

「副腎皮質ステロイド」という言葉も, 本来は副腎皮質から分泌されるステロイドホルモン全部を含むはずであるが, 鉱質コルチコイドや性ホルモンは, 通常は含まない.

▶ **ステロイドホルモンは遺伝子発現に関与する.**

ステロイドホルモンは細胞内の受容体と結合して遺伝子発現を調節する（これを転写調節因子という）. その結果, 細胞がつくる蛋白質の質と量を変化させる. これがステロイドホルモンの作用機序である.

▶ **ステロイドホルモンはいったん投与するとしばらく効果は続く.**

たとえホルモン自体は血中から消失しても, 転写調節の影響は細胞内にしばらく残っているので, 結局, 効果はしばらく続く.

◀ 副腎皮質ステロイド薬は炎症を抑えるために使用される.

▶ **副腎皮質ステロイド薬は免疫反応全般を抑えるためにも使用される.**

炎症に限らず, アレルギーや自己免疫などの免疫反応全般を抑えるためにも使われる.

▶ **全身性の自己免疫疾患には副腎皮質ステロイド薬を用いる.**

以前は膠原病といっていた疾患群である. 全身の炎症性疾患であり, その代表が全身性エリテマトーデス（SLE）である. 重症の気管支喘息や関節リウマチなどにも使用する.

▶ **ネフローゼ症候群には副腎皮質ステロイド薬を用いる.**

その他の副腎皮質ステロイド薬を使用する代表的疾患にアトピー性皮膚炎, 多発性硬化症, 特発性血小板減少性紫斑病などがある.

▶ **リンパ性白血病や悪性リンパ腫にも用いる.**

リンパ球のはたらきを抑制するので, リンパ球に原因がある病気にも使用される.

▶ **副腎皮質ステロイド薬吸入は気管支喘息発作には無効である.**

よく間違えられるが, 気管支喘息へのステロイド「吸入薬」は発作予防に有効なのであり, おきてしまった発作には無効である. 発作をとめるには, β刺激薬吸入や副腎皮質ステロイド薬の静注などが有効である（→95ページ）.

▶ **ステロイド薬使用中の副腎は萎縮している.**

大量の副腎皮質ホルモンが体内に存在しているので, 副腎は自らの糖質コルチコイドを分泌する必要はなくなる. 副腎や下垂体は本来の仕事をサボってしまう.

▶ **副腎皮質からはコルチゾールのほか, アルドステロンと男性ホルモンも分泌される.**

アルドステロンは91ページを参照のこと. 男性ホルモンのうち, とくに筋肉増強作用などが強いものを蛋白同化ホルモンという.

副腎皮質ステロイド薬の種類

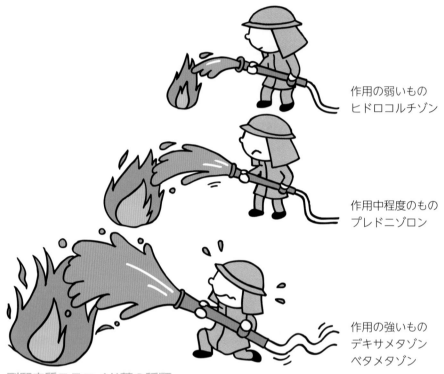

作用の弱いもの
ヒドロコルチゾン

作用中程度のもの
プレドニゾロン

作用の強いもの
デキサメタゾン
ベタメタゾン

副腎皮質ステロイド薬の種類
副腎皮質ステロイド薬には作用の弱いものから強いものまでたくさんの種類がある．また，内服薬・注射薬・外用薬などの多種多様な薬剤形態がある．これは副腎皮質ステロイド薬がきわめて有用であることを示している．

副腎皮質ステロイド薬の錠剤

副腎皮質ステロイド薬は非常に多種類があり，それぞれ効果の強さが違う．臨床では副腎皮質ステロイド薬の基準はプレドニゾロンである．内服用の錠剤はプレドニゾロン 5 mg 錠と同じ強さになるようにつくってある．たとえば，メチルプレドニゾロンは効果が 2 割強いので 1 錠 4 mg，デキサメタゾンとベタメタゾンは効果が 10 倍強いので 1 錠 0.5 mg にしてある．つまり副腎皮質ステロイドの内服薬はどれを飲んでも 1 錠の効果はほとんど同じになるようにつくられている（例外はあるが）．

副腎皮質ステロイド薬（経口・注射薬）
- **作用の弱いもの**：コルチゾン（コートン®），ヒドロコルチゾン（コルチゾール，コートリル®，水溶性ハイドロコートン®，ソル・コーテフ®），コルチコステロン
- **作用中程度のもの**：プレドニゾロン（プレドニゾロン®，プレドニン®），メチルプレドニゾロン（メドロール®，ソル・メドロール®），トリアムシノロン（レダコート®）
- **作用の強いもの**：デキサメタゾン（デカドロン®，リメタゾン®），ベタメタゾン（リンデロン®）

副腎皮質ステロイド薬には効果の弱いものから強いものまで多種ある.

▶ **ヒドロコルチゾンが副腎皮質ステロイド薬の基本である.**
ヒドロコルチゾン（コルチゾール）は副腎から分泌されるホルモンそのものである.

▶ **作用の強いものの代表がデキサメタゾンとベタメタゾンである.**
もっと強力なものもある. このグループではこの2つを知っていればよい.

▶ **作用中等度のものの代表がプレドニゾロンであり, 作用の弱いものの代表がヒドロコルチゾンである.**
この2つを覚えておくこと. 臨床ではプレドニゾロンを基準にすることが多い.

▶ **作用の強いものほど作用持続時間も長い.**
ただでさえ効果が強く, さらに効果の持続時間も長いので, ヒトへの効果はさらに一層強くなる.

▶ **作用の強いものはそれだけ副作用も強くなる.**
病状により最適なものを使用する.

▶ **ヒドロコルチゾンは即効性である.**
ヒドロコルチゾンは効果自体は弱いが即効性なので, ショック（急激な全身循環不全）などで, 緊急な効果発現が必要なときに使用される.

副腎皮質ステロイド薬には多種多様な薬剤形態がある.

内服薬, 注射薬, 軟膏はもちろん, 目耳鼻用薬, 吸入薬, 坐薬, クリーム, ローション, 関節腔内注入用薬, スプレー, 貼付薬, テープなど, ほとんどすべての薬剤形態がそろっている.

▶ **副腎皮質ステロイド薬は非常に有用な薬である.**
非常に有用だからこそ多種多様な薬剤の種類や形態を作製し, さまざまな病気に使えるようにしてある.

副腎皮質ステロイド薬は副作用に注意しつつ使用する.

よく効く薬であるが, 重大な副作用もあるので要注意（→41ページ）. 副作用の理解のためには副腎皮質ホルモン3種類のおもな作用（→36ページ）を理解しておくことが重要である.

▶ **副腎皮質ステロイド薬には鉱質コルチコイドと性ホルモンの作用もある.**
糖質コルチコイドのもつ抗炎症作用を強くしてあるが, ほかの作用がまったくないわけではない. したがって, 大量長期使用ではそれらの作用が現れてくる.

▶ **服薬量は朝に多くする.**
副腎からの糖質コルチコイド分泌には日内変動があり, 朝に分泌量が多い. したがって, 副腎皮質ステロイド薬を投与するときも朝に多く投与する. たとえばプレドニゾロンが1日4錠の場合は, 朝食後2錠・昼食後1錠・夕食後1錠のように投与する.

▶ **隔日投与することもある.**
副作用と投与量はほぼ比例する. 1日おきに投与すると副作用を軽減できる. しかし, 効果も低下するようである. また, パルス療法という3日間だけ超大量のステロイド薬を投与する方法もある.

副腎皮質ステロイド薬の副作用

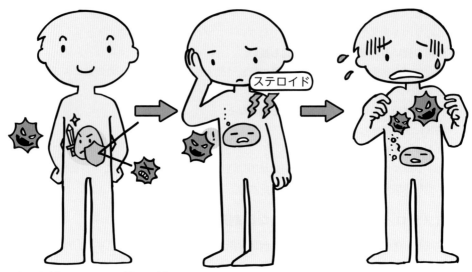

副腎皮質ステロイド薬の副作用
副腎皮質ステロイド薬は免疫反応を抑えるので，感染症にかかりやすくなる.

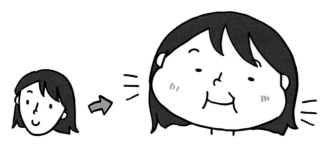

ムーンフェイス
副腎皮質ステロイド薬の副作用の1つ．副腎皮質ステロイド薬を長期に使用すると顔面に脂肪がついてあたかも満月のようになる.

クッシング症候群

慢性のコルチゾール分泌過剰の病気のこと．副腎皮質ステロイド薬を大量に投与した場合とまったく同じ症状が出現する．すなわち，中心性肥満，高血圧，月経異常，伸展性皮膚線条，多毛，骨粗鬆症，精神障害などをきたす．検査では血中コルチゾール値が高値となり，耐糖能異常を示す．下垂体もしくは副腎に腫瘍ができ，その腫瘍からACTH（副腎皮質刺激ホルモン）またはコルチゾールを大量に分泌することが原因である．肺癌などの腫瘍がACTHを分泌することもある．治療は腫瘍摘出である．最初に報告したのがクッシングという脳外科医だったので，下垂体腫瘍によるものをとくにクッシング病という.

重大な副作用に，感染症，胃潰瘍，副腎不全がある．

この 3 つは急死することがあるので，厳重な注意が必要である．

▶ **副腎皮質ステロイド薬使用患者は感染症にかかりやすい．**

副腎皮質ステロイド薬は免疫反応を抑えるので，病原菌に対する抵抗力が低下する．全身性の感染はしばしば致死的となる．ステロイド薬使用患者には，かぜの予防や清潔の重要さを理解させておく必要がある．

▶ **副腎皮質ステロイド薬使用患者は日和見感染症をおこしやすい．**

普段なら負けないはずの弱い菌に対しても負けてしまうことを日和見感染といい，カンジダのような真菌（カビの仲間）の感染がその代表である．

▶ **副腎皮質ステロイド薬使用時には胃の薬を併用する．**

副腎皮質ステロイド薬は胃・十二指腸潰瘍をおこしやすい．その予防のために胃の薬を併用する．

▶ **副腎皮質ステロイド薬使用中は副腎皮質が萎縮する．**

フィードバックにより，下垂体からの副腎皮質刺激ホルモン（ACTH）の分泌が低下するからである．萎縮の程度は投薬量に比例する．

▶ **副腎皮質ステロイド薬減量時には副腎不全に注意する．**

副腎皮質ステロイド薬使用中は副腎のはたらきが低下している．そのとき急に薬を中止か減量すると本来の副腎のはたらきが追いつかず，副腎不全となり死亡することがある．

▶ **副腎皮質ステロイド薬の減量が早すぎると原疾患が再燃する．**

普通はステロイド薬は最初に大量投与し，病状が落ち着いたらゆっくりゆっくり減量する．この減量が早すぎると原疾患が再燃することがある．はなはだしいと副腎不全もおこす．

副腎皮質ステロイドの副作用に耐糖能低下がある．

糖質代謝に変化がおき，血糖値が上昇し尿糖が出現する．広い意味の糖尿病である．その他の副作用を以下に説明する．

▶ **中心性肥満，ムーンフェイスを呈する．**

脂質代謝に変化がおき，皮下脂肪が増える．ただしその分布には特徴があり，顔と胴体に皮下脂肪が蓄積し，それに比べ手足は細い．あたかもダルマに手足がついたような体型となり，顔面は満月のようになる．前者を中心性肥満，後者を満月様顔貌（ムーンフェイス）という．ウエストの太さや体重増加は副作用の指標となる．

▶ **高血圧，多毛になる．**

鉱質コルチコイド様作用により血圧が上昇し，脂質代謝異常とあいまって将来的に動脈硬化をおこす．また，男性ホルモン様作用により毛が濃くなり痤瘡（ニキビのこと）も増え，月経異常も出現する．

▶ **長期的副作用に骨粗鬆症，白内障がある．**

これらは患者の生活の質（QOL）を著しく低下させる．眼病変では緑内障も生じる．

▶ **神経や筋肉への障害も生じる．**

精神変調をきたし，多幸感，興奮，うつ状態などを生じる．また，筋力が低下する．

非ステロイド性抗炎症薬の作用

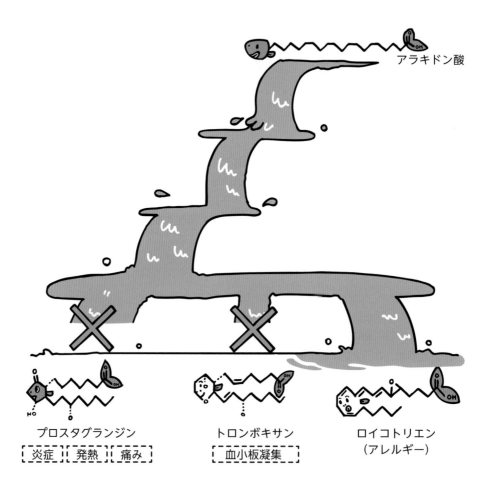

アラキドン酸

プロスタグランジン
| 炎症 | 発熱 | 痛み |

トロンボキサン
| 血小板凝集 |

ロイコトリエン
（アレルギー）

非ステロイド性抗炎症薬の作用機序

非ステロイド性抗炎症薬（NSAIDs）はシクロオキシゲナーゼ（COX）という酵素を阻害することにより，プロスタグランジンやトロンボキサンの産生を抑制することである．炎症，痛み，発熱，血小板凝集にはプロスタグランジンなどが関与しているため，プロスタグランジンの産生を抑制すると，炎症，発熱，痛みが軽減し，トロンボキサンの産生抑制により血小板凝集が低下する．ただし，ロイコトリエンの産生は阻害しない．

◀ 抗炎症薬にはステロイド性と非ステロイド性の薬がある.

ステロイド性薬剤のほうが強力であるが，そのぶん副作用も強い（→41 ページ）.

▶ **非ステロイド性抗炎症薬はわりと気軽に使える薬である.**

すべての薬剤中で最もよく使われている薬であろう．NSAIDs（エヌセイズ）と略す.

◀ 非ステロイド性抗炎症薬はプロスタグランジンとトロンボキサン A_2 の産生を抑える.

プロスタグランジンは PG，トロンボキサンは TX と略す.

▶ **プロスタグランジンとトロンボキサン A_2 は代表的な炎症惹起物質である.**

この両者はシクロオキシゲナーゼ（COX）という酵素により産生される.

▶ **非ステロイド性抗炎症薬はシクロオキシゲナーゼ阻害薬である.**

この薬はシクロオキシゲナーゼを阻害することにより，プロスタグランジンとトロンボキサン A_2 の産生を低下させ，作用を発現する.

▶ **シクロオキシゲナーゼは炎症関連細胞，血小板，胃粘膜などに存在する.**

シクロオキシゲナーゼには 2 種類あり，血小板や胃粘膜にあるものと炎症関連細胞にあるものとはお互いに少し異なった酵素である.

◀ 非ステロイド性抗炎症薬には抗炎症，鎮痛，解熱，抗血小板作用がある.

非ステロイド性抗炎症薬により炎症はおさまり，痛みは軽減し，熱は下がり，血小板のはたらきは低下して血液は固まりにくくなる.

▶ **プロスタグランジンとトロンボキサン A_2 は炎症，痛み，発熱，血液凝固にかかわっている.**

PG は発痛物質そのものというよりは，痛みの増強物質である.

▶ **非ステロイド性抗炎症薬は少量で抗血小板作用を示す.**

その効果は数日間持続する.

▶ **非ステロイド性抗炎症薬は中等量で鎮痛解熱作用を示す.**

痛みを感じたり体温を調節しているのは脳の神経細胞である.

▶ **非ステロイド性抗炎症薬は大量で抗炎症作用を示す.**

以上の違いがあるのは，血小板，神経細胞，炎症関連細胞のシクロオキシゲナーゼの種類が異なっているからである.

非ステロイド性抗炎症薬の種類

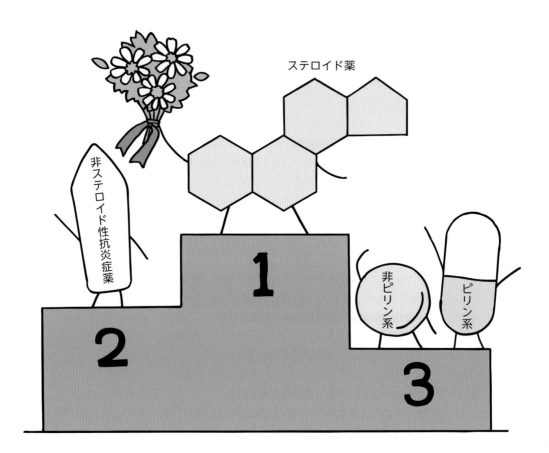

抗炎症薬の作用の強さ

ステロイド薬は強力な抗炎症薬である．NSAIDsの抗炎症作用はステロイド薬には劣る．鎮痛・解熱薬（ピリン系薬と非ピリン系薬）は鎮痛・解熱作用はあるが，炎症を抑える作用はない．

非ステロイド性抗炎症薬（NSAIDs）
- **サリチル酸**：アスピリン，合剤（バファリン配合錠 A330®，52 ページを参照）
- **その他の酸**：インドメタシン，ジクロフェナク（ボルタレン®），メフェナム酸（ポンタール®），イブプロフェン（ブルフェン®），フルルビプロフェン（ロピオン®），メロキシカム（モービック®），セレコキシブ（セレコックス®）
- **プロドラッグ**：ロキソプロフェン（ロキソニン®），スリンダク（クリノリル®），アンピロキシカム（フルカム®）
- **塩基性**：チアラミド（ソランタール®）

鎮痛・解熱薬
- **ピリン系**：スルピリン
- **非ピリン系**：アセトアミノフェン（カロナール®，アセリオ®）

アスピリンは代表的な非ステロイド性抗炎症薬である．

非ステロイド性抗炎症薬（NSAID，その複数形が **NSAIDs**）にはさまざまな種類がある．

▶ **非ステロイド性抗炎症薬は酸性の化合物である．**

アスピリンはアセチルサリチル酸という酸である．非ステロイド性抗炎症薬には塩基性のものもあるが，効果も副作用も酸性のものに比べ弱い．

▶ **非ステロイド性抗炎症薬には経口薬，坐薬，注射薬，軟膏などさまざまな薬剤形態（剤形）がある．**

これは非ステロイド性抗炎症薬が非常に有用な薬である証拠である．坐薬は胃や肝臓への影響が少ない．

▶ **経口薬にはプロドラッグもある．**

副作用で最も多いのは胃腸障害であり，これを避けるためである．

▶ **発熱時の体温は下がるが平熱はあまり低下しない．**

発熱時にのみ有効である．まれに体温が下がりすぎることもある（とくに高齢者）．なお解熱時には発汗を伴うことが多いが，体温低下はこの汗によるものではない．汗をかかなくても熱は下がる．

▶ **非ステロイド性抗炎症薬には血小板凝集阻害作用がある．**

血小板凝集はトロンボキサン A_2 によりおこる．非ステロイド性抗炎症薬は血小板のシクロオキシゲナーゼを阻害し，トロンボキサン A_2 の産生を抑える．したがって，抗凝固療法の1つとして非ステロイド性抗炎症薬が用いられる．1回の投与で効果は数日間続く．

非ステロイド性抗炎症薬以外の鎮痛・解熱薬もある．

これらの薬には抗炎症作用がなく，鎮痛・解熱作用のみをもつ．非ステロイド性抗炎症薬（NSAIDs）のグループには入れない．抗炎症作用がないぶん副作用も少ないので，鎮痛薬やかぜ薬の成分としてよく使われている．

▶ **鎮痛・解熱薬にはピリン系薬と非ピリン系薬とがある．**

非ピリン系薬（アセトアミノフェンなど）に比べピリン系薬のほうが効果は強いが副作用も強い．ピリン系薬はまれにアレルギー性のショックをおこすこともある．

▶ **アスピリンはピリン系薬ではない．**

そもそもアスピリンはこの系統の薬ではなく，非ステロイド性抗炎症薬のグループに属する．したがって，ピリン系薬剤ではない．なお覚えなくてよいが，ピリン系はピラゾロン系，非ピリン系はアニリン系ともいう．

プロドラッグ

体内で代謝を受けると有効な薬に変化する物質のこと．この化合物自体には薬の作用はないが，体内で代謝されて薬の作用をもつようになる．効果の増強や副作用の軽減だけでなく薬剤安定性の向上などの特徴もある．非ステロイド性抗炎症薬や抗菌薬などがある．

徐放剤

1回の投与で作用が長時間持続するようにつくられた製剤のこと．経口薬の場合は消化管内における吸収を調節することにより効果を長引かせている．

非ステロイド性抗炎症薬の副作用

非ステロイド性抗炎症薬の副作用

非ステロイド性抗炎症薬の代表的副作用は胃腸障害と腎障害であり，胃潰瘍や腎不全をおこすことがある．その他，過敏症や出血傾向もある．小児ではウイルス性脳症を悪化させることもある．

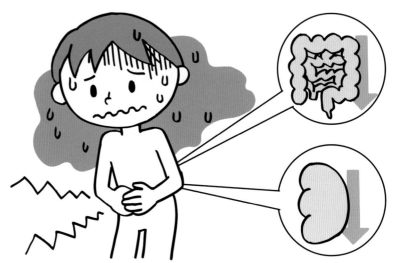

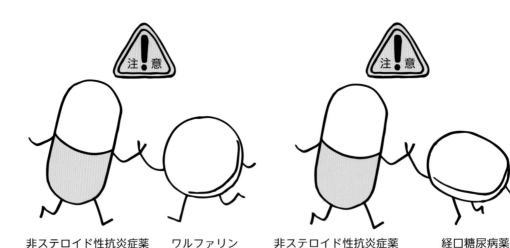

| 非ステロイド性抗炎症薬 | ワルファリン | 非ステロイド性抗炎症薬 | 経口糖尿病薬 |

非ステロイド性抗炎症薬の併用注意

非ステロイド性抗炎症薬（NSAIDs）はワルファリンおよび経口糖尿病薬（スルホニル尿素系血糖降下薬）の作用を増強し，脳出血や低血糖をおこすことがある．NSAIDs はかぜ薬にも含まれているので，これらの薬を服用している患者がかぜをひいたときは，注意が必要である．

非ステロイド性抗炎症薬の代表的副作用はまず胃腸障害，次に腎障害である．

胃・十二指腸潰瘍をおこして吐血することもある．胃腸薬を併用するとよい．

▶ 胃や腎臓の血液循環にはプロスタグランジンが関与している．

プロスタグランジンは血管を拡張し血流を増加させる．胃や腎臓のシクロオキシゲナーゼが阻害されると，血管が収縮し循環不全により胃潰瘍や腎不全が生じる．とくに高齢者で著しい．

▶ その他の副作用に過敏症や出血傾向などがある．

出血傾向は血小板凝集阻害作用のためである．そのほか，アスピリン喘息，発疹，ショック，肝障害などがある．小児ではウイルス性脳症を悪化させる可能性もある．

ワルファリンおよび経口糖尿病薬使用時は，非ステロイド性抗炎症薬に要注意！

この組み合わせは併用注意の代表である．きわめて重要なことであるので，絶対に忘れないでほしい．鎮痛・解熱薬も同等であり要注意である．

▶ ワルファリンの効果を非ステロイド性抗炎症薬が増強する．

ワルファリン（→61 ページ）は抗凝固薬である．これに非ステロイド性抗炎症薬を併用すると血液凝固能が低下しすぎて脳出血をおこし，死亡することがある．ワルファリン服用患者にはかぜ薬や痛みどめを気軽に飲ませないこと．

▶ 経口糖尿病薬の効果を非ステロイド性抗炎症薬が増強する．

スルホニル尿素系薬物（→123 ページ）は血糖を下げる薬である．これに非ステロイド性抗炎症薬を併用すると血糖が低下しすぎて死亡することがある．糖尿病患者にはかぜ薬や痛みどめを気軽に飲ませないこと．

早産児の動脈管開存症に対してはインドメタシンを使用する．

このような使用法もある．イブプロフェンも使用される．

▶ 早産児の動脈管は非ステロイド性抗炎症薬により閉鎖できる．

動脈管開存症（PDA）とは，出生後は閉鎖するはずの動脈管（肺動脈と大動脈とを結ぶ血管）が開いたままの病気である．プロスタグランジンは血管拡張作用があるので，このプロスタグランジン産生を抑えると，血管が収縮し動脈管も細くなるわけである．

アスピリン喘息

プロスタグランジンはアラキドン酸からつくられる．アスピリンはこの経路を阻害（ブロック）する．するとその反動でもう 1 つの代謝経路であるロイコトリエン産生が増加し，その結果喘息がおこることがある．喘息もちの人がかぜ薬を飲むと喘息発作が生じることがあり，これをアスピリン喘息という．アスピリン以外の消炎鎮痛薬でも生じる．

抗リウマチ薬

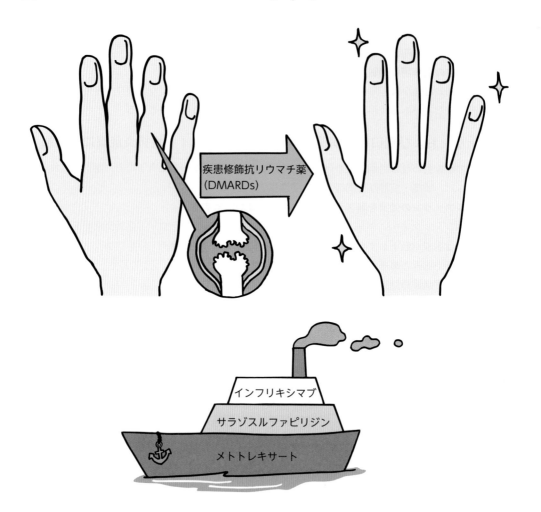

疾患修飾抗リウマチ薬
(DMARDs)

インフリキシマブ

サラゾスルファピリジン

メトトレキサート

抗リウマチ薬

関節リウマチの原因は免疫異常であり，治療は免疫の是正である．抗リウマチ薬の中心は免疫抑制薬であるメトトレキサートであり，アンカー（錨）ドラッグとよばれる．さらに免疫調整薬であるサラゾスルファピリジンや生物学的製剤であるインフリキシマブなどが用いられる．

抗リウマチ薬

- **免疫調節薬**：金チオリンゴ酸ナトリウム（シオゾール®），リマチル®，ペニシラミン（メタルカプターゼ®），オークル®，サラゾスルファピリジン（SASP；アザルフィジン® EN），ケアラム®
- **免疫抑制薬**：メトトレキサート（MTX；リウマトレックス®），ミゾリビン（ブレディニン®），タクロリムス（プログラフ®），アラバ®，ゼルヤンツ®
- **生物学的製剤**：インフリキシマブ（レミケード®），エタネルセプト（エンブレル®），ヒュミラ®，シンポニー®，アクテムラ®，オレンシア®，シムジア®
- **非ステロイド性抗炎症薬**：ボルタレン®，ロキソニン®，モービック®
- **副腎皮質ステロイド薬**：プレドニゾロン（プレドニゾロン®，プレドニン®）
- **葉酸**：フォリアミン®
- **SLE治療薬**：ヒドロキシクロロキン（プラケニル®）

関節リウマチは関節が炎症をおこしている自己免疫疾患の一種である．

関節リウマチは RA（rheumatoid arthritis）と略される．

▶ **関節リウマチは 30〜50 歳代の女性に多い．**
朝のこわばり，手指関節炎，関節炎は複数の関節が左右対称に発症するのが特徴である．血液検査で炎症所見がある．病期が進むと関節が破壊される．関節を外敵と間違えた慢性の自己免疫疾患である．

▶ **治療は，薬物療法，手術療法，理学療法，生活指導の 4 つが基本である．**
薬物療法は内科の得意分野で，手術療法と理学療法は整形外科の得意分野である．

関節リウマチの薬物療法は免疫異常の是正が柱である．

▶ **免疫異常の是正には抗リウマチ薬（DMARDs，ディーマーズ）を用いる．**
抗リウマチ薬は関節リウマチ自体をなおす作用があり，疾患修飾抗リウマチ薬（DMARDs；disease modified anti-rheumatic-drugs）ともいう．痛みなどには非ステロイド性抗炎症薬（NSAIDs）を使うこともある．しかし抗炎症薬は症状を抑えるだけで，病気自体をなおすわけではない．必要に応じてステロイド薬も使用する．

抗リウマチ薬には免疫調節薬，免疫抑制薬，生物学的製剤がある．

その中でも，**メトトレキサート（MTX）**，**サラゾスルファピリジン（SASP）**および**生物学的製剤**がその使用を強く推奨されている．とくにメトトレキサートは治療の中心であり，アンカー（錨）ドラッグともよばれる．

▶ **免疫調節薬には金製剤やペニシラミンなどがある．**
これらがなぜ効くのかはよくわかっていない．金製剤は金とイオウを含んだ化合物であり，金属の金そのものではない．ペニシラミンは金属のキレート剤（→210 ページ）である．サラゾスルファピリジンは，潰瘍性大腸炎（→110 ページ）にも用いられる．

▶ **免疫抑制薬にはメトトレキサートやタクロリムスなどがある．**
メトトレキサートは抗癌薬（→194 ページ）でもある．タクロリムスは臓器移植後の免疫抑制（→51 ページ）にも用いられる．

▶ **メトトレキサートは葉酸の活性化を阻害する．**
葉酸は体内で活性化され核酸の材料となる．この活性化が阻害されると細胞増殖ができなくなり，とくに腫瘍細胞や免疫細胞などが強くダメージを受ける．葉酸は副作用を軽減するが，主作用も軽減してしまう．よって，両者は投与日をずらす．

▶ **生物学的製剤は高分子の蛋白質であり抗体が多い．**
腫瘍壊死因子-α（TNF-α）や IL-6 というサイトカインの作用を抑える抗体であり，非常に高価な薬剤である．T リンパ球の蛋白質を模した製剤もある．

▶ **免疫抑制薬や生物学的製剤の重大な副作用は感染症である．**
免疫を抑制するからである．感染がおきても症状が出にくいことがあるので十分な注意が必要である．

免疫抑制薬

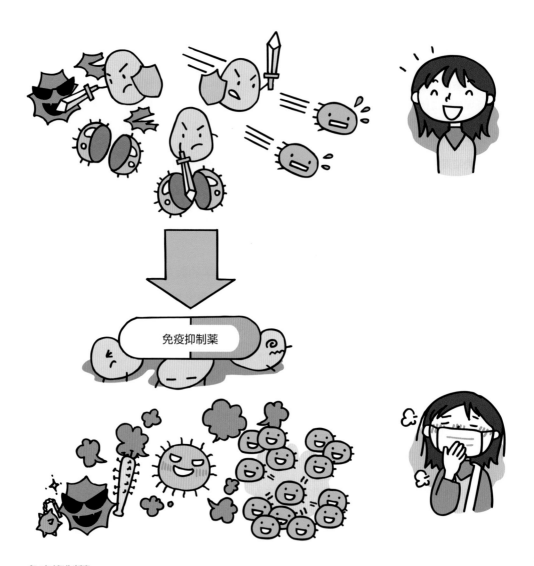

免疫抑制薬

臓器移植後や自己免疫疾患では免疫力を抑制するほうがいいこともある．免疫抑制薬はリンパ球の作用や骨髄のはたらきを抑えることにより免疫力を抑制する．その結果，ささいな弱い病原体にも負けてしまうことがある．

免疫抑制薬
- **選択的免疫抑制薬**：シクロスポリン（CYA；サンディミュン®，ネオーラル®），タクロリムス（FK506；プログラフ®，プロトピック®），バシリキシマブ（シムレクト®）
- **抗癌薬系のもの**：アザチオプリン（AZP；イムラン®），メトトレキサート（MTX；メソトレキセート®，リウマトレックス®），シクロホスファミド（CPA；エンドキサン®），ミコフェノール酸モフェチル（MMF；セルセプト®），クロラムブシル（わが国では未発売）

免疫機能を抑制することが必要なこともある．

免疫機能を抑制する薬を**免疫抑制薬**という．
► **臓器移植後や自己免疫疾患では免疫機能を抑制するほうがよい．**
拒絶反応などをなくすためである．
► **免疫に直接関与しているのはリンパ球である．**
免疫抑制薬はリンパ球（その中でもとくにＴリンパ球）のはたらきを抑制する．

シクロスポリンとタクロリムスは代表的な免疫抑制薬である．

免疫抑制薬ではまずこの２つを覚えよう．
► **シクロスポリンとタクロリムスにより臓器移植治療の成績が飛躍的に向上した．**
シクロスポリンが最初に開発され，次にタクロリムスがわが国で開発された．サイトカイン受
容体に対する抗体（バシリキシマブ）も使われる．
► **血中濃度は個人差が大きいので濃度を測定しながら投与量を決定する．**
ネオーラル® にはそのばらつきを小さくする工夫が施してある．
► **シクロスポリンの副作用は腎障害である．**
たとえば腎臓移植後に腎障害が生じたとき，シクロスポリンが多すぎて腎障害が生じた場合
と，シクロスポリンが足りずに拒絶反応により腎障害が生じている場合とがある．対処法は正
反対である．なお，タクロリムスは腎毒性が弱い．

抗癌薬にも免疫抑制作用がある．

抗癌薬は骨髄抑制作用があり，リンパ球の産生を抑え免疫機能を低下させる．抗癌薬の副作用
をうまく利用した方法である．
► **免疫抑制薬として使用される抗癌薬もある．**
この系統の薬ではメトトレキサートとアザチオプリンを知っておこう．その他，シクロホス
ファミドなどがある．いずれももともとは抗癌薬である．
► **抗癌薬系の免疫抑制薬は副作用が大きい．**
Ｔリンパ球以外の細胞にも影響をおよぼすので，シクロスポリンやタクロリムスに比べると副
作用が大きくなる．

ステロイド薬にも免疫抑制作用がある．

ステロイド薬は大量使用すると免疫抑制作用が現れる．

免疫抑制薬の副作用は易感染性である．

細菌やウイルス感染に対する抵抗力が低下する．
► **免疫抑制薬使用中は日和見感染をおこしやすい．**
真菌やサイトメガロウイルスなどに負けてしまう（→41 ページ）．
► **免疫抑制薬使用中の生ワクチン投与は禁忌である．**
生ワクチンは生きた病原体であり，その病原体に負けてしまう（→212 ページ）．

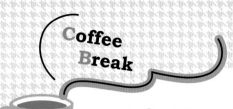

バファリン® の成分

バファリン® は鎮痛などによく使われている合剤である（→174 ページ）．病院で処方されたバファリン配合錠 A330® は NSAIDs であるアスピリンを主成分としている．この含有量を約 1/4 に減らしたものがバファリン配合錠 A81® である．また町の薬局で購入できる一般用医薬品（→224 ページ）のバファリン® は，おもにアセトアミノフェンを主成分としており，アスピリンは含まれていない．アスピリンとアセトアミノフェンの違いを 45 ページで再確認しておくこと．

ヒドロキシクロロキン（プラケニル®）

抗マラリア薬のクロロキンをもとに新しい抗マラリア薬として開発された．抗マラリア薬の投与を受けた患者の関節炎がよくなったことなどから抗リウマチ作用があることがわかった．世界的にはステロイドとこのヒドロキシクロロキンの両者が全身性エリテマトーデス（SLE）の標準的治療の柱である．わが国ではクロロキン投与による眼障害（クロロキン網膜症）が多発したため，ヒドロキシクロロキンの使用はずっと認められなかった．しかし 2015 年に SLE の治療薬として承認され，やっと諸外国と同等の治療ができるようになった．ヒドロキシクロロキンはクロロキンに比べ網膜毒性は低い．

看護師国家試験既出問題

関節リウマチに関する記述のうち，正しいものの組み合わせはどれか．
 a．初発症状として，関節痛と朝のこわばりを特徴とする．
 b．筋肉痛やレイノー症状が高頻度で出現する．
 c．関節滑膜の慢性炎症性疾患である．
 d．メトトレキサートにより，十分な効果を得るためには，休薬期間を置かず毎日投与する必要がある．
 e．D-ペニシラミンなどの疾患修飾性抗リウマチ薬（DMARD）を，初期から投与する場合がある．
 1（a, b, c）　**2**（a, c, e）　**3**（a, d, e）　**4**（b, c, d）　**5**（b, d, e）

解説 49 ページを参照．a．正しい　b．両者はこの疾患に特徴的というわけではない．レイノー症状とは末梢循環不全により指などが白くなったり赤くなったりすること　c．正しい　d．一般的には 2 日間投与し 5 日間休薬を繰り返す　e．正しい　**答え** [2]

血液

鉄欠乏性貧血

鉄のありか

鉄は赤血球の中だけでなく貯蔵鉄として肝臓などに蓄えられている.

正常では赤血球の鉄も十分だし貯蔵鉄も十分である.

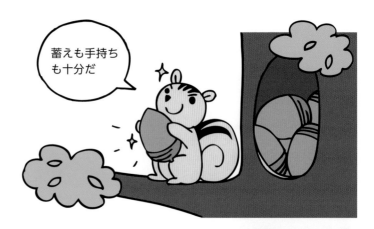

鉄が不足してくると赤血球の鉄は確保できているが,貯蔵鉄は枯渇している. このとき,症状は出現していない.

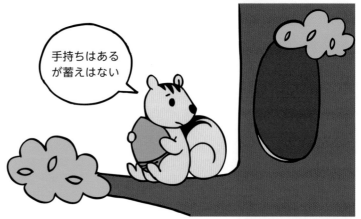

さらに鉄が不足すると貯蔵鉄はもちろん赤血球の鉄まで減少する. この状態を治療する場合は,赤血球の鉄だけでなく貯蔵鉄の分まで補わなくてはならない.

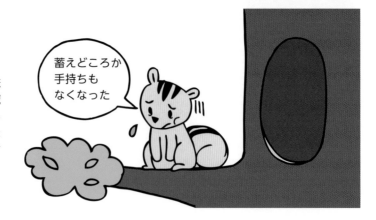

鉄剤
- **経口**:硫酸鉄(フェロ・グラデュメット®),クエン酸第一鉄ナトリウム(フェロミア®)
- **静注**:フェジン®,フェインジェクト®

◀ **骨髄は赤血球，白血球，血小板をつくっている．**

赤血球による酸素運搬能の低下を貧血という．

◀ **赤血球をつくるには，鉄，ビタミンB₁₂，葉酸，エリスロポエチンなどが必要である．**

▶ **鉄，ビタミンB₁₂，葉酸は赤血球の材料である．**
鉄はヘモグロビンの材料である．

▶ **骨髄はエリスロポエチンの刺激を受けて赤血球をつくる．**
エリスロポエチンは腎臓でつくられる蛋白質のホルモンである．

◀ **鉄欠乏性貧血ではヘモグロビン鉄ばかりでなく貯蔵鉄も減少している．**

鉄の投与は赤血球の分だけでなく貯蔵鉄の分まで補う量が必要である．

▶ **鉄欠乏性貧血の原因は鉄の供給不足か，需要量または喪失量の増大である．**
鉄の供給不足には摂取不足（偏食）や吸収障害（胃切除後）がある．需要増大には成長期や妊娠，そして喪失量増大には出血（過多月経や大腸癌など）がある．

◀ **鉄剤の投与法には経口と静脈内があるが，普通は経口投与を行う．**

経口投与で十分な治療効果を得られるからである．鉄の吸収障害があるときは静脈内投与を行う．なお，単なる鉄欠乏性貧血では輸血はまず行わない．

▶ **経口薬は2価の鉄（Fe^{2+}）がよく用いられている．**
鉄は2価のみ吸収可能である．経口薬は硫酸鉄が最も一般的であり，徐放剤型に加工してある．なお，食物中の鉄は3価（Fe^{3+}）であり胃酸で2価に還元されて初めて吸収される．経口鉄剤は最初から2価である．

▶ **経口鉄剤は長期服用しても鉄過剰症にはなりにくい．**
検査データの変化は1週間で現れるが，貯蔵鉄まで十分に補うには数か月かかる．体内に鉄が十分にたまると自然に吸収率が低下するので，静注鉄剤に比べ経口鉄剤は飲み過ぎても鉄過剰症になりにくい．

◀ **静注鉄剤は過剰投与に注意する．**

経口鉄剤は過剰投与しても吸収されないが，静注鉄剤は投与した量すべてが体内に貯留する．

▶ **静注鉄剤投与時は必要量を計算し，安全率を見込んで投与する．**
静注鉄剤は経口鉄剤が使えないときに使用する．

▶ **静注鉄剤は鉄分子がデリケートなので，希釈するときは指定の希釈液を使うこと．**

鉄剤服用中の注意
- -
緑茶の中のタンニン酸が鉄吸収を妨げるといわれているが，実際にはそれほど問題にならない．したがって，緑茶を制限する必要はない．また鉄を2価に保つため還元剤としてビタミンCを一緒に服用することは多いが，たまに胃腸障害をおこす．鉄剤は制酸薬と併用すると鉄吸収が阻害される．

その他の貧血

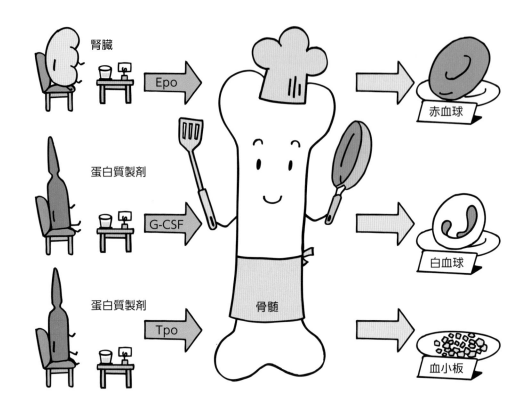

腎臓
Epo
蛋白質製剤
G-CSF
蛋白質製剤
Tpo
骨髄
赤血球
白血球
血小板

骨髄における血球産生

骨髄では，エリスロポエチン（Epo）により赤血球が，顆粒球コロニー刺激因子（G-CSF）により白血球が，トロンボポエチン（Tpo）により血小板がつくられている．これらはサイトカインというホルモンの一種であり，本体は蛋白質である．これらの蛋白質は人工的につくることができるので，これらを投与することにより，自分の骨髄に赤血球，白血球，血小板をつくらせることができる．

男性ホルモンと蛋白同化ステロイド

男性ホルモン（その代表がテストステロン）は筋肉や造血組織に作用して蛋白同化を促す．この蛋白同化作用を人工的に強めたステロイド薬を蛋白同化ホルモンやアナボリックステロイドなどという．造血薬（ページ下部）として再生不良貧血の治療に用いられるが，スポーツ選手のドーピング禁止薬物でもある．

造血薬
- **ビタミン**：ビタミンB$_{12}$（メチコバール®），葉酸（フォリアミン®）
- **サイトカイン**：エリスロポエチン（エスポー®，エポジン®），顆粒球コロニー刺激因子（G-CSF；グラン®），トロンボポエチン（Tpo；ロミプレート®）
- **蛋白同化ホルモン**：メテノロン（プリモボラン®）

巨赤芽球性貧血はビタミン B_{12} あるいは葉酸の欠乏によっておこる.

この中で萎縮性胃炎によるビタミン B_{12} 吸収障害が原因のものをとくに悪性貧血という. なお, 赤芽球とは骨髄にある赤血球になる前の細胞のことである.

▶ ビタミン B_{12} および葉酸は核酸合成に必要なビタミンである.

赤血球をつくるためにきわめて活発な細胞増殖が行われており, そのためには核酸が必要不可欠である. ビタミン B_{12} および葉酸が不足すると細胞増殖が障害されて貧血になる.

▶ 巨赤芽球性貧血の治療はビタミン B_{12} もしくは葉酸の投与である.

ビタミン B_{12} や葉酸が欠乏するにはそれなりの原因があるはずなので, まずその原因を解明することが重要である. 貧血だけでなく神経症状なども出現する.

骨髄が悪いと赤血球, 白血球, 血小板すべての産生が障害される.

骨髄障害では単なる貧血が生じるだけでなく, 白血球や血小板の産生障害も生じる.

腎臓が悪くても貧血になる.

▶ 慢性腎不全ではエリスロポエチンの投与が必要である.

エリスロポエチンは腎臓から分泌されるホルモンである.

▶ 再生不良性貧血では骨髄機能が低下している.

再生不良性貧血の原因は不明であるが, 免疫学的機序が大きく関与しているらしい. 赤血球だけでなく白血球や血小板の産生も障害される. 治療は蛋白同化ホルモン (→37 ページ) と免疫抑制療法が主体である. 骨髄移植も行う.

好中球をつくらせるには G-CSF を用いる.

癌の化学療法時などで白血球が減少したときには顆粒球コロニー刺激因子 (G-CSF) を使用する. 蛋白質製剤であり, 赤血球産生に対するエリスロポエチンと同じようなものと考えればよい. 受容体に直接作用する薬はサイトカインと同等なはたらきを示す.

▶ 血小板をつくらせる蛋白質もある.

Meg-CSF やトロンボポエチン (Tpo) とよばれるものである.

▶ 蛋白質製剤は高価である.

G-CSF は 1 本およそ 1 万円である. これに対し, エリスロポエチンは 1 本約 3,000 円, 鉄分補給に用いる注射薬フェジン® は 1 本約 60 円, 経口薬フェロ・グラデュメット® は 1 錠約 10 円である.

免疫が関与した貧血にはステロイド薬や免疫抑制薬を使う.

免疫機能の異常が原因と考えられている血液疾患に, 再生不良性貧血, 溶血性貧血, 特発性血小板減少性紫斑病 (ITP) などがある. これらの疾患にはステロイド薬 (→36 ページ) や免疫抑制薬 (→50 ページ) などを使用し, 難治例には骨髄移植も行う.

血液凝固

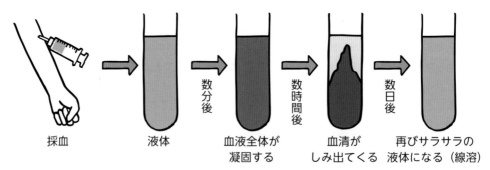

採血 → 液体 → 血液全体が凝固する → 血清がしみ出てくる → 再びサラサラの液体になる（線溶）

数分後　数時間後　数日後

凝固因子と抗凝固薬

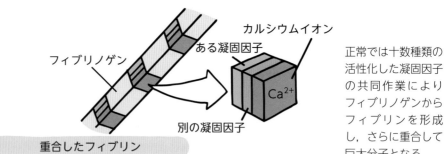

フィブリノゲン
ある凝固因子
カルシウムイオン
Ca²⁺
別の凝固因子
重合したフィブリン

正常では十数種類の活性化した凝固因子の共同作業によりフィブリノゲンからフィブリンを形成し，さらに重合して巨大分子となる．

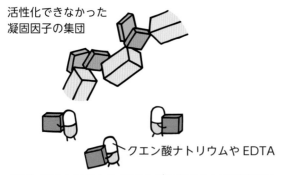

活性化できなかった凝固因子の集団

クエン酸ナトリウムや EDTA

クエン酸ナトリウムや EDTA が存在すると凝固因子ははたらくことができず，フィブリンは形成されない．

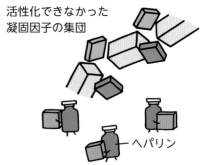

活性化できなかった凝固因子の集団

ヘパリン

ヘパリンでも左図と同様のことが生じ，やはりフィブリンは形成されない．

血液凝固作用薬
- **ビタミンK**：ビタミン K₁（ケーワン®），ビタミン K₂（ケイツー®）
- **抗プラスミン**：トランサミン®

凝固能が強すぎると血管内で血栓を生じ，弱すぎると出血をおこす．

血液は血管内では凝固をおこしてはいけない．しかし，血管損傷があるとすみやかにその部位だけの血液凝固が必要である．出血傾向とは凝固能が弱い状態のことである．

▶ **血栓で血管がつまり，下流の組織が死んでしまったものが梗塞である．**
梗塞も出血も生体にとっては非常に困る病態である．広範囲の脳梗塞や心筋梗塞および大きな脳出血は致死的である．

▶ **凝固した血液を数日間放置すると再び液体になる．**
この現象を線維素溶解，略して線溶という．血液は凝固と線溶のバランスの上に立っており，凝固と線溶は一連の流れである．両者を合わせたものが広義の血液凝固である．

▶ **凝固能が弱すぎても，線溶が強すぎても，出血傾向が現れる．**
両者の治療法はほぼ逆なので，原因はどちらなのかの見極めが重要である．

凝固因子のいくつかはビタミン K 依存性に肝臓でつくられる．

▶ **血液凝固には凝固因子が必要不可欠である．**
凝固因子にはI～XII番までの番号がつけてある．そのほとんどが蛋白質であるが，カルシウムイオン（Ca^{2+}）も凝固因子の1つである．

▶ **肝臓で第II，VII，IX，X因子をつくるためにはビタミン K が必要である．**
肉納豆（II，IX，VII，X＝にくなっとう）と覚えよう．ビタミン K を豊富に含んだ食品は納豆とクロレラである．また，腸内細菌もビタミン K を合成する．

▶ **肝不全では凝固因子がつくれなくなり出血傾向が現れる．**
実際の臨床現場では凝固異常の原因は肝硬変によるものが多い．

▶ **ビタミン K は止血薬である．**
肝不全による出血傾向に有効である．また新生児は腸内細菌が少なく，ビタミン K 不足による出血をおこすことがある．これを新生児メレナという．

▶ **ビタミン K 拮抗薬は抗凝固薬となる．**
ワルファリンがこれに相当する．第II，VII，IX，X因子の合成を阻害することにより抗凝固作用を現す．ワルファリン投与中は納豆とクロレラは食べてはいけない．

採血した血液に対する抗凝固薬にはクエン酸ナトリウム，EDTA，ヘパリンがある．

クエン酸ナトリウムや EDTA（エデト酸）には，Ca^{2+} に食いついてイオンとしてのはたらきをなくしてしまう作用，つまり Ca^{2+} 除去作用がある．

▶ **ヘパリンはある凝固因子のはたらきをとめることにより凝固を防いでいる．**
ヘパリンは糖の一種であり，アンチトロンビンIIIという蛋白質と協力して第IX，X，XI，XII因子を阻害することにより作用を発現する．

▶ **採血した血液にワルファリンを加えても変化はおきない．**
ワルファリンは肝臓の代謝に影響をおよぼす薬だからである．

抗凝固薬

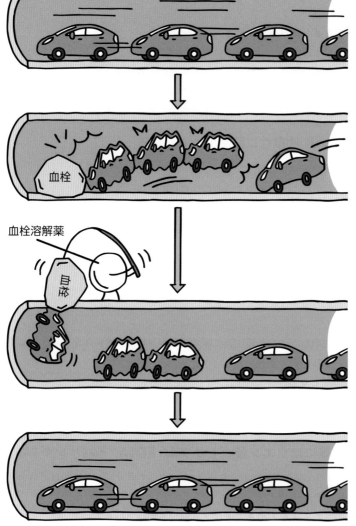

通常，血管の中では血液が順調に流れている．

何かの拍子に血管内に血栓ができると，血液の流れがとどこおる．

血栓溶解薬はこの血栓を溶かし，もと通りに血液が流れるようにする．

抗凝固薬
- **カルシウムイオン除去**：クエン酸ナトリウム，EDTA
- **ヘパリン**：ヘパリン®，低分子ヘパリン（フラグミン®），ダナパロイド（オルガラン®）
- **ヘパリン拮抗薬**：プロタミン
- **プロテアーゼ阻害薬**：ナファモスタットメシル酸塩（フサン®）
- **経口抗凝固薬**：ワルファリン（ワーファリン®），エドキサバン，ダビガトラン
- **血栓溶解薬**：ウロキナーゼ，t-PA（組織プラスミノーゲンアクチベータ；アクチバシン®，クリアクター®）
- **血小板凝集抑制薬**：アスピリン，インドメタシン，チクロピジン（パナルジン®），プレタール®
- **抗血栓薬**：プロテインC（アナクト®C），トロンボモデュリン（リコモジュリン®）

体内の血液凝固能を低下させる薬にワルファリンとヘパリンがある.

ワルファリンは経口薬,ヘパリンは注射薬である.ワルファリンはビタミンKによる血液凝固因子合成を阻害することにより凝固能を低下させる.

▶ **心臓の人工弁置換手術後や脳梗塞の再発防止などにワルファリンを使用する.**
人工弁には血栓ができやすいので,凝固能を低下させておく必要がある.

▶ **ワルファリンの適切投与量の判定はプロトロンビン時間で行う.**
ワルファリンの効果発現は個人差が大きく,しかもその効果が安定するまでには数日かかる.プロトロンビン時間とは凝固能を調べる検査法の1つである.

▶ **ワルファリン投与中は納豆を食べてはいけない.**
納豆はビタミンKを多量に含んでいるからである.一方,エドキサバンやダビガトランは,直接凝固因子を阻害するので,食事の影響は少ない.つまり,納豆を食べてよい.

▶ **ヘパリンは注射で体内に投与することもできる.**
効果は強いがその持続時間は数時間である.手術や血液透析などで血液を体外に循環させるときはヘパリンを使用する.

▶ **ヘパリンの拮抗薬はプロタミンである.**
ヘパリンの効果を消したいときはプロタミンを用いる.ヘパリンは多糖類,プロタミンは蛋白質である.

▶ **プロテアーゼ阻害薬も体内の血液凝固能を低下させる.**
凝固因子のいくつかはプロテアーゼ(蛋白分解酵素)である.体外循環時などにヘパリンの代わりに使用される.

▶ **血小板凝集抑制薬も体内の血液凝固能を低下させる.**
効果はワルファリンやヘパリンに劣るが手軽である.非ステロイド性抗炎症薬(NSAIDs)などを用いる(→43ページ).

ワルファリン使用時は非ステロイド性抗炎症薬に要注意!

この組み合わせは併用注意の代表である.きわめて重要なことであるので,絶対に忘れないでほしい(→46ページ).鎮痛・解熱薬も同様に要注意である.

▶ **ワルファリンの効果を非ステロイド性抗炎症薬(NSAIDs)が増強する.**
ワルファリンに非ステロイド性抗炎症薬を併用すると血液凝固能が低下しすぎて,脳出血をおこし死亡することがある.ワルファリン服用患者にはかぜ薬や痛みどめを気軽に飲ませないこと.

体内の血栓溶解にはウロキナーゼを用いる.

▶ **心筋梗塞や脳梗塞での血管内の血液凝固塊を溶かし血流を再疎通させる.**
この治療は発症直後に行わなければならない.ウロキナーゼと同等な作用をもつ薬にt-PA(組織プラスミノーゲンアクチベータ)がある.

▶ **血栓溶解薬の投与量が多すぎると出血をおこす.**
非常に慎重な投与が必要である.

輸血

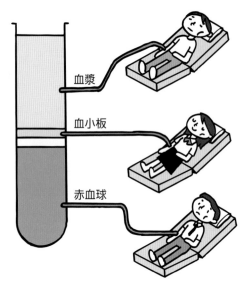

成分輸血

献血で得た血液は，血漿，血小板，赤血球にわけ，それぞれを別々に患者に投与する．患者側からみると，必要な血液成分だけをもらうことができる．

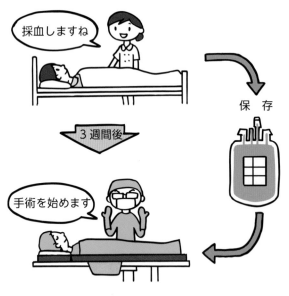

自己血輸血

手術の予定が決まっている場合は，あらかじめ採血を行い，その血液を保存しておく．そして本番の手術のときにその血液を用いる．一般的には3週間前から採血を開始する．

輸血製剤
- 人赤血球濃厚液，洗浄人赤血球浮遊液，人血小板濃厚液，新鮮凍結人血漿

血液製剤
- 抗 HBs 人免疫グロブリン，抗破傷風人免疫グロブリン（テタノブリン®），血液凝固因子製剤，AT-3，フィブリノゲン，人血清アルブミン

輸血では交差適合試験を必ず行う.

▶ **輸血するときは血液型を必ず合わせる.**
血液型には ABO 式と Rh 式とがあり，両者ともに合致させる.

▶ **血液の確認は複数のスタッフで行う.**
ミスを防ぐため複数のスタッフで確認するのがよい. 交差適合試験(クロスマッチングテスト)は毎回行う必要がある. 輸血製剤も分類上は薬の一種である.

通常の出血では補うのは赤血球だけでよい.

▶ **輸血では患者が必要とする血液成分だけを補給する.**
通常の出血では白血球，血小板，血漿成分は補う必要はない.

▶ **献血で得た血液は成分ごとに小わけする.**
献血で得た血液全部を 1 人の患者に使ってはもったいない. 赤血球，血小板，血漿成分にわけると 1 人の献血者から 3 人の患者に輸血できる.

▶ **通常の出血では赤血球濃厚液を使用する.**
冷蔵保存で有効期限は採血後 21 日間である.

▶ **洗浄した赤血球もある.**
赤血球濃厚液には少量の白血球，血小板，血漿成分が混入している. これらに対してアレルギー反応をおこす場合は洗浄した赤血球を輸血する.

▶ **血小板が減少した患者には血小板濃厚液を投与する.**
血小板濃厚液には 1 人の献血者から大量の血小板を集めたものと，複数の献血者から血小板を集めたものとがある. 有効期限は採血後 72 時間である.

▶ **複数の血液凝固因子の補充には血漿成分だけを投与する.**
冷凍保存で有効期限は採血後 1 年間である. 栄養補給として使ってはいけない.

▶ **破傷風や B 型肝炎にはその病原体に対する抗体を投与する.**
抗体とは免疫グロブリンのことである.

輸血後まれに移植片対宿主病（GVHD）をおこすことがある.

GVHD（graft versus host disease）とは，輸血製剤中に含まれていたリンパ球が患者に生着し，患者の身体を非自己と認識して攻撃してしまう免疫反応である.

▶ **輸血後の移植片対宿主病は症状が激烈で治療はほとんど困難である.**
予防が重要である. 輸血製剤に放射線を照射してリンパ球を殺しておく方法がある.

輸血では常に感染の危険性を伴う.

▶ **輸血で感染するものに HIV 感染症，B 型肝炎，C 型肝炎，梅毒，マラリアなどがある.**
献血された血液はすべて検査済みであるが，その検査をすり抜ける可能性はある. また，上記以外の病原体や未知の病原体による感染の可能性もある.

▶ **自己血輸血は上記の感染の危険性はない.**
手術で出血することがわかっている場合に行う. 手術で出た血液をその場で回収して本人にもどす方法と，手術前にあらかじめ採血保存しておく方法とがある.

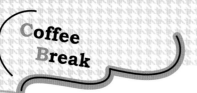

Coffee Break

外科領域の止血薬

創面などの局所からの出血へは，トロンビン，酸化セルロース，ゼラチン，アルギン酸ナトリウムなどを用いる．スポンジやガーゼなどの形態もある．また，静脈瘤治療時の血管硬化にはモノエタノールアミンオレイン酸塩やポリドカノールなどを用いる．いずれも強い血液凝固促進作用をもっている．

看護師国家試験既出問題

輸血後移植片対宿主病（GVHD）で正しいのはどれか．
1. 赤血球濃厚液では起こらない．
2. 新鮮凍結血漿で起こる．
3. 血縁者からの血液では起こりにくい．
4. 血液に放射線を照射して予防する．

解説 63 ページを参照．輸血後 GVHD は輸血製剤中のリンパ球によって生じる　1．赤血球濃厚液にはリンパ球が混入している　2．新鮮凍結血漿にはリンパ球は存在しない　3．血縁者のほうがリンパ球が生着しやすく，GVHD がおこりやすい　4．正しい　**答え** [4]

薬剤師国家試験既出問題

貧血治療薬に関する記述の正誤について，正しい組み合わせはどれか．
a. 鉄欠乏性貧血において，鉄製剤の投与により赤血球数が正常に回復した場合は，直ちに投与を中止する．
b. 腎性貧血に用いられるエリスロポエチンは，腎において産生される造血因子である．
c. 悪性貧血は内因子不足に基づく貧血であり，ビタミン B_{12} 製剤の経口投与が最も一般的な治療法である．
d. 自己免疫性の溶血性貧血の治療には，プレドニゾロンなどの糖質コルチコイド製剤が用いられる．

	a	b	c	d
1	正	正	正	誤
2	正	誤	誤	誤
3	正	誤	正	誤
4	誤	誤	誤	正
5	誤	正	誤	正

解説 55, 57 ページを参照．a．貯蔵鉄の分まで補給する　b．正しい　c．消化管からのビタミン B_{12} の吸収障害があるので筋肉注射で投与する　d．正しい（→57 ページ）　**答え** [5]

輸液

水分と電解質

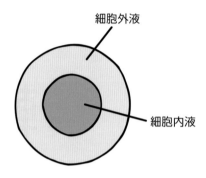

細胞外液

細胞内液

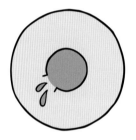

細胞内液減少

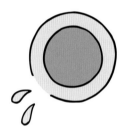

細胞外液減少

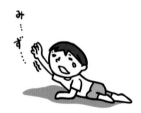

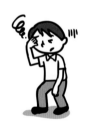

体液と脱水

体液には細胞外液と細胞内液とがある．体液が減少した状態を脱水という．脱水には細胞内液が減少した脱水と細胞外液が減少した脱水とがある．細胞内液が減るとのどが渇く．細胞外液が減ると皮膚はカサカサになり，血圧も下がる．

塩化カリウム

高濃度のカリウム製剤は点滴ボトルなどに混ぜ希釈して用いるものである．塩化カリウム液は点滴ボトル内で不均一に混合されて，高濃度の部分が存在しても気がつくように黄色に着色されている．塩化カリウム製剤の原液は絶対に絶対にそのまま静注してはいけない！

・塩化カリウム（K.C.L.®）

ヒトの水分の存在場所は細胞内と細胞外のどちらかである．

ヒトの水分を体液という．体液はその存在場所により大きく 2 つにわけられる．

▶ **細胞内の水を細胞内液，細胞外の水を細胞外液という．**
体重 50 kg のヒトでは，細胞内液が約 20 L，細胞外液が約 10 L である．

▶ **血液は細胞外液の一種である．**
細胞外液 10 L のうち，血漿（血液の液体成分）が 2.5 L，血液以外の細胞外液が 7.5 L．

細胞内液の主成分はカリウム，細胞外液の主成分はナトリウムである．

▶ **細胞内液と細胞外液（と血漿）の浸透圧は同じである．**
浸透圧がわからない人は，電解質，ブドウ糖，蛋白質などの総量と思えばよい．

▶ **体液と同じ浸透圧の食塩水を生理食塩水という．**
略して生食とよぶ．生理食塩水の成分と濃度は塩化ナトリウム（NaCl）0.9％である．

脱水とは身体の水分が減ることである．

▶ **脱水には細胞内液が減るタイプと，細胞外液が減るタイプとがある．**
もちろん両者とも減るタイプもあり，それが一般的である．

▶ **脱水には水（H_2O）がおもに減るタイプと，水と電解質の両者ともに減るタイプとがある．**
もちろん両者の中間もあり，それが一般的である．

▶ **細胞内液が減ると，のどが渇く．**
脳の飲水中枢のニューロンの細胞内液が減り，口渇の信号を出す．

▶ **細胞外液が減ると皮膚はカサカサになり，血圧が下がる．**
間質液が減ると皮膚組織の細胞外液も減り，皮膚は弾力性がなくなりカサカサになる．血漿量が減ると出血と同じことがおこり，血圧が下がる．血液量と血圧との関係は 76 ページを参照のこと．

高濃度のカリウムは静注してはいけない．

最も基本的で重要な禁忌事項である．

▶ **血漿カリウム濃度が高くなると心室細動をおこして急死する．**
禁忌に関する国試の代表的な問題でもある．

▶ **細胞内液が減った場合はカリウム主体の輸液を行う．**
カリウム主体ではあるが，輸液中のカリウム濃度はそれほど高くない．

▶ **細胞外液が減った場合はナトリウム主体の輸液を行う．**
ナトリウム主体の輸液とは生理食塩水によく似た液のことである．

▶ **血液が減った場合は輸血を行う．**
輸血が間に合わないときや輸血するほど重症でない場合はナトリウム主体の輸液を行う．

輸液

輸液の組成

組成	濃度	細胞外液*	細胞内液*	生理食塩水	乳酸リンゲル液	5%ブドウ糖液	ソリタ®-T3号	ソリタ®-T3号G	ハイカリック®液-2号	ピーエヌツイン®-2号
Na⁺	mEq/L	144	10	154	130		35	35		45
K⁺	mEq/L	4	110		4		20	20	43	27
Ca⁺	mEq/L	5			3				12	7
Mg²⁺	mEq/L	3	40						14	5
Cl⁻	mEq/L	403		154	109		35	35		45
SO₄²⁻	mEq/L	3**	110**						14	5
HCO₃⁻	mEq/L	27	10							
乳酸	mEq/L				28		20	20		
酢酸	mEq/L								36	36
グルコン酸***	mEq/L	22***	40***						12	7
P	mmol/L								7	7
Zn	μmol/L								14	18
ブドウ糖	g/L	1	1			50	43	75	250	164
熱量	kcal/L					200	172	300	1000	764
総遊離アミノ酸	g/L									100
浸透圧比		1	1	1	1	1	1	2	約6	約5

Na⁺などの⁺は陽イオン，Cl⁻などの⁻は陰イオン
*非常におおまかな値
**硫酸イオンやリン酸イオンの和
***有機酸や蛋白質などの総和

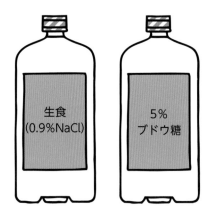

生食
(0.9%NaCl)

5%
ブドウ糖

等張液
生理食塩水（0.9%NaCl）と5%ブドウ糖液が等張液の代表である.

末梢静脈への点滴用輸液　乳酸リンゲル液（ラクテック®），維持液（ソリタ®-T3号）
イオン交換樹脂（高カリウム血症補正）　カリメート®，ポリスチレンスルホン酸Ca，ケイキサレート®
イオン交換樹脂（高リン血症補正）　レナジェル®，ホスレノール®

輸液は，静脈確保，体液維持・補正，栄養補給のために行う．

目的に合った輸液を行う．静脈確保とは，いつでも薬剤投与ができるように経路（ルートとよぶ）を確保しておくことである．

▶ **輸液療法では，必要な水分量・電解質量，エネルギー量をまず決める．**
さらにアミノ酸，脂肪，ビタミン，微量元素などの投与量も決める必要がある．

▶ **輸液の経路には末梢静脈と中心静脈がある．**
静脈を介した栄養補給には，末梢静脈栄養法（PPN）と中心静脈栄養法（完全静脈栄養法，TPN）がある．皮下からも輸液は可能である．

等張食塩水濃度は 0.9%，等張ブドウ糖液濃度は 5%である．

0.9%塩化ナトリウム（等張食塩水，NaCl，生食）と 5%ブドウ糖（等張ブドウ糖液）が等張液の代表である．この濃度は覚えておくこと．

▶ **ブドウ糖は静脈内投与後すぐに代謝される．**
身体の電解質バランスを考える場合には，5%ブドウ糖液と蒸留水とは同じものだと思ってよい．なお，ブドウ糖は血漿カリウム濃度を少し下げる．詳細は以下を参照のこと．

▶ **5%ブドウ糖液のエネルギー量はそれほどではない．**
5%ブドウ糖液 500 mL のブドウ糖量は 25 g である．これは約 100 kcal にしかすぎず，栄養補給としてはきわめて不十分である．

▶ **等張でない注射液は血管炎をおこす．**
ワンショットの静注ならよいが，点滴静注の場合は高浸透圧の液を持続投与すると血管痛や血管炎をおこす．赤く腫れて痛くなり，その静脈は薬剤投与ルートとして使えなくなる．

▶ **カリウムの含有量が多い輸液も血管炎をおこす．**
たとえ等張でも，カリウム含有量が多いと血管痛や血管炎をおこしやすい．

輸液の種類はナトリウム主体のものとカリウム主体のものしかない．

末梢静脈の点滴用の輸液は多種類販売されているが，基本はこの 2 種類である．

▶ **ナトリウム主体のものはリンゲル液ともいう．生理食塩水とほとんど成分は同じ．**
循環血液量および組織間液の減少時における細胞外液の補給・補正に使われる．

▶ **カリウム主体のものは維持液とよばれる．**
経口摂取不十分な場合の水分や電解質の補給・維持に使われる．

血漿カリウム濃度を下げたいときはブドウ糖とインスリンを投与する．

インスリンは血液中のブドウ糖を細胞内に移動させることにより血糖値を下げている．このブドウ糖の移動のときにカリウムも一緒に細胞内に移動するので，血液カリウム濃度も同時に低下する．したがってブドウ糖とインスリンを一緒に投与すると，血糖値は変化させずにカリウム濃度だけを下げることができる．

▶ **イオン交換樹脂を食べると血液カリウム濃度が下がる．**
イオン交換樹脂はカリウムを吸着する．経口か注腸で投与する．

TPN
（中心静脈栄養法）

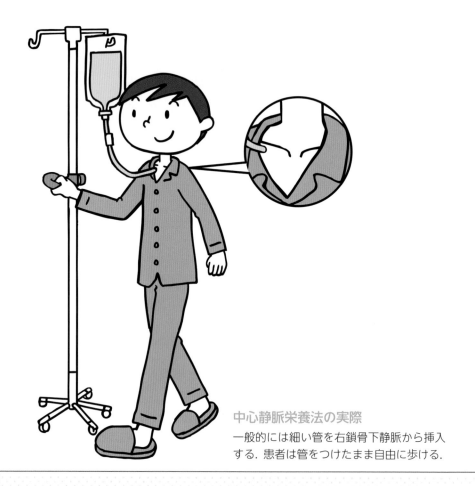

中心静脈栄養法の実際
一般的には細い管を右鎖骨下静脈から挿入
する．患者は管をつけたまま自由に歩ける．

中心静脈

右心房の入口付近を便宜上中心静脈とよんでいる．しかし，解剖学的には中心静脈という名称の静脈
は存在しない．全身から戻ってくる血液がここに集まるため，その血流量はきわめて多い．

高カロリー輸液用製剤
- **高カロリー輸液用基本液**：ハイカリック®液-1, 2, 3号（糖質と電解質のみ）
- **基本液＋アミノ酸液**：ピーエヌツイン®-1, 2, 3号（糖質と電解質にアミノ酸を含む）
- **アミノ酸液**：モリプロン®F, プロテアミン®12
- **脂肪乳剤**：イントラリポス®
- **総合ビタミン製剤**：オーツカMV, マルタミン®
- **微量元素製剤**：エレメンミック®
- **アシドーシス補正用製剤**：炭酸水素ナトリウム（重曹, メイロン®）

高濃度の液体は中心静脈からなら血管炎をおこさずに投与できる.

右心房の入口付近（ここが中心静脈）は血流量がきわめて多く，たとえ高濃度の液を投与しても，すぐに薄まるため血管炎をおこさない.

▶ **中心静脈からなら高カロリーの輸液が可能である.**
中心静脈から栄養補給を行うことを**中心静脈栄養法（TPN）**という.

▶ **中心静脈栄養法の点滴は 24 時間の持続投与である.**
通常は右鎖骨下静脈を穿刺して細いカテーテルを挿入し，その先端を右心房入口付近に留置する.カテーテルは X 線写真でその位置を確認できる.

中心静脈栄養法ではほとんどすべての栄養を十分量補給できる.

中心静脈栄養法は完全静脈栄養法や高カロリー輸液，IVH ともいう.たとえ経口摂取が皆無でも，静脈内投与だけで生きていけるのである.

▶ **中心静脈栄養では未知の成分は含まれていない.**
投与する液は，必要な水分，電解質，糖質，アミノ酸，脂肪，ビタミンなどを含み，それらの製剤を直前に混ぜあわせてつくってある.

▶ **中心静脈栄養法には微量元素の補給が不十分になりやすい.**
微量元素製剤中には亜鉛，鉄，銅，マンガン，ヨウ素が含まれているが，クロムやセレンなどは含まれていない.またビタミンでは B_1 の不足をきたしやすい.

▶ **高カロリー輸液用製剤には脂肪は含まれていない.**
脂肪だけは**脂肪乳剤**として別に**投与**する.脂肪は高エネルギー源であり，必須脂肪酸補給源としても重要である.

中心静脈栄養では感染防御に注意をはらう.

静脈穿刺部を清潔に保つ.また細菌を送り込まないために，点滴ラインを簡略化し，三方活栓の連結や側管注入をなるべくしないようにする.

▶ **高カロリー輸液用製剤は末梢静脈へ投与してはいけない.**
非常に濃い液体であり血管炎をおこすので，末梢静脈へは投与できない.

▶ **高カロリー輸液を急にやめると低血糖になる.**
高カロリー輸液中には高濃度のブドウ糖が含まれている.この糖が突然ストップすると相対的にインスリンの量が過剰となり低血糖になる.しばらくすると血糖値はもとにもどる.

アシドーシスの補正には重曹を用いる.

血液が**酸性側に傾くことをアシドーシス，アルカリ性側に傾くことをアルカローシス**という.代謝の異常でアシドーシスになってしまった場合には，重曹の点滴で，ある程度補正することはできる.

ビタミン

ビタミン

名称	おもな欠乏症	おもな過剰症	備考	代表的薬品名	おもな薬剤
水溶性ビタミン					
ビタミン B₁	かっけ，神経障害			チアミン	アリナミン® F
ビタミン B₂	舌炎，口内炎，皮膚炎			リボフラビン	ハイボン®
ビタミン B₆	皮膚炎，神経障害			ピリドキシン，ピリドキサール	ピドキサール®
ビタミン B₁₂	巨赤芽球性貧血，神経障害			コバラミン	メチコバール®
ニコチン酸	皮膚炎，舌炎，下痢		欠乏がペラグラ	ナイアシン	ナイクリン®
葉酸	悪性貧血			葉酸	フォリアミン®
ビタミン C	出血（壊血病）		還元作用	アスコルビン酸	ハイシー®
脂溶性ビタミン					
ビタミン A	夜盲症，角膜炎	神経障害	目と関連，催奇形性，白血病にも用いる	レチノール，レチノイン酸	チョコラ® A
ビタミン D	くる病，骨粗鬆症	高 Ca 血症	Ca 代謝に関与	コレカルシフェロール	トレチノイン（ベサノイド®）
ビタミン E	ラットでは不妊，神経障害	（下痢）	還元作用	トコフェロール	アルファロール®，ユベラ®
ビタミン K	出血	溶血	血液凝固因子産生	フィロキノン，メナキノン	ケーワン®，ケイツー®

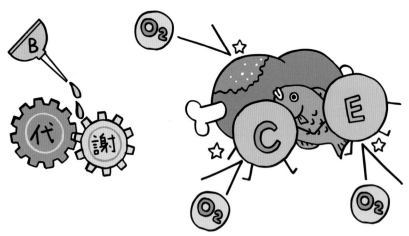

ビタミンの作用
ビタミンは，代謝を円滑に進ませたり，酸素による障害を防いだりしている．

総合ビタミン製剤
- **経口薬**：パンビタン®（11種類），ビタメジン®（B₁，B₆，B₁₂）
- **注射薬**：オーツカ MV，マルタミン®，ビタジェクト®

ビタミンは代謝が円滑に進む手助けをしている.

▶ **ビタミンB群は補酵素である.**

酵素は蛋白質だが,補酵素は蛋白質ではない.酵素によっては補酵素を必要とする.

▶ **補酵素としてはたらいているビタミンに,B₁,B₂,B₆,B₁₂,葉酸がある.**

そのほかニコチン酸などがある.いずれも水溶性のビタミンである.なお,ニコチン酸とニコチンはまったく別の物質である.

▶ **ビタミンA,D,K も代謝を円滑にしている.**

ビタミンA は目の細胞の代謝を,D はカルシウム代謝を,K は血液凝固因子産生過程の代謝を円滑にしている.いずれも脂溶性のビタミンである.

▶ **ビタミンC,E は抗酸化剤である.**

抗酸化剤,酸化防止剤,還元剤は同じ意味である.ビタミンC は水溶性,E は脂溶性である.酸化による変性を防ぐために食品添加物としても使われている.

普通の食事をしていればビタミンの欠乏や過剰にはならない.

著しい偏食(インスタント食品ばかり食べるなど)をするとビタミン欠乏になる.

▶ **水溶性ビタミンは過剰症をきたしにくい.**

過剰な水溶性ビタミンは尿に排泄されてしまう.一方,脂溶性ビタミンは尿に排泄されないので過剰症になることがある.

▶ **ビタミン製剤は漫然と投与してはいけない.**

ほんとうにビタミン補給が必要なのかよく考えること.「気やすめ」や「オマケ」で投与してはいけない.通常はビタミン製剤は経口投与で十分であり,注射の必要はない.

ビタミン不足では神経と皮膚がやられやすい.

神経細胞はデリケートだからである.

▶ **ビタミンA は白血病にも用いられる.**

ある種の白血病(急性前骨髄球性白血病という)の治療には大量のビタミンA(この場合はレチノイン酸)が使われる.

▶ **ビタミンA には催奇形性がある.**

若年女性へ大量投与する場合は避妊が必要である.大量投与の副作用として中枢神経障害(脳圧亢進症,頭痛,意識障害など)がある.

▶ **ビタミンD 過剰の症状は高カルシウム血症が原因である.**

症状としては異常石灰化,多飲多尿,不きげんなどがある.高カルシウム血症が直接の原因なので,まずは輸液などにより血中カルシウム濃度を低下させる.

▶ **絶食で経静脈栄養だけの場合はとくにビタミンB₁の不足に注意.**

重篤なアシドーシスおよびかっけや脳障害をおこす.

▶ **ビタミンB₁₂と葉酸の不足は巨赤芽球性貧血をおこす.**

どちらの不足でも巨赤芽球性貧血をおこす.ビタミンB₁₂の吸収には胃の正常な機能が必要であり,胃の障害によるビタミンB₁₂不足の場合をとくに悪性貧血とよんでいる.ビタミンB₁₂不足では神経障害もおこす.

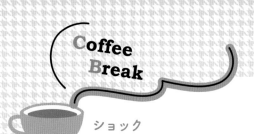

ショック

末梢組織への有効な血流量が減少することによって全身の機能が障害された状態のこと．急な血圧低下のことと思ってよい．急激な出血や心臓の機能低下，過度の血管拡張などでおこる．ショックではまず血管を確保する．何はともあれまず静脈を確保し，薬剤などの投与経路をつくる．血圧が下がってしまうと皮下の静脈血管は見えなくなってしまい，点滴しようにも注射針が血管内に入らなくなってしまう．薬理学とは直接関係ないが，この「静脈路の確保」ということだけは一生忘れないでほしい．出血によるショックでは輸血と輸液が基本．さらにアドレナリンなどの昇圧薬（→12，14 ページ）を用いる．

ウェルニッケ-コルサコフ症候群

ブドウ糖をエネルギーとして利用するときにはビタミン B_1 が必要である．脳の神経細胞はビタミン B_1 欠乏で強く障害を受け，意識障害，眼筋麻痺，歩行障害などの症状を示す．これをウェルニッケ脳症という．この後遺症として，記銘力障害や失見当識（場所や時間がわからなくなる），そしてそのつじつまあわせの作話が生じる．これをウェルニッケ-コルサコフ症候群という．ビタミン B_1 欠乏はアルコール依存症者に多いが，経静脈栄養だけの患者などにも時々みられる．

看護師国家試験既出問題

無尿をきたしている患者の輸液に含まれると生命の危険を生じるのはどれか．

1. Na^+
2. Ca^{2+}
3. Cl^-
4. K^+

解説 67 ページを参照．無尿（尿が産生できなくなること）は重症腎不全でみられる．この場合は腎からの K^+ 排泄の減少による高カリウム血症となり，これにさらに K^+ を輸液すると心室細動の危険が高まる　**答え** [4]

第 **7** 章

循環器

降圧薬

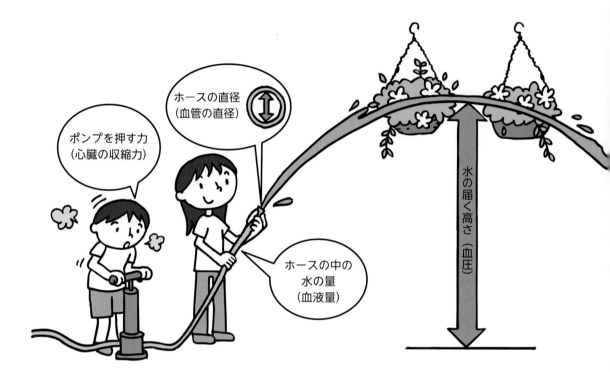

ポンプを押す力
（心臓の収縮力）

ホースの直径
（血管の直径）

ホースの中の
水の量
（血液量）

水の届く高さ（血圧）

血圧

血圧は，心臓の収縮力，血管径，血液量の 3 つの因子で決まる．ホースで植物に水をやる場合にたとえると，水の届く高さが血圧に相当し，これらは，ポンプを押す力，ホースの直径，水の量の 3 つの因子で決まる．

降圧薬のアドヒアランス

青壮年の男性に降圧薬を処方してもアドヒアランスが悪い（服用しない）ことがある．その中で案外多い理由に勃起不全がある．患者からは言わないことが多いので注意が必要である．

降圧薬
- **交感神経抑制薬**：クロニジン（カタプレス®），メチルドパ（アルドメット®）
- **アンギオテンシン変換酵素阻害薬（ACE 阻害薬）**：カプトプリル（カプトリル®），エナラプリル（レニベース®）
- **アンギオテンシン II 受容体拮抗薬（ARB）**：ブロプレス®，ディオバン®，オルメテック®，アジルバ®
- **カルシウム拮抗薬**：ニフェジピン（アダラート®），ジルチアゼム（ヘルベッサー®），アムロジピン（アムロジン®，ノルバスク®）
- **α 受容体遮断薬**：フェントラミン（レギチーン®），プラゾシン（ミニプレス®）
- **β 受容体遮断薬**：プロプラノロール（インデラル®），アテノロール（テノーミン®）
- **αβ 受容体遮断薬**：アロチノロール（アロチノロール塩酸塩錠「DSP」），ラベタロール（トランデート®）
- **サイアザイド系降圧利尿薬**：トリクロルメチアジド（フルイトラン®）
- **カリウム保持性利尿薬**：スピロノラクトン（アルダクトン®A）

◀ 降圧薬は血管拡張薬，β遮断薬，利尿薬が3本柱である．

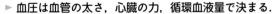

▶ **血圧は血管の太さ，心臓の力，循環血液量で決まる．**
オームの法則のように血圧＝血流量×末梢血管抵抗とも表現できる．

▶ **血圧を下げるには，血管を拡張させる，心臓の収縮を抑える，循環血液量を減らす，の3つの方法がある．**
逆にいうとこの3つの方法しかない．

▶ **どの薬を使用するかは患者の状態を考慮して決める．**
高血圧の程度，合併症，生活の質などを考慮して個々の患者に最も適した薬物を決める．必要なら複数の降圧薬を併用する．薬剤選択のガイドラインもある．

▶ **降圧薬の代表的副作用は起立性低血圧である．**
高い血圧を薬でむりやり下げているので，急に立ち上がったときなどに十分な血圧が得られず，脳への血流が不足してフラっとすることがある．

◀ 血管拡張薬は血管を拡張させることにより血圧を下げる．

▶ **血管拡張薬には交感神経抑制薬，アンギオテンシンⅡ受容体拮抗薬，カルシウム拮抗薬などがある．**
アンギオテンシン変換酵素阻害薬を含め，これら（→左ページ）は血圧を下げることを目的に用いられる．

▶ **ニトロ化合物は狭心症薬として用いられる．**
ニトロ化合物は全身の血管を拡張させるが冠動脈に強く効くので，降圧薬というよりは狭心症薬（→82ページ）として使用されている．一部のカルシウム拮抗薬も同様である．

▶ **α遮断薬以外の交感神経抑制薬もある．**
交感神経抑制薬にはα遮断薬以外に，脳の交感神経中枢や末梢交感神経に作用してノルアドレナリンの合成や分泌を低下させる薬もある．

◀ β遮断薬は心臓の収縮を抑え血圧を下げる．

β遮断薬は心臓の収縮を低下させることで血圧を下げる．β遮断薬は17ページを参照．

▶ **β遮断薬は心臓の収縮力も心拍数も低下させる．**
心臓は弱くゆっくりと血液を押し出すようになる．両者あいまって心臓からの血液の拍出量は低下する．

▶ **β遮断薬は気管支喘息患者には禁忌である．**
β遮断薬は気管支平滑筋の収縮を促すため，喘息を悪化させる．最近は気管支への影響の少ないβ遮断薬も開発されている．

▶ **αβ遮断薬もある．**
1つの薬でα遮断とβ遮断の両作用をもち，血管を拡張しかつ心拍出量も低下させる．

◀ 利尿薬は血液量を減らし血圧を下げる．

利尿薬は血液量を減らすことにより血圧を下げる．利尿薬に関しては90ページを参照．

▶ **降圧目的の利尿薬を降圧利尿薬という．**
サイアザイド系降圧利尿薬は歴史があり値段も安く，米国ではよく使われている．

血管拡張薬

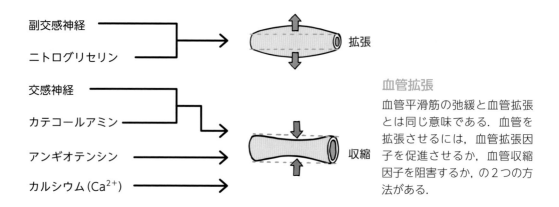

血管拡張

血管平滑筋の弛緩と血管拡張とは同じ意味である. 血管を拡張させるには, 血管拡張因子を促進させるか, 血管収縮因子を阻害するか, の2つの方法がある.

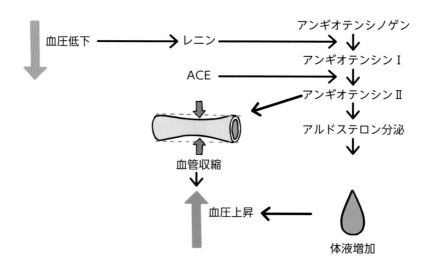

ニフェジピン(アダラート®)の舌下投与

一時的に高くなった血圧を急いで下げたいときはアダラート®の舌下投与(カプセルの中身を口中に含ませること)が以前はよく行われていた. しかし速効性を期待したこの方法は過度の降圧や反射性頻脈をきたすことがあるので, 通常の経口投与をするべし, ということになった.

血管拡張薬
- **α受容体遮断薬**:フェントラミン(レギチーン®), プラゾシン(ミニプレス®)
- **ニトロ化合物**:ニトロプルシド, ニトログリセリン, イソソルビド(ニトロール®)
- **アンギオテンシン変換酵素阻害薬(ACE阻害薬)**:カプトプリル(カプトリル®), エナラプリル(レニベース®)
- **アンギオテンシンⅡ受容体拮抗薬(ARB)**:ブロプレス®, ディオバン®, オルメテック®, アジルバ®
- **カルシウム拮抗薬**:ニフェジピン(アダラート®), ジルチアゼム(ヘルベッサー®), ベラパミル(ワソラン®)
- **プロスタグランジン製剤**:プロスタグランジンE_1
- **レニン阻害薬**:ラジレス®

◀◀ **血管の収縮・拡張に直接関与している重要因子に交感神経，副交感神経，アンギオテンシン，カルシウムがある．**

まずはこの4つを覚えよう．

▶ **血管の収縮・拡張とは血管平滑筋の収縮・弛緩のことである．**
平滑筋が収縮すると血管径は狭くなり，弛緩すると血管径は広くなる．
・交感神経興奮とカテコールアミン投与は同じ作用機序である．
・副交感神経興奮とニトロ化合物投与は同じ作用機序である．
・アンギオテンシンにはアンギオテンシン変換酵素（ACE）およびその受容体が関与している．
・カルシウムとは血管平滑筋細胞内のカルシウムイオン濃度のことである．

◀◀ **交感神経から分泌されるノルアドレナリンはα受容体を介して血管平滑筋を収縮させ，その結果血管は収縮する．**

つまり交感神経の興奮で血管は収縮する．

▶ **ノルアドレナリン分泌を低下させると血管は拡張する．**
交感神経に作用してノルアドレナリンの合成や分泌を低下させる薬は血管を拡張させることになる．つまり交感神経興奮促進で血管は収縮し，興奮抑制で拡張する．

▶ **α遮断薬は血管を拡張させる．**
α受容体を遮断すると血管は収縮できないからである（→17ページ）．

◀◀ **副交感神経から分泌されるアセチルコリンは一酸化窒素を介して血管平滑筋を弛緩させ，その結果血管は拡張する．**

アセチルコリンは血管内皮細胞（血管の内側表面の細胞）に作用し，一酸化窒素（化学式はNO）をつくらせる．この一酸化窒素が血管平滑筋を弛緩させる（→19ページ）．つまり副交感神経興奮促進で血管は拡張し，興奮抑制で収縮する．

▶ **ニトロ化合物は代謝されて一酸化窒素になり，血管を拡張させる．**
ニトロ化合物は硝酸薬ともいう．その代表がダイナマイトで有名なニトログリセリンである．
ニトロ化合物と副交感神経とは同じ機序で血管を拡張する．

◀◀ **アンギオテンシンⅡはアンギオテンシンⅡ受容体を介して血管平滑筋を収縮させる．つまりアンギオテンシンⅡで血管は収縮する．**

▶ **レニンによりアンギオテンシンⅠがつくられる．**
レニンは腎臓から分泌されるホルモン．アンギオテンシンⅠはまだ作用をもたない．

▶ **アンギオテンシン変換酵素はアンギオテンシンⅠをアンギオテンシンⅡにする．**
アンギオテンシン変換酵素（angiotensin converting enzyme）はACEと略す．

▶ **アンギオテンシン変換酵素阻害薬（ACE阻害薬）は血管を拡張させる．**
アンギオテンシンⅡが産生されないと血管は収縮できないからである．アンギオテンシンⅡ受容体拮抗薬（ARB）も同様な作用機序で血管を拡張させる．

▶ **アンギオテンシン変換酵素阻害薬の副作用に空咳がある．**
肺は悪くないので痰は出ない．アンギオテンシンⅡ受容体拮抗薬では咳は出ない．

カルシウム拮抗薬

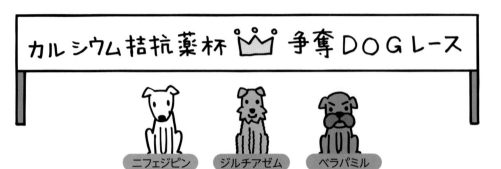

降圧作用

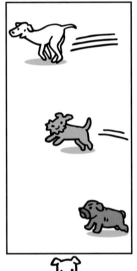

冠動脈拡張作用

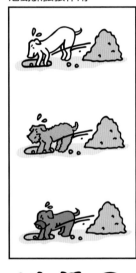

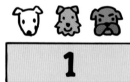

抗不整脈作用

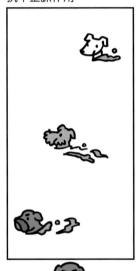

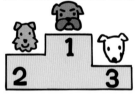

カルシウム拮抗薬の種類

カルシウム拮抗薬には大きく3種類あり，その代表がニフェジピン，ジルチアゼム，ベラパミルである．この三者は得意とする作用がそれぞれ異なっている．おおまかにいって，降圧作用つまり全身の血管の拡張作用はニフェジピンが最も強く，冠動脈拡張作用つまり狭心症の治療薬としての作用は三者ともほぼ同じである．抗不整脈作用はベラパミルが最も強い．

カルシウム拮抗薬
- **ジヒドロピリジン系**：ニフェジピン（アダラート®），アムロジピン（アムロジン®，ノルバスク®），ニカルジピン（ペルジピン®），ベニジピン（コニール®）
- **ベンゾチアゼピン系**：ジルチアゼム（ヘルベッサー®）
- **フェニルアルキルアミン系**：ベラパミル（ワソラン®）

◀◀ 筋細胞は細胞内のカルシウムイオン濃度が高くなると収縮する．

細胞内カルシウムイオン濃度上昇は筋細胞収縮の必要十分条件である．細胞外には高濃度のカルシウムイオン（Ca^{2+}）が存在する．非収縮時は細胞内カルシウムイオン濃度は低い．

▶ **カルシウムイオンはイオンチャネルという通路を通って流入する．**
この通路（チャネル）を通りにくくすると，筋細胞内のカルシウム濃度が上昇しにくくなり，収縮が阻害され，結果的に血管は拡張する．

▶ **カルシウム拮抗薬は血管を拡張させる．**
カルシウム拮抗薬とはカルシウムがイオンチャネルを通りにくくする薬である．

▶ **カルシウム拮抗薬はニフェジピン，ジルチアゼム，ベラパミルが代表である．**
カルシウム拮抗薬には大きく3種類あり，この3つを理解しておけばよい．

▶ **カルシウム拮抗薬には血管拡張作用と抗不整脈作用とがある．**
血管平滑筋の興奮を抑えると血管拡張作用を示し，心筋の興奮を抑えると抗不整脈作用を示す（→87ページ）．どちらもカルシウムイオンが関与している．

◀◀ 全身の動脈を拡張させると降圧薬になり，冠動脈をメインに拡張させると狭心症薬になる．

各薬の性質により，全身性にまんべんなく効いたり，冠動脈に強く効いたりする．降圧の原理は77ページを，狭心症に関しては83ページを参照のこと．

▶ **カルシウム拮抗薬のうち降圧作用の強さはニフェジピン＞ジルチアゼム＞ベラパミルの順である．**
全身の血管の平滑筋は3種のカルシウム拮抗薬に対する感受性が微妙に異なるため．

▶ **冠動脈拡張作用はニフェジピン≒ジルチアゼム≒ベラパミルである．**
冠動脈の平滑筋は3種のカルシウム拮抗薬に対する感受性がほとんど同じため．

▶ **抗不整脈作用はニフェジピン＜ジルチアゼム＜ベラパミルである．**
心筋の興奮性は3種のカルシウム拮抗薬に対する感受性が微妙に異なるため．

◀◀ プロスタグランジンは下肢の血管をおもに拡張する．

動脈硬化などで下肢の動脈の循環障害をおこす閉塞性動脈硬化症に用いられる．

勃起とバイアグラ®

勃起のしくみをごく簡単に述べると，陰茎の動脈の拡張により静脈血の流れがせきとめられて陰茎内に血液が充満することによる．すなわち動脈の拡張が主役である．バイアグラ®の本体は血管拡張薬である．ニトログリセリンと同じような作用をもっているので，ニトロ化合物などと併用すると血管拡張により血圧が下がりすぎることがある．

カルシウム拮抗薬とグレープフルーツ

グレープフルーツは，ジヒドロピリジン系の薬の分解を抑制する成分を含んでいる．したがってアムロジピンを服用中の患者がグレープフルーツジュースを多量に飲むと，血圧が下がりすぎることがある．温州みかんや夏みかんはこの成分を含んでいない．

狭心症・心筋梗塞治療薬

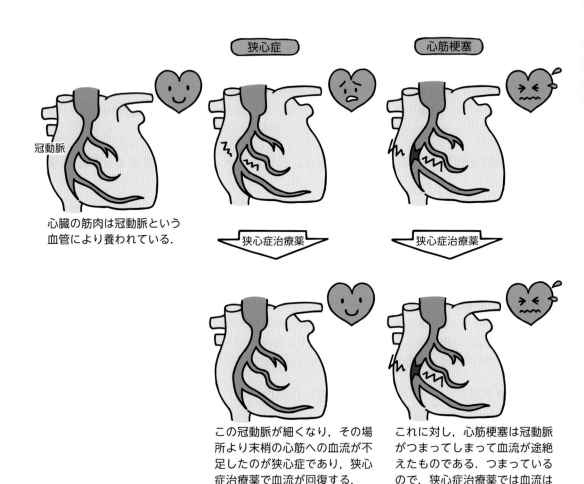

狭心症

心筋梗塞

冠動脈

心臓の筋肉は冠動脈という血管により養われている.

狭心症治療薬

狭心症治療薬

この冠動脈が細くなり，その場所より末梢の心筋への血流が不足したのが狭心症であり，狭心症治療薬で血流が回復する.

これに対し，心筋梗塞は冠動脈がつまってしまって血流が途絶えたものである．つまっているので，狭心症治療薬では血流は回復しない.

狭心症治療薬
- **ニトロ化合物**：ニトログリセリン，イソソルビド（ニトロール®，フランドル®）
- **β遮断薬**：プロプラノロール（インデラル®），アテノロール（テノーミン®）
- **その他の血管拡張薬**：ニコランジル（シグマート®），カルシウム拮抗薬など

心筋梗塞治療薬
- **鎮痛薬**：モルヒネ
- **血栓溶解薬**：t-PA（組織プラスミノーゲンアクチベータ；アクチバシン®，クリアクター®），ウロキナーゼ

※これに抗不整脈薬やβ遮断薬・心不全の治療薬なども併用する

虚血性心疾患には狭心症と心筋梗塞とがある.

- ► **心臓の筋肉は冠動脈により養われている.**
  心筋は冠動脈から酸素や栄養を受けとっている. この冠動脈の血流減少を**虚血性心疾患**という.
- ► **冠動脈が狭くなり十分な血液が流れなくなったものが狭心症である.**
  狭心症では心筋細胞は苦しがっているだけで, まだ死んではいない. 血管を拡張するなどして血流量を増やしてやれば元にもどれる.
- ► **冠動脈がつまってしまい血液がまったく流れなくなったものが心筋梗塞である.**
  心筋梗塞では冠動脈の血流が途絶え, その下流の心筋細胞は死んでしまっている. この死んだ細胞はもう生き返れない.
- ► **狭心症も心筋梗塞も強い胸痛を訴える.**
  心筋は酸素不足になると痛みを発する. 心筋梗塞のほうが胸痛の程度は強くかつ持続的である.

狭心症には血管拡張薬が有効である.

- ► **冠動脈が狭くなっているだけなので血管を拡張すれば元にもどれる.**
  薬で拡張する方法以外に, カテーテルで機械的に広げたり, 手術でバイパスをつなぐ方法もある.
- ► **狭心症にはニトロ化合物がよく効く.**
  胸痛が消失することが多い. 血管拡張薬の中でも冠動脈を強く拡張する薬が適している. なお, ニトロ化合物は静脈も強く拡張させるのでそのぶん心臓の負担が減る.
- ► **狭心症にはβ遮断薬も有効である.**
  血圧や心拍数の低下などで心筋の負担, つまり酸素消費量を減らすのも有意義な治療法である. 少ない冠動脈血流量でもしのげるようになるからである.

心筋梗塞には血管拡張薬は原則無効である.

冠動脈が完全につまってしまっているので, 血管拡張薬ではつまった血管の血流を再開させることはできない. ただし, 周辺部分の血流は増やすので弱い治療効果はある.

- ► **緊急に血管を再疎通してやれば梗塞の範囲を軽減できる.**
  梗塞範囲の境界部の心筋細胞は助けることができる. 梗塞中央部の細胞を助けるのはちょっと無理である.
- ► **再疎通のためには血栓溶解薬を使用する** (→60 ページ).
- ► **心筋梗塞の胸痛にはモルヒネを用いる.**
  心筋梗塞の胸痛は非常に強く, NSAIDs のような痛み止めではとても太刀打ちできず, かなり強力な鎮痛薬が必要である. 血管拡張薬も無効である.
- ► **心筋梗塞には不整脈や心不全を伴うことがある.**
  この不整脈や心不全はしばしば致死的となる. 急性期は冠疾患集中治療部（CCU）において抗不整脈薬や心不全薬を用いた濃厚な治療が必要である.

心不全治療薬

心不全
心臓は常にはたらき続けねばならず，休むことは許されない．

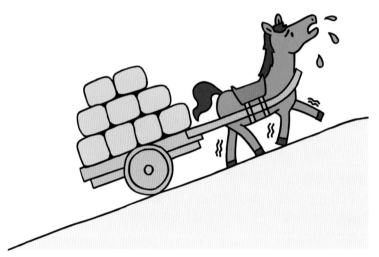

心不全とは疲れた馬が坂道を重い荷物を無理して引き上げているようなものである．馬は心臓に相当し，とまることは許されない．

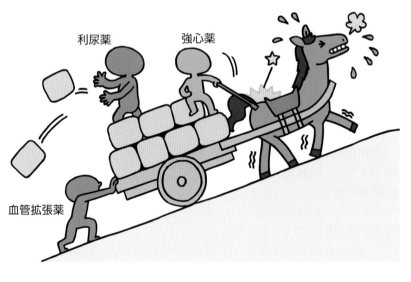

心不全治療薬は馬の負担を軽くするものである．しかし，カテコールアミン系の強心薬は無理に馬をはたらかせている状況に近い．

心不全治療薬
- ジギタリス製剤：ジゴキシン
- カテコールアミン系：ドパミン（イノバン®），ドブタミン（ドブトレックス®）
- その他の薬：PDE Ⅲ阻害薬（ピモベンダン），ヒト心房性 Na 利尿ペプチド（h-ANP；ハンプ®），β遮断薬（カルベジロール，アーチスト®），可溶性グアニル酸シクラーゼ刺激薬（ベリキューボ®），血管拡張薬，利尿薬など

心不全とは心臓のポンプ機能が低下した病態のことである．

▶ 心臓の収縮性が低下し，身体が必要な分の血液を送り出せなくなった状態である．

左心室機能が低下すると送り出せない分の血液が左心室の上流の肺にたまる．また，右心室機能が低下すると送り出せない分の血液が右心室の上流の肝臓などにたまる．このようにうっ血（血液がたまること）を伴う心不全をうっ血性心不全という．

▶ 心不全の原因は冠動脈異常のことが多い．

虚血性心疾患である．心筋への酸素供給が低下するために心筋の機能低下が生じる．ほかの原因としては弁の異常，心筋自体の異常，不整脈などが原因となる．

心不全の治療は，心臓の収縮性を増強することと，心臓の仕事を軽減することである．

もちろん直接の原因である冠動脈の異常や弁の異常などの治療も同時に行う．

▶ 心不全治療薬の柱は，強心薬，血管拡張薬，利尿薬である．さらにβ遮断薬も使うことがある．

心臓の収縮性を増強するには強心薬を使用する．

心臓の収縮性を増強する薬を強心薬という．

▶ カテコールアミン系の強心薬は強力である．

アドレナリンの親戚の薬である．作用は強いが心筋の酸素要求量も増加するので，冠動脈狭窄がある場合などはヤセ馬にムチを打つ状態になりかねない．

▶ ジギタリスは強心配糖体という．

歴史のある薬だが，効果のわりには使いにくい．効果域の範囲が狭く，とくに血清カリウム濃度が低いと中毒をおこしやすい．定期的に血中濃度をモニターするとよい．現在は強心薬としてはほとんど使われない．

▶ β遮断薬を心不全に使用することがある．

β遮断薬の基本作用はカテコールアミンとまったく逆で，心臓の収縮抑制である．したがって，へたに使うと心不全を悪化させる．しかしβ遮断薬は心臓の仕事を減らすので，じょうずに使うと心不全を改善させることができる．

心臓の仕事を軽減させるには血管拡張薬と利尿薬を用いる．

▶ 動脈拡張も静脈拡張も心臓の仕事を軽減させる．

動脈が拡張すると血液を押し出す際の抵抗が減る．静脈が拡張するとそこに血液がプールされ心臓にもどってくる血液量が減り，結局心臓がすべき仕事量は軽減する．

▶ アンギオテンシン変換酵素阻害薬（ACE阻害薬）には多彩な作用がある．

アンギオテンシン変換酵素阻害薬は単なる血管拡張だけでなく，細胞や組織の生育などにも関与している．心房性Na利尿ペプチドは血管拡張作用や利尿作用をもっている．

▶ 循環血液量が不足していれば輸液を行う．

循環血液量が不足しているとせっかく心臓が収縮しても空回り（からまわ）となり，十分量の血液を送り出していない状態になる．循環血液量が多すぎるのか不足しているのかの見きわめは重要であり，患者の状態をよく観察する必要がある．

抗不整脈薬

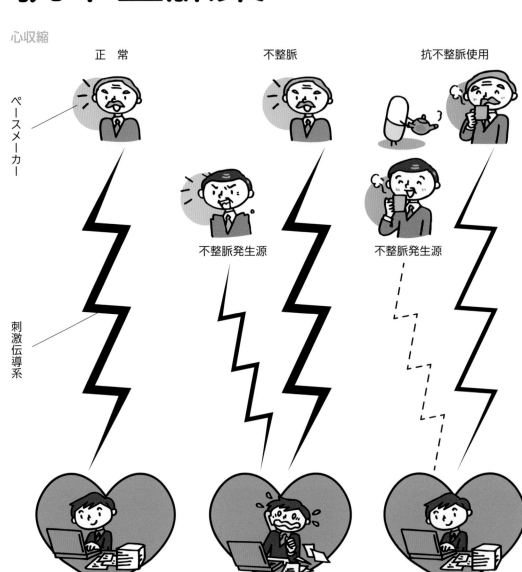

心収縮

| | 正 常 | 不整脈 | 抗不整脈使用 |

ペースメーカー

不整脈発生源

不整脈発生源

刺激伝導系

心臓には社長に相当するペースメーカーがあり，その命令により社員に相当する心筋が収縮する．その命令を伝えているのが刺激伝導系である．

不整脈とは社長以外に部外者が割り込み，余計な収縮命令を出すようなものである．心筋は社長の命令に加え，部外者の命令にもしたがって収縮する．

この状態に抗不整脈薬を加えると，社長も部外者もそして刺激伝導系もともにリラックスさせる．結果的に心筋の収縮回数は減少する．

抗不整脈薬
- **おもに上室性不整脈に有効**：ジギタリス製剤（ジゴキシン），ATP（アデホス®）
- **おもに心室性不整脈に有効**：リドカイン（キシロカイン®），メキシレチン（メキシチール®）
- **どちらの不整脈にも有効**：プロカインアミド（アミサリン®），キニジン，β遮断薬（→77ページ），ベラパミル（ワソラン®），アミオダロン（アンカロン®），フェニトイン（PHT；アレビアチン®），ジソピラミド（リスモダン® P）

抗不整脈薬とは心臓において高まった興奮を抑える薬である.

▶ **不整脈には心臓の興奮が高まっているものと減っているものとがある.**

不整脈には2種類ある.心臓の興奮が高まっているものとは余計な収縮が発生するものであり,減っているものとは徐脈(心拍数が減るもの)である.

▶ **心臓の余計な収縮を減らすことが薬物治療の目的である.**

これが抗不整脈薬の使用目的である.徐脈に対しては薬よりも人工ペースメーカーなどによる治療がメインである.

抗不整脈薬は興奮の発生と伝導をともに抑制する.

興奮の発生とその興奮の伝導も重要な心臓の機能である.

▶ **抗不整脈薬の主作用は興奮発生の抑制,副作用は興奮伝導の抑制である.**

いろいろ例外はあるが,現時点ではこのように理解しておいてよい.抗不整脈薬はすべからく伝導障害をおこすと思ってよい.

▶ **興奮の発生と伝導はいずれも筋肉細胞が担当している.**

興奮の伝導システムを刺激伝導系という.刺激伝導系は特殊な心筋細胞から成り立っており,神経による伝達ではない点に注意.興奮の発生と伝導はいずれも筋肉細胞が担当しており,興奮の発生を抑える薬は伝導をも抑制してしまう.これが副作用に結びつく.

不整脈はその発生源により上室性不整脈と心室性不整脈にわける.

異常興奮の発生箇所は心房もしくは心室である.心房性のことを上室性という.

▶ **異常収縮回数が1発では期外収縮,多発連続ならば頻拍症,もっと多いと細動になる.**

細動になると心房や心室の有効な収縮は行われていない.

▶ **抗不整脈薬は上室性のものに効く薬,心室性のものに効く薬,両者に効く薬がある.**

それぞれ適切に使いわける.なお,おきてしまった心室細動に薬は間に合わない.

心室細動イコール死である.

▶ **最も恐るべき不整脈が心室細動である.**

心室細動を数分間放置すると脳死に陥る.心室細動には1秒を争う迅速な治療(電気的除細動)が必要で,心室細動をどう防ぐかは不整脈治療の重要な目的である.

▶ **アミオダロンは効果は強いが副作用も強い.**

アミオダロンはよく効くが副作用も強く,その使用には入院・観察が必要である.

▶ **ジギタリスは上室性不整脈治療に用いるが,副作用もおこしやすい.**

ジギタリスはいろいろなタイプの不整脈を引きおこす.

▶ **心室性不整脈にはリドカインが用いられる.**

リドカインは局所麻酔薬でもある.

▶ **キニジン,プロカインアミド,β遮断薬,カルシウム拮抗薬,フェニトイン,ATPにも抗不整脈作用がある.**

キニジンは抗マラリア薬のキニーネの親戚,プロカインアミドは局所麻酔薬のプロカインの親戚,フェニトインは抗てんかん薬である.カルシウム拮抗薬ではベラパミルに抗不整脈作用が強い.超短時間作用型β遮断薬もある.

体液と利尿薬

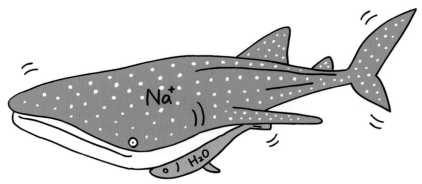

ナトリウムイオンと水の動き

ナトリウムイオン（Na^+）が動くと，まるでコバンザメのように水も一緒に移動する．つまりナトリウムイオンが増えると水も増え，ナトリウムイオンが減ると水も減る．

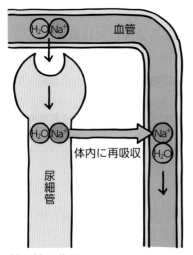
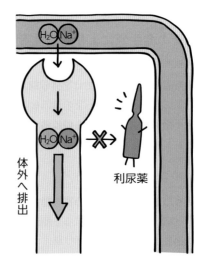

利尿薬の作用

糸球体から濾過された物質が尿細管において再び血管のほうへ吸収される現象を再吸収という．利尿薬は尿細管での水の再吸収を抑制することにより尿量を増やしている．

抗利尿ホルモン（ADH）

抗利尿ホルモンはバソプレシンともいわれ，下垂体後葉から分泌される．腎臓の集合管（と遠位尿細管）に作用して水の再吸収を促進し尿量を減らす．分泌低下が尿崩症であり，1日に数リットルの尿が出る．大量の抗利尿ホルモンは血管収縮作用も示す．尿崩症の治療には抗利尿ホルモン投与を行う．血管収縮作用を弱めたものがデスモプレシンであり，鼻粘膜から吸収させることができる．

抗利尿ホルモン
・バソプレシン（ピトレシン®），デスモプレシン（DDAVP），ミニリンメルト®

体内の水分が増えすぎると浮腫，高血圧，心不全をおこす．

水に対する身体の処理能力が低下すると，体内の水分が増えすぎた状態になる．水分と高血圧の関係は 77 ページを，水分と心不全の関係は 85 ページを参照のこと．

▶ **浮腫とは血管外の水分が増加しすぎた状態である．**
いわゆるむくみである．血漿蛋白質（主として血清アルブミン）の低下や心臓の機能低下などがあると浮腫をおこす．

体内の水分を減らすには尿量を増やせばよい．

▶ **尿量を増やすには尿細管での水の再吸収量を減らせばよい．**
水の再吸収量が減るということは，尿量は増えることを意味している．

▶ **利尿薬は体内の水分を体外に排泄してしまう薬である．**
利尿薬は尿量を増やすことにより，体内の水分を尿というかたちで体外に強制的に排泄する．その結果，体内の水分は減少する．輸液（→68 ページ）と逆，つまり輸液成分を身体から抜いたとイメージすればよい．

利尿薬の作用機序は尿細管での水の再吸収阻害である．

▶ **尿細管ではナトリウムイオン（Na^+）を再吸収することにより一緒に水も再吸収している．**
水は Na^+ と一緒にコバンザメのように動くからである．

▶ **Na^+の再吸収を阻害すると水の再吸収量が低下し尿量が増える．**
利尿薬は Na^+ の再吸収を阻害し，その結果，水の再吸収を低下させている．このとき，Na^+ だけでなく K^+ などの電解質の排泄量も変化する．

▶ **利尿薬は尿細管での水・電解質の再吸収阻害により尿量を増やしている．**

利尿薬は腎機能を向上させているわけではない．

世の中に腎機能を直接向上させる薬はない．しかし尿量を増やす薬ならある．それが利尿薬である．

▶ **いくら利尿薬を用いても糸球体濾過量（GFR）は増加しない．**
利尿薬は尿細管にだけ作用している．利尿薬には糸球体濾過量を上昇させる作用はないので，老廃物などの排泄量は上昇しない．

▶ **利尿薬で水分を減らすと心臓の負担が軽減できる．**
利尿薬は腎臓病領域の薬というよりは，心臓病領域の薬である．

利尿薬の副作用は水・電解質異常である．

利尿薬の作用機序から考えて，当然の結果である．

▶ **利尿薬により水分を減らすと血栓をつくりやすくなる．**
身体から水分が減るとヘマトクリットが上昇し，血液の粘稠度が増加し固まりやすくなる．高齢者などに利尿薬を使用するときは，脱水がないことを確認する必要がある．

▶ **利尿薬の重大な副作用は脳梗塞，心筋梗塞である．**
血栓ができ，冠動脈や脳動脈をつまらせると梗塞が生じる．

利尿薬

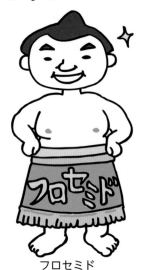

フロセミド

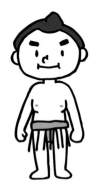

スピロノラクトン

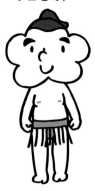

サイアザイド

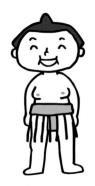

マンニトール

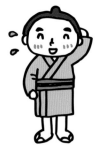

炭酸脱水酵素阻害薬

利尿薬の種類

利尿薬はいくつか種類がある．その中でもフロセミドは横綱級の作用をもち，最も即効性があり最も強力な利尿薬である．次に強いのが，スピロノラクトン，サイアザイド，マンニトールであり，炭酸脱水酵素阻害薬はほとんど使われない．

利尿薬
- **ループ利尿薬**：フロセミド（ラシックス®）
- **サイアザイド系利尿薬**：トリクロルメチアジド（フルイトラン®）
- **抗アルドステロン薬**：スピロノラクトン（アルダクトン®A），エプレレノン（セララ®）
- **バソプレシン拮抗薬**：トルバプタン（サムスカ®）
- **浸透圧利尿薬**：マンニトール（マンニットール®）
- **炭酸脱水酵素阻害薬**：アセタゾラミド（ダイアモックス®）

利尿薬は浮腫，高血圧，心不全などに用いられる．

体内の水分量を減らすからである．腹水などにも用いられる．

▶ **利尿薬は腎不全に対してはそれほど用いられない．**

糸球体濾過量（GFR）を増やすわけではないからである．利尿薬では体内の老廃物の排泄量は増加しない．

▶ **利尿薬は腎臓病の患者よりも心臓病の患者のほうに用いられる．**

利尿薬は腎臓病患者へ浮腫をとる目的で使うことがあるが，腎毒性があり，その使用には注意が必要である．

フロセミドは即効性かつ強力な利尿薬である．

利尿薬には**サイアザイド，フロセミド，スピロノラクトン，マンニトール**の4種がある．中でもフロセミドは最も強力な利尿薬であり，即効性でかつ作用時間も短い．

▶ **利尿薬には即効性のものと遅効性のものとがある．**

即効性のものは朝に投与したほうが睡眠を邪魔しない．

▶ **フロセミドは心不全，浮腫に用いられる．**

フロセミドは腎臓のヘンレループ（ヘンレわな）に作用するため，ループ利尿薬ともよばれる．電解質異常（低カリウム血症）をきたす．

▶ **サイアザイド系利尿薬は高血圧に用いられる．**

降圧利尿薬ともよばれており，作用はゆっくりと現れる．ナトリウムイオン（Na^+）の再吸収を抑制することにより尿量を増やしている．サイアザイドはチアジドともいう．

▶ **サイアザイド系利尿薬は生活習慣病を悪化させる．**

サイアザイド系利尿薬の副作用に，血糖上昇，尿酸上昇，脂質異常症があるので，この薬は糖尿病，痛風，肥満の人には使いにくい．

▶ **スピロノラクトンはアルドステロンのはたらきを抑えている．**

鉱質コルチコイドであるアルドステロンは副腎皮質から分泌されるホルモンであり，Na^+を再吸収することにより尿量を減らしている．スピロノラクトンはこのアルドステロンのはたらきを抑制する薬である．

▶ **スピロノラクトンの副作用は高カリウム血症である．**

アルドステロンはNa^+を再吸収するとき，かわりにカリウムイオン（K^+）を分泌している．アルドステロンのはたらきを抑えると本来分泌されるはずのK^+が体内にたまり，高カリウム血症になる．なおフロセミドは低カリウム血症をおこすため，スピロノラクトンとフロセミドとを併用すると血中カリウム濃度はそれほど変動せずにすむ．

▶ **マンニトールは浸透圧利尿薬とよばれている．**

マンニトールは脳浮腫の治療などに用いられる．マンニトールは糸球体で濾過され，尿細管では再吸収されないため，マンニトールを含んだ濾液の浸透圧は上昇する．この高浸透圧によりNa^+と水の再吸収が抑制されて尿量が増える．

▶ **炭酸脱水酵素（脱炭酸酵素）阻害薬は利尿薬としてはほとんど使われない．**

歴史的には有名な利尿薬であるが，現在では実際の臨床で利尿薬として使われることはほとんどない．わずかに緑内障の薬（→206ページ）として生き残っている．

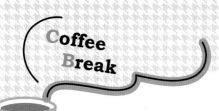

Coffee Break

カンフル剤

この言葉は「普通の手段ではどうにもならなくなった物事を回復させる非常手段」という意味でよく使われている．実際のカンフル薬とは樟脳のことで，クスノキから精製した中枢興奮薬であり，呼吸循環の促進作用を示す．強心薬として昔はよく用いられていたが，その作用は弱いため現在では発売中止となった．正式名をトランス-π-オキソカンファー（ビタカンファー®）という．

バイアグラ® 開発秘話

シルデナフィル（バイアグラ®）はもともと狭心症の薬として開発された．つまり冠動脈の拡張薬である．しかし，臨床試験の段階で期待された狭心症への効果が得られず開発中止となった．そこで患者に処方した薬の余りを回収しようとしたら回収に応じない患者が多数いて，その理由を調べたら思いもよらぬ副作用が判明した．そこであらためて勃起不全の薬として再デビューとなった．勃起不全の薬は，ほかにはバルデナフィル（レビトラ®）やタダラフィル（シアリス®）がある．

看護師国家試験既出問題

高血圧の治療薬でないのはどれか．
1. 利尿薬
2. アンギオテンシン変換酵素阻害薬
3. アルキル化薬
4. カルシウム拮抗薬

解説 1．正しい　2．正しい　3．この薬は抗悪性腫瘍薬である　4．正しい　**答え** [3]

看護師国家試験既出問題

左心室の収縮力を抑制するのはどれか．
1. アンジオテンシンⅡ受容体拮抗薬
2. β遮断薬
3. 硝酸薬
4. 利尿薬

解説 1．この薬は降圧薬（→76ページ）　2．正しい　3．この薬はニトロ化合物のこと．血管拡張薬でおもに狭心症に用いる（→78ページ）　4．利尿薬は心臓の収縮力には直接は影響しない（→85，88ページ）　**答え** [2]

第 8 章

呼吸器

- ▶ 気管支喘息治療薬（発作時）
- ▶ 気管支喘息治療薬（非発作時），去痰薬
- ▶ 鎮咳・感冒薬

気管支喘息治療薬（発作時）

吸気時と呼気時における気管支の太さ

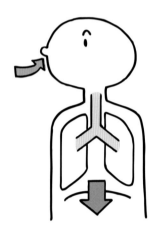

息を吸うときは気管支も一緒に広がるので，空気の流れはスムーズである.

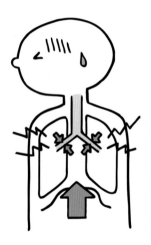

しかし気管支喘息では，息を吐こうとすると気管支も一緒につぶされてしまい，空気が通らなくなり，息が吐けない状態になる．健常者の気管支は太くじょうぶであり呼気時にもつぶれにくいが，肺疾患があると気管支はつぶれやすくなり呼気が苦しくなる．気管支喘息は気管支平滑筋の収縮で気管支が細くなり，吸気はできるが呼気がしにくくなる病気である.

気管支喘息治療薬
- **β刺激薬（注射，経口，吸入）**：エピネフリン（アドレナリン，ボスミン®），エフェドリン，イソプレナリン（イソプロテレノール，プロタノール®，アスプール®），ベロテック®
- **β刺激薬（貼付）**：ホクナリン®テープ
- **キサンチン誘導体（注射，経口，吸入）**：テオフィリン，アミノフィリン（ネオフィリン®）
- **ステロイド薬（注射）**：ヒドロコルチゾン（水溶性ハイドロコートン®）
- **ステロイド薬（吸入）**：キュバール®，オルベスコ®，フルチカゾン（フルタイド®）
- **抗アレルギー薬（経口，吸入）**：インタール®，リザベン®，ザジテン®
- **抗コリン薬（吸入）**：アトロベント®
- **漢方薬（経口）**：小青竜湯，麻黄湯

気管支喘息発作の本体は気管支平滑筋の異常収縮である.

> ▶ 気管支平滑筋が収縮すると気管支が細くなり，空気が通れなくなる.
> 息苦しさは息を吐くときのほうが強い．息が吐けないため，苦しいのである.

> ▶ 気管支喘息ではアレルギー性の慢性の気道炎症が背景にあり，何かの拍子に急に気管支平滑筋の異常収縮が生じる.
> 気管支平滑筋が収縮し続けている状態が喘息発作である.

> ▶ 気管支喘息には発作の状態と非発作の状態がある.
> 両者は病態が違うので治療薬も異なっている.

> ▶ 気管支喘息治療薬には，おきた発作をとめる薬と，おこしにくくする薬がある.
> 後者は非発作時に使うもので，すでにおきた発作を抑える作用はほとんどない.

発作時は収縮した気管支平滑筋を弛緩させるのが治療の基本である.

> ▶ 気管支を拡張させる薬が気管支喘息発作の治療薬である.
> 気管支平滑筋に直接作用して弛緩させるか，別な部位に作用して間接的に平滑筋を弛緩させる．気管支拡張，気管支平滑筋の弛緩，気管支平滑筋の収縮抑制は同じ意味である.

> ▶ 発作時に使用する薬は，β刺激薬，テオフィリン，ステロイドの3つが柱である.
> 抗コリン薬を併用することもある.

β刺激薬は気管支平滑筋に直接作用して弛緩させる.

> 重症の発作時はβ刺激薬を皮下投与．副作用に心臓刺激作用（頻脈，不整脈）がある.

> ▶ 皮下注にはアドレナリンがよく使われる.
> エフェドリンやイソプロテレノールも使われる．β刺激薬は静注してはいけない.

> ▶ β刺激薬は経口，吸入，経皮で投与できる.
> 効果の強弱や即効性を考慮して適切な方法で投与する.

副腎皮質ステロイド薬は炎症を抑えて発作を改善する.

> ▶ 発作に対しては迅速で強力な抗炎症作用が必要なので静脈内に投与する.
> ヒドロコルチゾンを使うことが多い．副腎皮質ステロイド薬は36ページを参照.

> ▶ ステロイドの経口薬や吸入薬は発作に対しては効果は弱い.
> 効果の発現は緩徐なので，今おきている発作には間に合わない.

テオフィリンも気管支平滑筋に直接作用して弛緩させる.

> この直接作用のほかに，炎症を抑え発作を改善するという間接作用もある.

> ▶ テオフィリンはキサンチン誘導体とよばれるグループの薬である.

> ▶ テオフィリン投与時には血中濃度が上昇しすぎないように注意が必要である.
> テオフィリンの急速静注は心停止の危険がある．通常は点滴で投与する.

> ▶ アミノフィリン（ネオフィリン®）は体内で代謝されテオフィリンになる.
> アミノフィリンはテオフィリンと同じものだと思ってよい.

> ▶ 軽度の発作や非発作時にはテオフィリンは経口で投与する.
> 血中濃度が測定できるので，至適投与量を正確に決められる．徐放薬もある.

気管支喘息治療薬
（非発作時），去痰薬

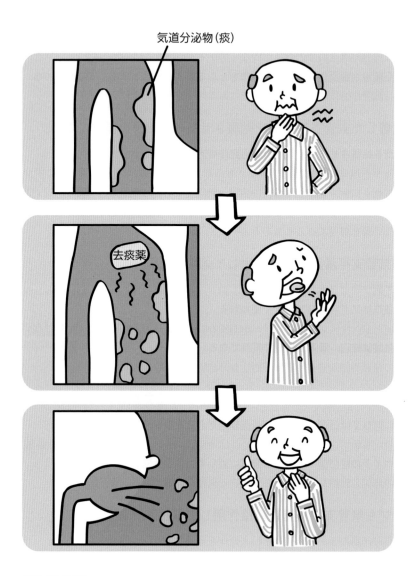

気道分泌物（痰）

去痰薬

痰と去痰薬
気道分泌物が痰である．気道分泌物中の水分が少ないと，ねばねばして痰が排出しにくくなる．去痰薬は気道からの水分の分泌を増やしたりして痰の粘稠度を下げ，排出しやすくする薬である．

去痰薬
・ブロムヘキシン（ビソルボン®），カルボシステイン（ムコダイン®），アンブロキソール（ムコソルバン®）

非発作時はアレルギー反応を予防することが治療の基本である.

非発作時には発作予防のための薬を使う.

▶ **発作予防のためには抗アレルギー薬が主体となる.**

抗アレルギー薬が本来の効果を現すまでには数週間の期間が必要である. 抗アレルギー薬に関しては 30 ページを参照.

▶ **ステロイドの吸入薬も有効である.**

ステロイドの吸入薬は全身性の副作用が少ない. 投与には専用の吸入器を用いる.

▶ **β刺激薬とテオフィリンも併用する.**

この場合の投与方法は経口および吸入である.

▶ **抗コリン薬も使うことがある.**

この場合の投与方法は吸入である. その作用はβ刺激薬などに比べ弱い. アセチルコリンは気管支平滑筋を収縮させる（11 ページ参照）ので, 抗コリン薬は気管支を拡張させる方向にはたらく.

▶ **漢方薬も用いられる.**

麻黄という薬草はβ刺激薬であるエフェドリンを含んでいる. 甘草はステロイド類似物質を含んでいる. なお, 西洋医学で使われるエフェドリンは麻黄から精製する.

去痰薬は痰をさらさらにして排出しやすくしている.

痰が粘稠だと排出しにくい.

▶ **去痰薬は痰の水分を多くして粘稠度を下げる.**

去痰薬の作用機序は, 気道の分泌液を増やしたり, 気道粘液中の巨大な蛋白や多糖成分などを分解したりして, 痰の粘稠度を低下させることにより, 痰の排出を助けている.

▶ **去痰は呼吸を楽にする.**

排出されなかった痰は気道を閉塞し, 呼吸困難や肺炎を引きおこす. 肺疾患の直接の死因は痰づまりの気道閉塞による窒息のことが多い.

▶ **気管支喘息に限らず, 肺疾患では全般的に去痰薬はよく使われる.**

肺疾患には痰がつきものだからである.

喘息発作時の呼吸困難

喘息発作時は息を吸うことはできても吐くことができなくなる. 息を吸うときは気管支も広がる方向に力を受けるので, わりと楽に吸うことができる. しかし, 息を吐くときは肺に圧力をかけて中の空気を追い出すが, そのとき, 通路である気管支までつぶれてしまい, 出るべき空気が通れなくなるからである.

鎮咳・感冒薬

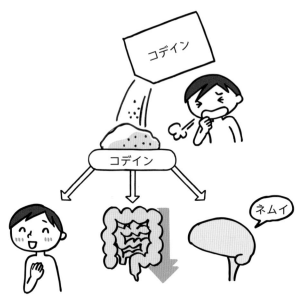

麻薬性鎮咳薬

コデインなどの麻薬は脳に作用して咳を強力に抑えるが，同時に脳全体の活性や腸の動きなども抑え込んでしまう．したがって，麻薬性鎮咳薬の副作用として眠気や便秘がおこる．

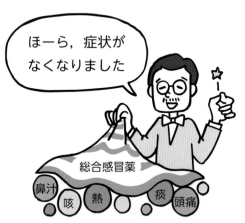

総合感冒薬

総合感冒薬は感冒自体をなおすわけではなく，単に咳，痰，鼻汁，熱，頭痛などの感冒症状を見えなくしているだけである．

鎮咳薬（咳どめ）と総合感冒薬
- **麻薬性鎮咳薬**：コデイン（リン酸コデイン）
- **非麻薬性鎮咳薬**：メジコン®，フスタゾール®，フラベリック®
- **総合感冒薬**：PL
- **感冒への漢方薬**：葛根湯，小柴胡湯

咳を抑えるには脳の咳中枢を抑制する.

咳の発生メカニズムは，咽頭や気管・気管支等の気道が刺激され，その刺激が脳に伝えられ，脳の咳中枢が咳をしなさいという命令を出すことによる.

▶ 脳の咳中枢を抑制する薬を**中枢性鎮咳薬**という.

鎮咳薬の代表はコデインである.

コデインはモルヒネと同じ系統の麻薬である（→163 ページ）. 鎮咳薬としてのコデインは，コデインリン酸塩水和物であり，俗にリン酸コデイン，略してリンコデとよぶこともある.

▶ **麻薬は強力な中枢性鎮咳薬である.**

コデインは腸管運動も抑制するので，大きな副作用としては**便秘**がある. コデインは下痢どめの薬としても使用する（→110 ページ）. したがって，出血性大腸炎のような重症の腸炎がある場合には禁忌である.

▶ **コデインは脳全体のはたらきも抑制するので，眠気や呼吸抑制などが出現する.**

重症の呼吸器疾患があるときは禁忌である.

▶ **コデインは麻薬であるが，1％散は非麻薬扱いである.**

1％散とは 100 倍に薄めた粉末である. これは日本の法律なので，たとえ 1％散でもコデインは海外旅行には持っていかないほうがよい.

非麻薬性の中枢性鎮咳薬もある.

▶ **非麻薬性中枢性鎮咳薬は麻薬性鎮咳薬より効果は弱いが，副作用も少ない.**

咳は痰や異物排出のための生理的反応なので，咳を無理やりとめることは，病態によっては必ずしもよいとは限らない.

▶ **気道の刺激を減らしても咳は抑えられる.**

これも咳を抑えるのに有効な方法である. 去痰薬や気管支拡張薬も痰による気道の刺激を減らすので，結果的に咳を鎮める.

▶ **薬の副作用により咳が発生することがある.**

ACE 阻害薬（→79 ページ）による咳が代表である. この場合は咳だけで痰は伴わない.

総合感冒薬は咳，痰，鼻汁，熱，頭痛などを抑える.

医学用語でかぜは**感冒**，鼻水は**鼻汁**という. 上記が感冒の代表的症状である.

▶ **総合感冒薬は感冒自体をなおすわけではない.**

感冒のほとんどはウイルスによる感染症である. この原因ウイルスにはきわめて多くの種類がある. この感冒ウイルス自体をやっつける薬はない. 感冒の患者への抗菌薬の投与は効果は薄い. なお，抗インフルエンザウイルス薬は 190 ページを参照.

▶ **総合感冒薬は複数の薬剤の混合薬である.**

感冒の症状は咳，痰，鼻汁，熱，頭痛などであるから，咳をとめ，分泌液をとめ（痰や鼻汁を減らす），熱を下げ，頭痛を和らげることがかぜの対症療法となる. 総合感冒薬は症状を和らげるだけが目的であり，感冒自体の治癒は期待できない.

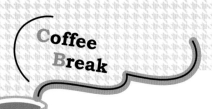

Coffee Break

かぜと抗菌薬

一般のかぜのほとんどはウイルスが原因である．細菌感染ではないので，一般の抗菌薬は効果が薄い．つまり，かぜのときに抗菌薬を使用してもかぜはなおらない．

アルカロイド

アルカロイドとは植物（キノコや細菌も含む）に含まれる生体活性物質で，水に溶けるとアルカリ性を示す化合物の総称．エフェドリン（麻黄），アトロピン（ナス科植物），ニコチン（タバコ），エルゴタミン（麦角），強心配糖体（ジギタリス），レセルピン（インドジャボク），麻薬類（ケシ，コカ，大麻など），ビンクリスチン（キョウチクトウ科植物），パクリタキセル（イチイ）などきわめてたくさんの種類がある．

テオフィリンとアミノフィリン

キサンチンとはプリン塩基の一種で，その誘導体にテオフィリン，テオブロミン，カフェインなどがある．いずれも気管支拡張・中枢神経興奮・強心・利尿・冠血管拡張作用などを有する．このうちテオフィリンは強い気管支拡張作用を有するので，気管支喘息の治療に用いられている．

アミノフィリンはテオフィリンの化合物であり，体内でテオフィリンに変化する．アミノフィリンの商品名がネオフィリン®である．すなわちアミノフィリン＝テオフィリン＝ネオフィリン®と考えてよい．テオフィリンを急速に静注すると不整脈やショックをおこすことがあるので，血中濃度が過度に上昇しないように十分な注意が必要である．なお，テオブロミンとカフェインはカカオ豆（すなわちチョコレートとココア）に含まれている．

看護師国家試験既出問題

呼吸器系作用薬で正しい組み合わせはどれか．
 a. 気管支拡張薬 ——— テオフィリン
 b. 去痰薬 ——— プレドニゾロン
 c. 鎮咳薬 ——— カフェイン
 d. 抗結核薬 ——— リファンピシン
 1. a, b　**2.** a, d　**3.** b, c　**4.** c, d

解説 a. 正しい　b. プレドニゾロン（ステロイド薬）には去痰作用はない　c. カフェインはテオフィリンとよく似た化学構造をしているが，鎮咳作用はない　d. 正しい　**答え** [2]

第 **9** 章

消化器

- ▸ 胃液分泌のしくみ
- ▸ 消化性潰瘍治療薬
- ▸ 健胃・消化薬，制吐薬
- ▸ 下剤（瀉下薬）
- ▸ 止痢薬
- ▸ 肝疾患
- ▸ その他の消化性疾患

胃液分泌のしくみ

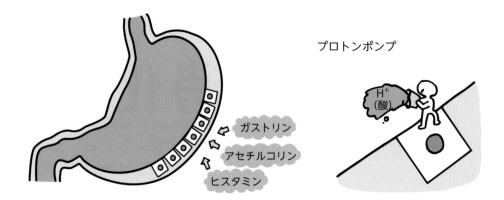

プロトンポンプ

胃酸分泌刺激因子とプロトンポンプ

胃酸は胃底腺の細胞のうちの壁細胞から分泌される．胃酸分泌を促進するものにヒスタミン，アセチルコリン，ガストリンがある．胃酸分泌細胞はこれらの刺激を受けて，細胞内のプロトン（H^+つまり酸のこと）を細胞内から細胞外（胃の内腔へ）に排出する．このプロトン分泌の仕事をしている蛋白質をプロトンポンプという．

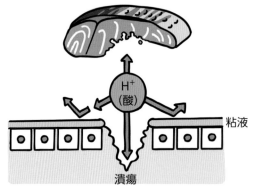

粘液

潰瘍

胃の内腔に分泌された酸は食物を溶かす．胃自体は表面に粘液をもっており，自分の胃酸では消化されない．自分の胃が消化を受けて溶けたものが潰瘍である．

吐血（とけつ）と下血（げけつ）

軽度の胃潰瘍ではその穴は浅いが，重症では穴が深く，胃の外面まで貫通することもある．また運悪く，ちょうど太い血管が存在するところに胃潰瘍の穴ができると，大出血をおこす．胃内に出血してその血液を吐くことを吐血（とけつ）という．また，消化管内へ出血した血液はその出血場所にかかわらず最終的には肛門から出ることになる．これを下血という．なお，肺から出た血液を吐くことは喀血（かっけつ）といい，吐血とは区別する．

胃液には胃酸，ペプシン，粘液が含まれている．

▶ **胃酸とペプシンは胃の攻撃因子である．**
胃酸とペプシンは食物を消化し，ついでに胃自体も消化しようとする．ペプシンは酸性の状態で効果を発揮する．つまり胃酸がない状態ではペプシンははたらけない．

▶ **粘液は胃の防御因子である．**
粘液は胃自体が消化されるのを防いでいる．食物だけ消化され胃が消化されないのは，胃が粘液を分泌し胃の表面にバリアを張り，胃自体を保護しているからである．

胃潰瘍とは胃そのものが消化されてしまい，胃に穴ができること．

穴があくほど重症でなく，胃粘膜表面がただれた状態を**びらん（糜爛）**という．

▶ **胃液の攻撃因子と防御因子のバランスが崩れると胃潰瘍になる．**
攻撃因子が強すぎるか，防御因子が弱すぎると，胃自体が消化され胃潰瘍になる．

▶ **十二指腸に穴ができたものを十二指腸潰瘍という．**
胃潰瘍と十二指腸潰瘍は原因も治療法も基本的には同じと考えてよい．人によりなぜか穴のできる場所が胃だったり十二指腸だったりする．食後に腹痛が軽減するのが十二指腸潰瘍の特徴．

胃・十二指腸潰瘍は胃酸の分泌過剰や防御因子の低下が原因である．

胃酸は攻撃因子の代表である．胃・十二指腸潰瘍の原因で，**胃酸の分泌過剰**が最も多い．ペプシンの分泌過剰や粘液の分泌不足も原因となるが，胃酸のほうが重要である．

▶ **胃酸とはプロトン（H^+）のことである．**
酸は H^+ であり，H^+ はプロトンともいう．胃酸の分泌とプロトンの分泌とは同じ意味．

胃酸分泌促進物質にヒスタミン，アセチルコリン，ガストリンがある．

ヒスタミンは胃液分泌細胞の近くの細胞から分泌される．アセチルコリンは副交感神経から分泌される．ガストリンは胃幽門部から分泌されるホルモンである．

▶ **胃酸分泌を抑制するには，ヒスタミンの効果を抑える，アセチルコリンの効果を抑える，ガストリンの効果を抑える，などの方法がある．**
この中では**ヒスタミン抑制**が最も効果が強い．アセチルコリンの効果を抑えるには，副交感神経からの分泌を抑える方法と，分泌されたアセチルコリンの受容体への結合を阻害する方法とがある．このアセチルコリン受容体はムスカリン受容体である．

▶ **胃酸分泌へのヒスタミンの効果は H_2 受容体を介している．**
ヒスタミンの受容体には H_1 受容体と H_2 受容体とがある．アレルギーや神経に関与するヒスタミン受容体は H_1 受容体であり，胃は H_2 受容体である．

プロトンポンプのはたらきを抑えることで胃酸分泌は抑制される．

▶ **胃酸分泌を実際に遂行する蛋白質が胃酸分泌細胞にあるプロトンポンプである．**
胃酸とプロトンは同じ意味である．胃酸分泌細胞（壁細胞）では細胞膜上にあるプロトンポンプとよばれる蛋白質が，細胞内のプロトンを細胞外に排出している．プロトンポンプは重要な用語なので記憶しておくこと．

消化性潰瘍治療薬

3種類の消化性潰瘍治療薬

粘膜保護薬　　制酸薬　　抗コリン薬

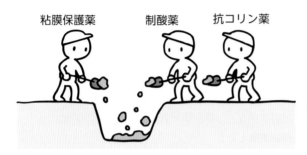

抗コリン薬，制酸薬，粘膜保護薬といったものは潰瘍の治療薬ではあるが，その効果は小さい.

ヒスタミン（H₂）受容体拮抗薬

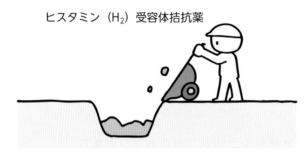

ヒスタミン（H₂）受容体拮抗薬は強い潰瘍の治療薬である.
H₂受容体のHはヒスタミン（→28ページ）の意味.

PPI

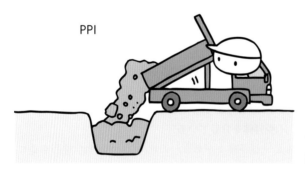

プロトンポンプ阻害薬 (PPI) はさらに強力な潰瘍の治療薬である.

抗潰瘍薬
- **プロトンポンプ阻害薬 (PPI)**：オメプラゾール（オメプラール®），タケプロン®，パリエット®，タケキャブ®
- **H₂受容体拮抗薬**：シメチジン（タガメット®），ガスター®
- **抗コリン薬**：スコポラミン（ブスコパン®）
- **ムスカリン受容体拮抗薬**：ピレンゼピン，チキジウム
- **プロスタグランジン**：PGE₁誘導体（ミソプロストール，サイトテック®）
- **制酸薬**：重曹，水酸化アルミニウムゲル
- **その他および合剤**：セルベックス®，レバミピド（ムコスタ®），マーズレン® S，ウルグート®，アルサルミン®，ソルコセリル®，コランチル®，キャベジン® U，アルロイド® G

抗潰瘍薬には攻撃因子抑制薬と防御因子増強薬とがある.

攻撃因子が強すぎても,防御因子が弱すぎても,潰瘍が生じる.

▶ **攻撃因子抑制薬には胃酸分泌抑制薬と制酸薬とがある.**

攻撃因子とは要するに胃酸のことである.前者は胃酸を分泌させないようにし,後者は分泌された胃酸を中和するのである.

▶ **防御因子増強薬とは粘膜を保護・修復させる薬である.**

防御因子増強薬には,プロスタグランジン製剤,粘膜保護薬などがあり,組織修復,粘液分泌促進,血流改善などを行う.

胃酸分泌抑制薬はプロトンポンプ阻害薬（PPI）と H_2 受容体拮抗薬が代表である.

両者はきわめて強力な胃酸分泌抑制作用をもつ.胃・十二指腸潰瘍の手術数は,H_2 受容体拮抗薬が実際に臨床で使われるようになり約半数に減少し,さらにプロトンポンプ阻害薬（PPI）の登場で1割以下に激減した.両者はそれほどよく効く抗潰瘍薬である.

抗コリン薬も胃酸分泌抑制薬として用いられる.

副交感神経からはアセチルコリンが分泌される.

▶ **抗潰瘍薬のうち副交感神経の作用を抑制する薬を抗コリン薬という.**

胃酸分泌抑制効果は PPI や H_2 受容体拮抗薬にやや劣る.長い歴史をもつが,最近では次第に用いられなくなりつつある.

▶ **ムスカリン受容体拮抗薬も抗潰瘍薬として使用される.**

副交感神経から分泌されたアセチルコリンはムスカリン受容体を介して胃酸を分泌させる.ムスカリン受容体拮抗薬は抗コリン薬と同類の薬と考えてもよい.

▶ **制酸薬は分泌された胃酸を胃内で中和するものである.**

制酸薬は重曹に代表される弱アルカリ性の物質である.重曹（$NaHCO_3$）は炭酸水素ナトリウムや重炭酸ナトリウムともいう.制酸薬には,重曹以外にアルミニウムやマグネシウムの化合物などがある.

胃潰瘍にはヘリコバクター・ピロリが関与している.

ヘリコバクター・ピロリは胃に住んでおり,この菌の存在が胃潰瘍の成因ときわめて深く関連することがわかってきた.

▶ **ヘリコバクター・ピロリの除菌は胃潰瘍の新しい治療法である.**

ヘリコバクター・ピロリを殺す抗菌薬の投与が,胃潰瘍の治療法として確立している.日本人成人の半数以上がこの菌に感染している.なお,「ピロリ菌」はマスコミの造語で,正しい名称ではない.

ステロイド薬および非ステロイド性抗炎症薬（NSAIDs）で胃潰瘍が生じる.

▶ **ステロイド薬および非ステロイド性抗炎症薬の代表的副作用が胃潰瘍である.**

これらの薬を使用するときは,常に胃潰瘍に注意する.

健胃・消化薬，制吐薬

制吐薬

吐き気のことを悪心や嘔気，吐くことを嘔吐という．悪心・嘔吐の原因には，消化器や内耳の異常，不快な気分，脳の器質的異常，抗癌薬などがある．このように悪心・嘔吐の原因にはいくつかの種類があるので，その原因に応じた薬が使用される．嘔吐は延髄にある嘔吐中枢が刺激されることによりおこる．その神経伝達物質としてはセロトニンが関与している．

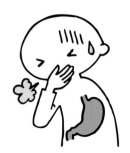

末梢性・中枢性制吐薬

末梢では，胃の感覚の麻痺，副交感神経遮断，胃腸機能促進など，中枢では嘔吐中枢抑制が制吐に効果がある．

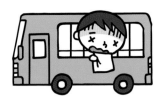

中枢性制吐薬

抗不安薬などは嘔吐中枢を抑制する．乗り物酔いによる悪心をとめる．

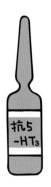

セロトニン受容体拮抗薬

嘔吐中枢に作用して抗癌薬による悪心をとめる．作用はきわめて強力．

健胃・消化薬
- **消化管運動亢進薬**：プリンペラン®，ナウゼリン®，スルピリド（ドグマチール®），セレキノン®，5-HT$_4$受容体作動薬（モサプリド，ガスモチン®）
- **消化酵素薬**：ジアスターゼ，パンクレアチン
- **総合健胃薬**：S・M

制吐薬
- **末梢性制吐薬**：ストロカイン®，ブチルスコポラミン（ブスコパン®），ガスモチン®，セレキノン®
- **中枢性制吐薬**：プリンペラン®，ナウゼリン®
- **振動病薬**：トラベルミン®
- **5-HT$_3$受容体拮抗薬**：グラニセトロン（カイトリル®），オンダンセトロン，アザセトロン，ラモセトロン
- **NK$_1$受容体拮抗薬**：アプレピタント（イメンド®），プロイメンド®

胃もたれ感は胃の運動能および消化能の低下による.

胃の機能低下があると, 胃がもたれる, 胃が重い, 食欲不振などの症状が現れる.

▶ 胃の機能を補助する薬を健胃・消化薬という.

胃のもたれは機能低下であり, 胃潰瘍は胃の機能亢進. 両者の原因は正反対である.

▶ 胃の運動は副交感神経によって亢進する.

胃の運動はアセチルコリン系統の薬物で直接活発化できるが, 胃の神経に選択的に作用してアセチルコリンを分泌させれば効果は同じである. 臨床的には後者の方式のほうが副作用も少なく有効性も高い. この薬がセロトニン受容体刺激薬である. この場合の受容体は 5-HT$_4$受容体であるが, そこまでは覚えなくてよい. 5-HT とはセロトニンのこと.

胃液分泌の低下に対しては消化酵素を投与する.

胃の消化能の低下とは胃の運動の低下および胃液分泌の低下のことである.

▶ 膵液分泌低下にも消化酵素を投与する.

胃液分泌低下や膵液分泌低下などによる消化不良には消化酵素剤が有効である. また, 総合健胃薬として消化酵素や胃運動亢進剤などの複数の成分を混ぜたものもある.

悪心は脳の嘔吐中枢の興奮によって生じる.

吐き気のことを悪心（嘔気）, 吐くことを嘔吐という.

▶ 制吐薬は脳の嘔吐中枢を抑制する.

プリンペラン® やナウゼリン® は嘔吐中枢を抑制することで制吐作用を発現する. この機序はよくわかっていない. これらの薬は制吐作用が有名だが, 本来は消化管運動亢進薬である.

▶ 健胃・消化薬には制吐作用もある.

末梢性の制吐薬であり, 消化管からの嘔吐刺激を抑制する.

▶ セロトニン受容体拮抗薬は強力な制吐作用をもつ.

悪心や嘔吐にはセロトニンが関与しており, その受容体はセロトニンの 5-HT$_3$受容体である. ニューロキニン 1（NK$_1$）受容体拮抗薬もほぼ同様の作用をもつ.

▶ セロトニン受容体拮抗薬は抗癌薬の悪心によく効く.

セロトニン受容体拮抗薬と抗癌薬との関係は 196 ページを参照のこと.

▶ 抗不安薬も嘔吐中枢を抑制することにより悪心を抑える.

とくに乗り物酔い（振動病）によく用いられる. この場合の悪心の由来は, 消化器の異常ではなく, 平衡感覚の異常である.

マロリー・ワイス症候群

飲み過ぎなどで嘔吐を繰り返すと食道と胃のつなぎ目が切れて出血をおこすことがある. これをマロリー・ワイス症候群といい, 吐血の原因の 1 つである. 飲み過ぎないよう注意する.

下剤（瀉下薬）

便秘の種類

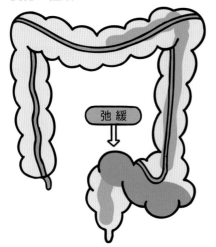

弛緩

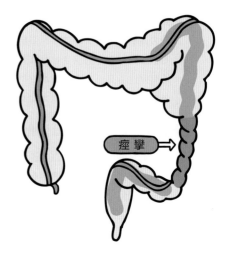

痙攣

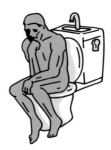

弛緩性便秘

腸の動きが低下したのが原因の便秘．腸の動きを活発化させることが治療となる．

痙攣性便秘

腸の一部が痙攣様に収縮したため，そこが狭くなり通過障害をきたしたのが原因の便秘．この痙攣を除去することが治療となる．

センナ

センナ（植物）の葉には，大腸粘膜を刺激して蠕動運動を活発化する物質が含まれている．葉をそのまま使用してもよい．センナから有効成分を精製した薬剤がプルゼニド®である．大黄やアロエにも同様の作用がある．

便秘薬，下剤（瀉下薬）
- **塩類下剤**：酸化マグネシウム（カマ，カマグ），水酸化マグネシウム（ミルマグ®），硫酸マグネシウム（硫苦，硫麻），クエン酸マグネシウム（マグコロール®）
- **糖類下剤**：ラクツロース
- **小腸刺激性下剤**：ヒマシ油
- **大腸刺激性下剤**：センナ（アローゼン®），プルゼニド®，大黄，アロエ，ラキソベロン®
- **腸液分泌促進薬**：ルビプロストン（アミティーザ®）
- **ポリエチレングリコール**：マクロゴール（モビコール®）
- **オピオイド受容体拮抗薬**：スインプロイク®
- **坐薬**：テレミンソフト®，新レシカルボン®
- **浣腸剤**：グリセリン
- **抗コリンエステラーゼ薬**：ネオスチグミン（ワゴスチグミン®）

排便回数がその人の通常の回数より著しく減少した状態を便秘という.

排便回数は個人差が大きく，1日に何回という基準はない.

► **便が硬いだけでは便秘とはいわない.**

便秘は，便が硬い，排便困難，便遺残感（残便感），ころころの小さな便，腹痛などを伴う.

► **便秘では安易に薬に頼ってはいけない.**

習慣化するからである．治療の基本は，食事，排便リズム，ストレスなどの日常生活をあらためることである．慢性の便秘症には薬はなるべく使わないこと.

► **常習性の便秘の大半は大腸の運動低下が原因である.**

直腸に内容物が来ると排便反射が生じる．便秘の人はこの反射が弱い．毎日の排便リズムの乱れも大きな原因である．繊維成分の多い食事は排便反射を増強する.

► **腸内容物が長時間腸内にとどまると，腸内容物の水分量が減って硬くなり，排出しにくくなる.**

排便を促すには，便の水分量を増やし，腸運動を正常化させればよい.

下剤は作用の強弱により緩下薬と刺激性下剤とにわけられる.

► **腸内容物を排泄させる薬剤を下剤や瀉下薬という.**

下剤の中で作用がマイルドなのを緩下薬といい，全身性，局所性，習慣性などの副作用が少ない．これに対し刺激性の下剤は効果は強いが習慣性なども強い．腸を直接刺激するか間接的に刺激するかの差ともいえる.

► **腸内容物を軟化させ，腸運動を活発化するものは下剤となる.**

腸内容物の水分含有量を増やし，腸内容物の排泄を促す.

► **マグネシウム（Mg）などの塩類は腸内の水分量を増やす.**

緩下薬の代表である．Mg は腸から吸収されにくい．腸内にとどまった Mg により，腸管の内外で浸透圧の差が生じ，腸内に水分が引き込まれる．すなわち，腸内容物の水分含有量が増加する．Mg 塩はあまり習慣性が生じない.

► **非吸収性の糖類も腸内の水分量を増やす.**

ラクツロースは腸から吸収されにくく，肝不全時の便秘防止によく使用される.

► **センナは大腸を刺激し排便を促す.**

よく効く薬だが習慣性に注意．ヒマシ油も小腸を同様な機序で刺激し，排便を促す.

► **グリセリンは浣腸薬として用いるが習慣性に注意する.**

グリセリンも大腸を刺激し，便が直腸まできていて排便できないときに有効である.

痙攣性便秘には腸刺激性の下剤は使いにくい.

► **腸の運動亢進が原因の便秘もあり，痙攣性便秘という.**

腸の一部が緊張しすぎて内容物の通過を障害するタイプの便秘である．精神的な影響も大きく，便秘と下痢を繰り返すことがある．痙攣性便秘では繊維成分の多い食事はかえって便秘を増悪させる.

► **腸の狭窄などが原因の便秘もある.**

まれに大腸癌などによる便秘もある．こうした重大な病気の存在にも注意をはらう必要がある.

► **麻薬類の副作用としての便秘もある.**

麻薬性便秘用の瀉下薬もある.

止痢薬

下痢の種類

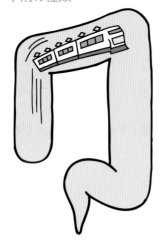 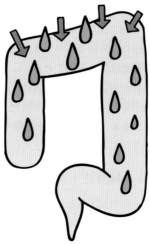 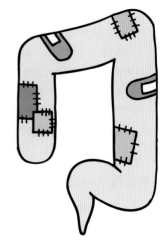

腸内容物の通過が速すぎる場合．まだ水分を吸収する前に排出するので下痢になる．

腸内の水分が過剰になった場合．腸内容物の水分含有量が多くなり下痢になる．

腸の特殊な疾患による場合．潰瘍性大腸炎やクローン病などでは下痢になる．

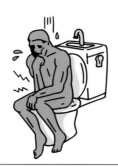

下痢はとめるべきか？

一般的には下痢はないほうがよいが，下痢はとめるべきとは限らない．たとえば細菌性の下痢などでは，下痢は細菌や毒素類を早く体外に排泄しようとする正常な生体反応のこともある．このような場合はやみくもに下痢をとめないほうがよい．つまり下痢においては原因の診断とその除去が優先されるべきであり，安易な止痢薬の投与はよくない．下痢の治療の基本は「原因の除去」である．

止痢薬（下痢どめ）
- **麻薬**：リン酸コデイン
- **腸運動抑制薬**：ロペミン®
- **抗コリン薬**：トランコロン®
- **生菌製剤**：ビフィズス菌剤（ビオフェルミン®，ラックビー®），酪酸菌剤（ミヤBM®，ビオスリー®）
- **収れん薬**：タンニン酸アルブミン，次硝酸ビスマス
- **過敏性腸症候群治療薬**：ポリカルボフィルカルシウム（コロネル®，ポリフル®），ラモセトロン（イリボー®）
- **潰瘍性大腸炎治療薬**：サラゾスルファピリジン（スルファサラジン，サラゾピリン®），メサラジン（ペンタサ®），カログラ®，抗体（ベドリズマブ，エンタイビオ®）

腸内容物の排泄が早くなると下痢になる.

▶ **便中の水分が増加した状態を下痢という.**
下痢の定義には排便回数は考慮しない.

▶ **副交感神経が緊張しすぎると下痢になる.**
神経性の下痢である. 副交感神経興奮により腸の蠕動運動が高まる. 腸の蠕動運動が高まると, 腸内容物は早く排泄されてしまう. 本来なら腸内容物は大腸で水分を吸収され固形の便になる. しかし水分吸収の時間が短いと, 水分を大量に含んだまま出てくる.

▶ **腸の蠕動運動が強いと腹痛を伴う.**

▶ **精神的な原因でも下痢になる.**
腸自体には異常がなくても, 悩みなどで自律神経がうまく機能せず, その結果が下痢として現れてくる. 下痢と便秘を繰り返すこともある.

腸内の水分が多くなると下痢になる.

大きく以下の 3 つの場合がある. 蠕動運動の亢進も伴うことが多い.

▶ **消化不良や吸収不全で下痢になる.**
吸収しきれなかった食物残渣により腸内の浸透圧が高くなり, 腸内の水分が多くなる. 玄米や牛乳などの消化しにくい食物やマグネシウム (Mg) 塩などの下剤をとりすぎた場合である. 慢性膵炎などでも, 膵臓からの消化液分泌が低下し消化不良性の下痢をおこす.

▶ **病原菌により下痢になる.**
赤痢やコレラが代表であり, 食中毒もこれに含まれる. 抗菌薬により, 腸内に本来生息すべき細菌の種類や数が変化し, 下痢をおこすこともある.

▶ **腸の特殊な炎症でも下痢になる.**
潰瘍性大腸炎やクローン病が代表である.

腸運動を抑制すると下痢どめになる.

下痢どめの薬を止瀉薬や止痢薬という.

▶ **麻薬は最も強力な腸蠕動抑制薬である.**
代表的なものにリン酸コデインがある. ロペミン® は麻薬とはまったく関係ない薬剤であるが, コデインとよく似た機序で腸蠕動を強力に抑制する.

▶ **副交感神経遮断薬 (抗コリン薬) は腸の蠕動運動や腸液分泌を抑制する.**
とくに大腸に強く作用する薬剤がよく使われる. 抗コリン薬は腹痛も同時に抑える.

乳酸菌製剤は整腸薬である.

腸内に本来生息すべきでない細菌を退治するには, 乳酸菌や酪酸菌の投与が有効である. 乳酸菌や酪酸菌の製剤は大きな副作用はなく, 非常に使いやすい薬である.

▶ **病原性細菌に対しては抗菌薬を用いる.**
抗菌薬を使いすぎると, 正常細菌まで殺してしまうこともある (→191 ページ).

▶ **重症の腸炎では禁食が基本である.**
まずは腸の安静を保たせる. 潰瘍性大腸炎にはサラゾピリン® などを用いる.

肝疾患

ウイルス性肝炎の種類

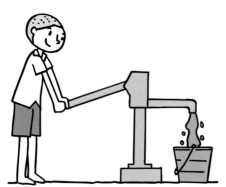

A型肝炎は飲み水や食物を介して伝播する.

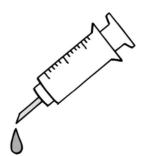

B型肝炎とC型肝炎は血液を介して伝播する. 輸血, 針刺し事故, 性交, 分娩などで感染する.

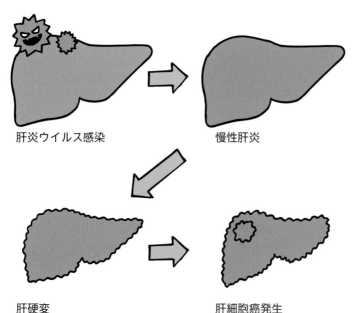

肝炎ウイルス感染

慢性肝炎

肝硬変

肝細胞癌発生

ウイルス性肝炎の経過

B型肝炎ウイルスやC型肝炎ウイルスに感染すると, その後慢性肝炎になったり, 肝硬変へと進行していくことも多い. そして, 肝細胞癌の発生頻度が非常に高くなる. ウイルスの種類や感染時期により, この経過は少し異なる.

肝疾患治療薬

- **抗C型肝炎ウイルス薬**：リバビリン (レベトール®), シメプレビル, ダクラタスビル, ソホスブビル, 合剤 (ハーボニー®, ジメンシー®, マヴィレット®)
- **抗B型肝炎ウイルス薬**：ラミブジン (LAM), エンテカビル (ETV；バラクルード®), テノホビル (TDF, TAF), インターフェロン, ペガシス®
- **肝不全による意識障害**：分岐鎖アミノ酸, ラクツロース (モニラック®)
- **肝庇護薬**：グリチルリチン製剤 (強力ネオミノファーゲンシー®), 小柴胡湯

肝炎は肝硬変に進行することも多い.

肝炎は発症時期があいまいなこともある. ほぼ完全に治癒することもある.

▶ **肝炎の最も多い原因はウイルスである.**

ウイルス性肝炎という. 次に多いのが**アルコール性肝炎**である.

▶ **肝炎や肝硬変では肝細胞癌を併発しやすい.**

この肝細胞癌が死因となりやすい. 肝細胞癌は**ヘパトーマ**ともいう.

肝炎ウイルスには A 型, B 型, C 型がある.

そのほか, D 型, E 型などがあるが, A 型, B 型, C 型の 3 種類を知っておけばよい.

▶ **A 型, B 型, C 型の肝炎ウイルスをそれぞれ HAV, HBV, HCV という.**

H は肝炎（hepatitis), V はウイルス（virus）の略である.

▶ **A 型肝炎は経口感染である.**

コレラなどと同じ感染経路である. A 型肝炎はあまり慢性化しない.

▶ **B 型と C 型肝炎は血液によって感染する.**

輸血は決定的な感染ルートである. 性行為, 病院での針刺し事故などによっても感染する. 母親から子へも感染する.

▶ **B 型肝炎と C 型肝炎は慢性化しやすい.**

両者の経過は少し異なる点もあるが, いずれも将来的には肝硬変や肝細胞癌になる確率が高い.

重症の肝炎や肝硬変では肝不全によるさまざまな症状が出現する.

肝不全とは肝臓の機能が低下し, 不具合が生じた状態のことである. また, きわめて重症の肝炎を劇症肝炎といい, 死亡率が高い.

▶ **肝不全では体内にアンモニアが蓄積し, 分岐鎖アミノ酸が不足する.**

アンモニアの増加や分岐鎖アミノ酸（バリン, ロイシン, インロイシン）の不足は意識障害の原因となる. ラクツロースは腸管でのアンモニアの産生や吸収を抑制する.

▶ **肝不全では便秘は大敵である.**

便秘になると腸内に細菌が異常増殖する. この腸内細菌はさまざまな有害物質を産生し, 弱った肝臓はこれらを解毒できない. ラクツロースは緩下作用もある.

肝臓病を直接なおす薬はない.

肝硬変になってしまった肝臓は元にもどらない. 肝臓病の究極の治療法は**肝臓移植**である.

▶ **C 型, B 型肝炎ウイルスの駆逐には直接作用型抗ウイルス薬（DAA 製剤）が主流である.**

DAA 製剤はウイルス排除率は高いが, 非常に高価な経口薬であり, たとえばハーボニー® は 1 錠 5 万円する. C 型肝炎の治療にはインターフェロンはあまり使われなくなっている.

▶ **肝臓病には肝庇護薬も用いられる.**

肝細胞に元気を取りもどさせる薬で, この代表にグリチルリチンがある. そのほか漢方薬などさまざまな薬があるが, 重症例にはあまり効果は期待できない. 漢方薬の小柴胡湯とインターフェロンは同時に使用すると間質性肺炎をおこすので, 併用してはいけない.

その他の消化性疾患

経腸栄養剤の栄養成分表[*]

種類	天然流動食	半消化態栄養剤	半消化態栄養剤	消化態栄養剤	成分栄養剤
名称	オクノス® A	オクノス® NT-5	ラコール® NF	ツインライン® NF	エレンタール®
分類	食品	食品	医薬品	医薬品	医薬品
蛋白質 g/100 kcal	4.9	4.9	4.4	4.1（添加アミノ酸を含む）	4.4（アミノ酸のみ）
糖質 g/100 kcal	14.1	15.0	15.6	14.7	21.1
脂質 g/100 kcal	2.6	2.6	2.2	2.8	0.2
浸透圧[**]mOsm/L	500	400	340	500	760
主原料	牛乳 鶏卵 マルトース デキストリン 米	粉あめ 乳蛋白 大豆油 中鎖脂肪酸 オリーブ油	乳蛋白 大豆蛋白 デキストリン シュクロース 大豆油 パーム油	ペプチド トリペプチド アミノ酸 デキストリン 中鎖脂肪酸	合成アミノ酸 デキストリン 大豆油

＊　　すべて概算値を示す
＊＊　1 kcal/mL の値を示す．等張は約 300 mOsm/L.

経腸栄養法は胃や腸に入れた管を介して食物を投与する方法である．経腸栄養剤は未消化のものから完全に消化されたものまで，そして食品扱いのものから薬品扱いのものまで，たくさんの種類がある．成分栄養剤の欠点は高価なのと，浸透圧が高いので下痢をおこしやすいことである．

経腸栄養法

この図は胃瘻といって，皮膚から胃に管を入れたもの．胃瘻は内視鏡を使って，わりと簡単につくることができる．

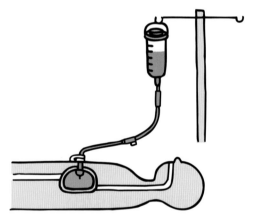

NST（nutrition support team）

NST とは医療施設内の医師，看護師，薬剤師，管理栄養士，臨床検査技師，理学療法士，事務職員などによって構成される栄養（経腸・経静脈栄養）治療を担当するチームのことである．複数の職種の専門家がお互い協力し，より適切で効果的な栄養治療が可能となる．

・**アフタ性口内炎薬**：アフタッチ®，デスパ®
・**痔疾患薬**：強力ポステリザン®，ネリプロクト®
・**食欲抑制薬**：マジンドール（サノレックス®）
・**経腸栄養剤**：エレンタール®，ツインライン® NF，ラコール® NF

アフタ性口内炎にはステロイド薬が有効である.

アフタとは口腔などの粘膜部にできる有痛性の深い潰瘍である. ベーチェット病（自己免疫疾患の一種）の症状のこともある.

痔にもステロイド薬が有効である.

痔の治療薬はステロイドを含有したものが多い.

▶ **痔は大きく痔核, 痔裂, 痔瘻にわけられる.**
痔核（いぼ痔）は肛門部の静脈瘤である. 痔裂（切れ痔）は裂肛ともいい, 肛門部が裂けたもの. 痔瘻（あな痔）は肛門部に瘻孔（化膿した深い穴）ができたもの. 痔瘻は手術が必要なことが多い.

▶ **便秘や下痢をしないことと清潔を保つことが痔の治療の基本である.**
必要に応じて便秘薬や止痢薬を用いる.

肥満症治療の基本は食事療法と運動療法である.

薬だけでやせようと考えてはいけない.

▶ **肥満症でも必要な栄養の摂取量は減らさない.**
低エネルギー食を与える場合でも蛋白質やビタミン類の摂取量は減らさない工夫が必要である.

▶ **脳の食欲中枢を抑制すると食事をがまんできる.**
食べたいという欲求は脳の食欲中枢が興奮することによる. 高度肥満症には食欲中枢抑制薬を使うこともある.

経腸栄養法は静脈栄養法より自然である.

経腸栄養法は口から飲み込むのではなく, 胃や腸に管を入れて食物を投与する方法である. 経管栄養や成分栄養ともいう.

▶ **経腸栄養法は消化吸収に異常がない場合にはまず考慮すべき方法である.**
経腸栄養法は経静脈栄養法にくらべ生理的な栄養物の投与法であり, 簡便, 安全, 低費用である. 静脈栄養より先に積極的に考慮すべきである.

▶ **経腸栄養剤は未消化のものから完全に消化されたものまである.**
経腸栄養剤には食品扱いのものから医薬品扱いのものまで多くの種類が市販されている. 家庭で自作することもできる. 消化機能があれば未消化態栄養剤のほうがよい.

▶ **成分栄養剤には完全に消化されているものもある.**
蛋白質やでんぷんではなく, 消化の進んだオリゴペプチド（もしくはアミノ酸）やオリゴ糖（もしくはブドウ糖）などからできている. そのぶん消化作業という消化器の負担は軽く, 残渣も少ない.

▶ **成分栄養剤の欠点は下痢をおこしやすいことである.**
腸管内の浸透圧が高くなるからである. この原理は109ページを参照のこと.

体格指数（BMI：body mass index）

身長と体重から肥満を判定する方法. BMI＝体重（kg）/身長（m）^{2}で計算する. 日本人は22を標準, 25以上を肥満としている.

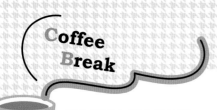

消化器官と副交感神経

消化器官は副交感神経により活発化する．腸が麻痺しているときは副交感神経を刺激すればよい．たとえば手術後などは腸が麻痺しており，抗コリンエステラーゼ薬（ネオスチグミン）を用い，副交感神経亢進状態にすることで腸の運動を促すことができる．プロスタグランジン $F_{2\alpha}$ も直接腸に作用して，腸の運動を活発化する．

大腸憩室
（だいちょうけいしつ）

大腸壁に弱い部分があると，腸内の圧力によって少しずつその部位がふくらみ，やがてはポコッと突出したふくらみになる．これを大腸憩室という．それだけではとくに症状はないが，憩室は炎症が生じやすく，まれに破裂することもある．前者を憩室炎という．後者は大便が腹腔内にばらまかれた状態になり緊急手術が必要である．

看護師国家試験既出問題

消化器疾患と治療薬との組み合わせで誤っているのはどれか．
1. 憩室炎 ──────── ビタミン B_{12}
2. C型肝炎 ──────── インターフェロン
3. 胃潰瘍 ──────── H_2受容体遮断薬
4. 潰瘍性大腸炎 ──────── サラゾスルファピリジン

解説 1. ビタミン B_{12} は巨赤芽球性貧血などの薬（→57ページ）　2. 正しい（→113ページ）．ただし，今はあまり使用されなくなってきている　3. 正しい（→105ページ）　4. 正しい（→111ページ）　答え [1]

薬剤師国家試験既出問題

消化器系に関する記述のうち，正しい組み合わせはどれか．
a. 副交感神経刺激により，粘液性の唾液分泌が著しく増加する．
b. 胃底腺は胃体部にあり，主細胞から胃液を分泌する．
c. 膵液は炭酸水素ナトリウム及び多くの酵素を含む分泌液で，総胆管から十二指腸へ分泌される．
d. 胆汁は肝臓でつくられて胆のうに貯蔵され，十二指腸へ分泌される．
1 (a, b)　2 (a, c)　3 (a, d)　4 (b, c)　5 (b, d)　6 (c, d)

解説 a. 漿液性（さらさらした）の唾液が分泌される　b. 胃底腺は胃底部から胃体部にかけて分布する．主細胞はペプシン，壁細胞は塩酸を分泌する　c. 正しい　d. 正しい　答え [6]

代謝

糖尿病

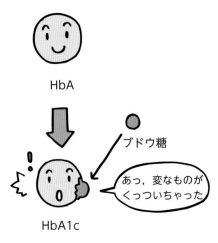

HbA

ブドウ糖

あっ，変なものが
くっついちゃった

HbA1c

HbA1c

ブドウ糖は化学的な結合力に富んでおり，HbA にブドウ糖が結合したものが HbA1c である.

ヘモグロビンは Hb と略す. 胎児は胎盤で母親の動脈血から酸素を受けとり，出生後は肺で空気から酸素を受けとる. そのため胎児のヘモグロビンと出生後のヘモグロビンは種類が異なっており，それぞれ HbF および HbA という. つまりわれわれが普通にもっているヘモグロビンは HbA である（A は Adult の意味）. また，糖は反応性が高く，非酵素的に蛋白質などに結合してしまう性質がある. いったん結合した糖はもう離れない. 糖がくっついた HbA を HbA1 という. この場合は糖の種類は問わない. その中でブドウ糖がくっついたものをとくに HbA1c という. 赤血球の寿命は約 120日なので，HbA1c は最近 1～2 か月間の平均血糖値の指標となる（→130 ページ）.

1型糖尿病と2型糖尿病

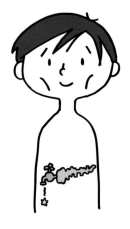

1 型糖尿病は膵臓からのインスリン分泌がほとんどない. 年齢の若い人に発症する.

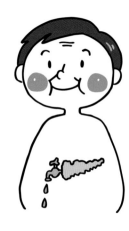

2 型糖尿病は初期はインスリン分泌は保たれており，むしろ亢進することもある. 末期になると分泌できなくなる. 中年以降の肥満ぎみの人に発症することが多い.

糖尿病とはインスリンの不足により血糖値が上昇する病気である.

血糖値とは血液中のブドウ糖濃度のことである. 正常値はおよそ 100 mg/dL である. インスリンは膵臓のランゲルハンス島の B 細胞（β 細胞ともいう）から分泌される蛋白質のホルモンであり, 血糖値を下げるはたらきがある. 血糖値を下げるおもなメカニズムは, 細胞での糖の消費を促進させることである. 糖尿病は DM と略す.

▶ 血糖値は高くても低くてもいけない.

血糖値は高くても低くても脳神経や血管, 腎臓, 網膜などに障害を引きおこす. これが糖尿病の合併症である.

▶ 血糖値は食後に上昇しやすい.

消化管内の糖が吸収されることにより血糖値が上昇する. 健常者では血糖値が上昇するとインスリンが分泌され, 自動的に血糖値を一定範囲内に保っている.

▶ 糖尿病患者では血糖値を一定範囲内にコントロールするための手助けが必要である.

糖尿病の治療の基本は食事, 運動, そして薬物である. 血糖コントロールは, 空腹時血糖, 食後血糖, HbA1c の値などを参考に行う. HbA1c 値は平均血糖値を反映している.

糖尿病には 1 型と 2 型がある.

1 型, 2 型以外の型もあるが, 初学者はそこまでは覚えなくてもよい. 日本人では全糖尿病の 9 割以上は 2 型糖尿病である.

▶ 1 型糖尿病とは絶対的にインスリンの量が不足しているものをいう.

以前は若年性糖尿病とかインスリン依存性糖尿病（IDDM）といっていた. 若い人に突然発症することが多く, 治療にはインスリンの注射が必須である. ウイルスや免疫などが要因らしいと考えられており, 肥満との関係はない.

▶ 2 型糖尿病とはインスリン作用が相対的に不足しているものをいう.

以前はインスリン非依存性糖尿病（NIDDM）といっていた. 中年以降の肥満ぎみの人が発症しやすい. 軽症ではインスリンは不要であるが, 重症ではインスリンが必要となる.

▶ 肥満や運動不足があるとインスリンの血糖低下作用は弱くなる.

肥満や運動不足があるとインスリンは効きにくくなる. これを**インスリン抵抗性**とよぶ. 2 型糖尿病の本体はインスリン不足とこのインスリン抵抗性である.

糖尿病の合併症の代表は, 網膜症, 腎症, 神経障害の 3 つである.

これらを**糖尿病性網膜症, 糖尿病性腎症, 糖尿病性神経障害**という. まずこの 3 つを覚えよう.

▶ 血糖コントロールが不良だと, 血管障害や神経障害などの合併症をおこす.

すぐに症状は出現しないが, 数年～数十年後には, 失明, 腎不全, 下肢切断, 知覚鈍麻などのさまざまな障害が出現し, 患者の生活の質（QOL）を著しく低下させる. これらの糖尿病合併症に対する薬物療法も行われている.

インスリン製剤

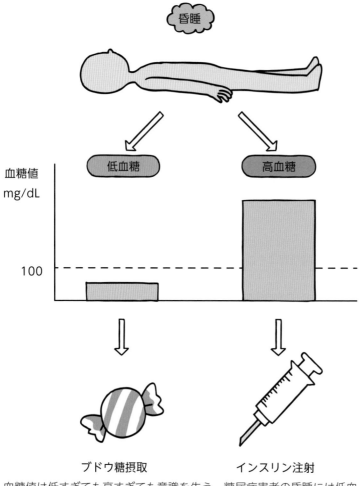

昏睡

血糖値
mg/dL

100

低血糖　　　高血糖

ブドウ糖摂取　　インスリン注射

血糖値は低すぎても高すぎても意識を失う．糖尿病患者の昏睡には低血糖性と高血糖性のものがあり，治療は正反対である．低血糖性昏睡にはブドウ糖が必要であり，高血糖性昏睡にはインスリンを投与する．

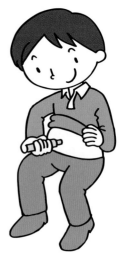

インスリンの自己注射
日常のインスリン注射は自分で行う．注射部位は下腹部や大腿部などを使用する．同じ場所は使用せず，毎回少しずつずらす．

インスリン製剤
- **超速効型**：ノボラピッド®，ヒューマログ®
- **速効型**：ノボリン®R，ヒューマリン®R
- **中間型**：ノボリン®N，ヒューマリン®N
- **混合型**：ノボリン®30R，ヒューマリン®3/7（いずれもRが30%，Nが70%の割合で混合）
- **持効型**：ランタス®，レベミル®

GLP-1 および GIP 受容体作動薬
- リラグルチド（ビクトーザ®），セマグルチド（オゼンピック®），チルゼパチド（マンジャロ®）

インスリンは注射で投与する.

インスリンは蛋白質なので，経口投与では分解されてしまう.

▶ インスリンは皮下注射が一般的である.

インスリンは頻回の投与が必要なので，毎回注射部位を変える. 通常は左右の下腹部や大腿などを順番に使用する. 場所により吸収速度が微妙に異なっていることにも注意をはらう必要がある. なお，病状によっては静脈内投与することもある.

▶ 日常は自己注射を行う.

法律上は医師・看護師以外は注射を行えないが，自分で注射することはみとめられている. したがって患者への注射法の教育は重要で，自己注射用のペン型注射器が普及している.

▶ インスリンが不足するとケトン体が出現する.

インスリンは脂質代謝にも関与しており，重症糖尿病ではケトン体（アセトン，アセト酢酸，β-ヒドロキシ酪酸）が体内に蓄積する.

インスリン製剤はその作用持続時間によりいくつかの種類がある.

▶ 超速効型，速効型，中間型，持効型，およびこれらの混合型がある.

作用発現までの時間および作用持続時間は，超速効型＜速効型＜中間型＜持効型の順である.

▶ 作用持続時間は超速効型が 3〜5 時間，持効型が約 24 時間である.

作用発現までの時間は超速効型で約 10 分である.

▶ 血糖値は頻回に測定し，適切な種類・量のインスリンを使用する.

持効型で基礎濃度を維持し，これに超速効型を毎食事前に加えるのが基本的投与法である. しかし毎日 4 回の注射は負担が重い場合もあり，患者ごとにケースバイケースで投与法を決めていく. 混合型を使うと注射回数を減らすことができる. インスリンの薬剤濃度は 100 単位/mL に統一されている.

インスリンの最重要の副作用は低血糖で，低血糖は死亡に結びつく.

脳はブドウ糖を栄養源としており，血糖値があるレベル（約 60 mg/dL）以下になると意識を失う. ブドウ糖の不足が続くとニューロンが障害され脳死に至るので，治療は数分以内にすみやかに行う必要がある.

▶ 低血糖発作時はすみやかにブドウ糖の静脈内投与を行う.

低血糖ぎみの時点で糖分を摂取する. 糖尿病患者はアメなどの糖分を常に携行する.

▶ 血糖値が高すぎても意識を失う.

糖尿病患者の昏睡には，低血糖性と高血糖性のものがあり，治療は正反対である.

▶ 感染症があるとインスリンの効果が低下する.

肺炎などのときは，同じ食事量でも必要とするインスリン量が増加する. 同じ量のインスリンしか投与しなかったら高血糖になることがある.

インスリンのつくり方

以前はウシやブタの膵臓からインスリンを抽出精製していた. これらはヒトのインスリンとは構造が異なっているため，アレルギーなどの不都合が生じていた. ヒト型インスリンは遺伝子組換え技術を使ってヒトのインスリンと同じものを大腸菌や酵母菌などにつくらせたものである. この技術を用いると，さらに構造をうまく変えてより高い効果をもつインスリンをもつくることができる. その例が超速効型や持効型のインスリンである.

経口血糖降下薬

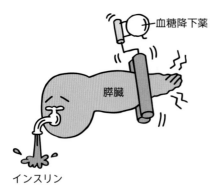

血糖降下薬

膵臓

インスリン

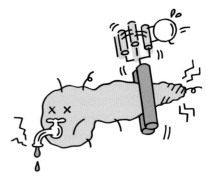

スルホニル尿素系薬やインクレチン関連薬の血糖降下薬は膵臓のB細胞に作用してインスリンを放出させる.

1型糖尿病や2型糖尿病末期では，膵臓にインスリン分泌の力がないので，いくら血糖降下薬を使用してもインスリンは出てこない.

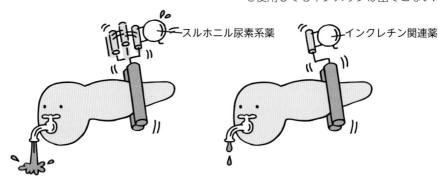

スルホニル尿素系薬

インクレチン関連薬

2型糖尿病の中期において，スルホニル尿素系薬はインスリン分泌を増大させる．しかし，過量では低血糖をおこす．これに対し，インクレチン関連薬は，血糖値が高いときのみインスリン分泌を増大させるため，低血糖をおこしにくい.

> ## インクレチン
>
> 食物が小腸に達すると，小腸から膵B細胞に作用してインスリンを分泌させる複数のホルモン（GLP-1やGIP）が分泌される．これらをインクレチンといい，その特徴は血糖値が高いときはインスリン分泌を促進するが，血糖値が低いときはインスリン分泌を促進せず低血糖をおこさない．GLP-1はDPP-4という酵素で分解される．インクレチンの類似化合物（アナログ）や分解阻害薬などは新しい糖尿病薬として注目を集めている.

経口糖尿病薬
- **インクレチン関連薬**：DPP-4阻害薬（ジャヌビア®，エクア®），**GLP-1受容体作動薬**：セマグルチド（オゼンピック®，リベルサス®）
- **スルホニル尿素系血糖降下薬**：アセトヘキサミド（ジメリン®），グリクラジド（グリミクロン®），グリメピリド（アマリール®），グリベンクラミド（ダオニール®，オイグルコン®）
- **速効型インスリン分泌促進薬**：ナテグリニド（ファスティック®，スターシス®），ミチグリニド（グルファスト®）
- **ビグアナイド系血糖降下薬**：メトホルミン（グリコラン®）
- **αグルコシダーゼ阻害薬**：アカルボース（グルコバイ®），ボグリボース（ベイスン®）
- **SGLT2阻害薬**：イプラグリフロジンL-プロリン（スーグラ®），ルセオグリフロジン（ルセフィ®）
- **チアゾリジン系インスリン抵抗性改善薬**：ピオグリタゾン（アクトス®）
- **糖尿病性末梢神経障害改善薬**：エパルレスタット（キネダック®），メキシレチン（メキシチール®）

◢ 血糖値を下げるには，インスリン自体を投与すること以外にも，インスリン分泌を促進させる，インスリンの効きをよくする，血糖を尿中に排泄させる，糖の吸収を遅延させる，などの方法がある．

インスリンは血糖値を直接下げる唯一のホルモンである．インスリン自体の投与は注射しか方法がない．しかし，インスリンの投与以外であれば経口薬でも可能であり，患者の負担は軽い．

▶ **糖尿病の合併症つまり神経や血管などの障害に対する治療薬もある．**
糖尿病の合併症を防げば，血糖自体を下げる効果はなくても糖尿病の治療薬になりうる．

◢ 経口血糖降下薬の代表は**インクレチン関連薬とスルホニル尿素系薬である．**

▶ **インクレチン関連薬とスルホニル尿素系薬は，膵臓の B 細胞に作用してインスリンを放出させ血糖値を下げる．**
B 細胞にインスリン分泌能力がないと，これらの薬物は効かない．したがって，1 型糖尿病や重症の 2 型糖尿病には無効である．フェニルアラニン誘導体系薬のナテグリニドも同様な薬であり，スルホニル尿素薬より効果は早く持続は短い．

▶ **経口血糖降下薬にはビグアナイド系薬もある．**
歴史ある薬である．主として肝臓にはたらいて糖の産生を抑制する．スルホニル尿素系薬物だけでは不十分な場合に追加される．

▶ **インスリンの効果を高めることにより血糖値を下げる薬もある．**
インスリン抵抗性改善薬という．比較的新しい薬である．

◢ スルホニル尿素系薬の重大な副作用は**低血糖である．**

インスリン過量による低血糖と同じと考えてよい．インクレチン関連薬は血糖値が高いときのみ作用するので，低血糖をおこしにくい．

▶ **非ステロイド性抗炎症薬（NSAIDs）はスルホニル尿素系薬の効果を高め，低血糖をおこす．**
両者は代表的な併用注意の組み合せである．スルホニル尿素系の経口血糖降下薬を使用中は，痛みどめやかぜ薬などの服用には十分な注意が必要である．

◢ 糖質の消化吸収を遅延させると食後の高血糖を抑制できる．

α グルコシダーゼ阻害薬とよばれるものである．小腸粘膜の二糖類分解酵素（α グルコシダーゼ）の阻害により，消化を抑え糖の吸収を遅らせ，食後の高血糖を防ぐ．

▶ **腎尿細管のグルコース再吸収を抑制しても血糖は下がる．**
血中のグルコースを尿中にどんどん捨てさせるわけである．

▶ **糖尿病性末梢神経障害改善薬もある．**
ソルビトールはグルコースからできる糖であり，毒性がある．末梢神経細胞内にソルビトールが蓄積すると，神経が障害され知覚低下などの症状が出現する．そこでグルコースからソルビトールに変化させる酵素を阻害する薬物は，ソルビトールの生成を抑え，糖尿病性末梢神経障害を防ぐ．

痛風治療薬

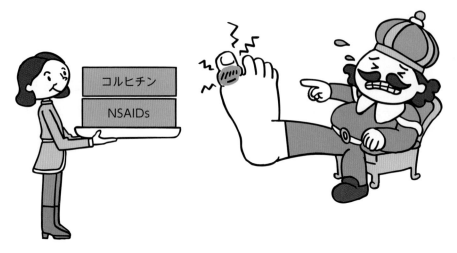

痛風発作

痛風では足の親指のつけ根の関節が痛くなる．ぜいたく病とか帝王病などの別名があるが，これはかつて肉食が可能だった金持ちに痛風患者が多かったせいである．痛風発作がおきる直前にはコルヒチンを，発作がおきてしまったら非ステロイド性抗炎症薬（NSAIDs）を用いる．

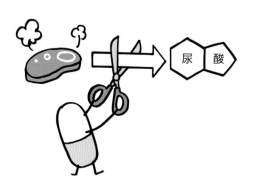

尿酸生成阻害薬

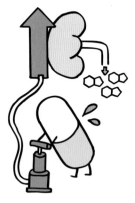

尿酸排泄促進薬

尿酸値降下薬

尿酸は体内で合成され，腎臓から排泄される．血液中の尿酸値を下げるには，尿酸を体内でつくらせないか，腎臓からの尿酸の排泄を促す，という2つの方法がある．前者が尿酸生成阻害薬，後者が尿酸排泄促進薬である．

痛風治療薬
- **発作治療薬**：コルヒチン，非ステロイド性抗炎症薬（インドメタシン，ナイキサン®，ニフラン®）
- **尿酸生成阻害薬**：アロプリノール（ザイロリック®），フェブキソスタット（フェブリク®）
- **尿酸排泄促進薬**：プロベネシド（ベネシッド®），ベンズブロマロン（ユリノーム®）
- **尿アルカリ化薬**：重曹（炭酸水素ナトリウム），クエン酸カリウム・ナトリウム（ウラリット®）

痛風は高尿酸血症により発症する疾患のことである．

高尿酸血症とは血液中の尿酸濃度が高いという意味である．

▶ **尿酸とは核酸の成分であるプリン体の代謝産物である．**
尿酸は体内で産生され，尿に捨てられる．食物中にも含まれている．

▶ **核酸を多く含む食事（とくに肉食）をする人に発症しやすい．**
痛風は食事療法が重要である．肥満を合併していることも多い．ただし遺伝的素因も大きく，食事だけでは説明できないことも多い．

痛風では激痛を伴う急性関節炎の発作をおこす．

その痛みは激烈であり，風程度の刺激でも痛みが増すので痛風という名がついた．

▶ **関節炎は下肢の母趾の中足趾節間関節（親指のつけ根）に好発する．**
関節炎は免疫反応により生じており，尿酸が直接原因というわけではない．

▶ **痛風の薬には，急性関節炎を抑えるものと血中尿酸値を低下させるものがある．**
前者は急性期だけ使用し，後者は日常的に使用する．

コルヒチンは痛風の急性関節炎発作を抑える．

コルヒチンは発作初期に効く．発作が始まりそうな予感がするときに飲むと有効である．発作が始まってしまった後ではほとんど効かない．

▶ **コルヒチンは細胞分裂を抑制する薬物である．**
抗癌薬のビンクリスチンとよく似た薬である．なぜ効くのかはよくわかっていない．

▶ **コルヒチンの副作用は下痢等の消化器症状である．**
消化管の細胞が障害されるせいである．

▶ **痛風発作がおきてしまったら非ステロイド性抗炎症薬（NSAIDs）を使用する．**
NSAIDs などの消炎鎮痛薬を使う．重症例ではステロイド薬も使用する．

血中尿酸値を下げるには，尿酸をつくらせないか，尿酸の排泄を促す．

▶ **高尿酸血症が続くと，痛風発作をおこす確率が高くなる．**
血中尿酸値があるレベルを越すと痛風発作がおこるというわけではないが，両者間に関連はある．

▶ **高尿酸血症が続くと，動脈硬化が促進される．**
痛風患者は腎不全や心筋梗塞などになりやすい．

尿酸をつくらせない薬物にアロプリノールがある．

尿酸生成阻害薬という．アロプリノールは尿酸合成酵素を阻害する．

▶ **尿酸の排泄を促す薬物にプロベネシドがある．**
腎臓の尿細管に作用し，尿酸の再吸収を阻害することにより尿中への排泄を増やす．

▶ **痛風患者の尿はアルカリ性に近いほうが結石をつくりにくい．**
尿酸カルシウムはアルカリ性で溶けやすく酸性では溶けにくい．尿の酸性度が強いと尿中の尿酸が析出して尿路結石をつくることがある．

脂質異常症治療薬

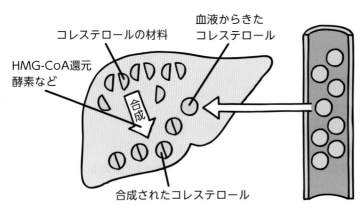

コレステロールは細胞膜やステロイドホルモンの原料であり，胆汁の成分でもある．コレステロールは肝臓で合成される．この合成を行っているのがHMG-CoA還元酵素である．なお，血液中のコレステロールも一部リサイクルされている．

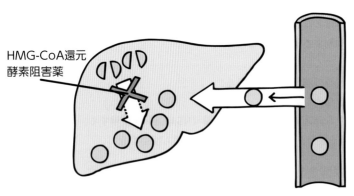

HMG-CoA還元酵素阻害薬を用いるとコレステロールの合成がじゃまされる．しかたがないので，肝臓は血液中のコレステロールをリサイクルする．その結果，血液中のコレステロールは減少する．

日本が誇る治療薬

HMG-CoA還元酵素阻害薬は日本が最初に開発した薬物（プラバスタチン）である．HMG-CoA還元酵素阻害薬の名前は△△スタチンというものが多く，スタチン系薬物ともよばれている．

脂質異常症治療薬
- **HMG-CoA還元酵素阻害薬**：プラバスタチン（メバロチン®），シンバスタチン（リポバス®），ロスバスタチン（クレストール®）
- **陰イオン交換樹脂**：コレスチラミン（クエストラン®），コレスチミド（コレバイン®）
- **胆汁酸産生亢進**：プロブコール（ロレルコ®）
- **フィブラート系**：ベザフィブラート（ベザトール®SR）
- **ニコチン酸系**：ニセリトロール（ペリシット®）
- **小腸コレステロールトランスポーター阻害薬**：エゼチミブ（ゼチーア®）
- **不飽和脂肪酸**：イコサペント酸エチル（EPA；エパデール®），オメガ-3脂肪酸エチル（ロトリガ®）

脂質異常症は動脈硬化を促進する.

急に死ぬわけではないが，数年～数十年後には動脈硬化により**心筋梗塞，脳梗塞，腎不全**など
を引きおこす可能性が高くなる.

▶ **脂質異常症の治療は食事療法と運動療法が基本である.**
食事療法と運動療法で十分な効果が出ないときに初めて薬物療法を行う. この点は，肥満・高
血圧・糖尿病（2型）などと同じ考え方である.

▶ **脂質異常症における脂質にはコレステロールと中性脂肪とがある.**
中性脂肪はトリグリセリドともいう. 皮下脂肪などの貯蔵脂質は脂肪細胞中に中性脂肪が蓄積
したものである.

▶ **脂質異常症治療薬は血中のコレステロールと中性脂肪を低下させるものである.**
コレステロールをおもに低下させるものと中性脂肪をおもに低下させるものとがある.

コレステロールは肝臓で合成される.

肝臓でのコレステロール合成を阻害すると，血中コレステロール濃度が低下する. このような
薬物は**脂質異常症治療薬**となる.

▶ **肝臓でのコレステロールの使い道の1つは胆汁酸の合成である.**
胆汁の成分である胆汁酸はコレステロールからつくられている. 肝臓に胆汁酸を多量につくら
せると，その原料のコレステロールを消費することになり，血中コレステロール濃度が低下す
る. このような薬物は脂質異常症治療薬となる.

▶ **肝臓では中性脂肪の合成と分解も行っている.**

HMG-CoA 還元酵素阻害薬は脂質異常症治療薬の代表である.

▶ **HMG-CoA 還元酵素阻害薬はスタチン系薬物ともよばれている.**
肝臓でコレステロールの合成を行っているのは，HMG-CoA還元酵素という名前の酵素である.
HMG-CoA還元酵素阻害薬はこのコレステロール合成を阻害する.

▶ **陰イオン交換樹脂も脂質異常症治療薬である.**
腸管内に胆汁として分泌された胆汁酸はそのかなりの割合が再吸収されて肝臓にもどってき
て，肝臓で再利用される. 陰イオン交換樹脂は腸管内に分泌された胆汁酸を吸着することによ
り，胆汁酸の再吸収を阻害する. この場合，肝臓は新たに胆汁酸をつくる必要が生じ，その原
料のコレステロールを消費する. その結果，コレステロール値が下がる.

▶ **プロブコールはコレステロールからの胆汁酸産生を増加させる.**
胆汁酸産生の原料のコレステロールを消費させる. その結果，コレステロール値が下がる.

▶ **フィブラート系薬物は肝臓での中性脂肪とコレステロールの合成を抑制する.**
フィブラート系薬物は HMG-CoA 還元酵素阻害薬に比べると，その作用は弱い.

▶ **ニコチン酸系薬物は肝臓での中性脂肪分解を促進し，脂質異常症を改善する.**
ニコチン酸系薬物は HMG-CoA 還元酵素阻害薬に比べると，その作用は弱い.

骨粗鬆症薬

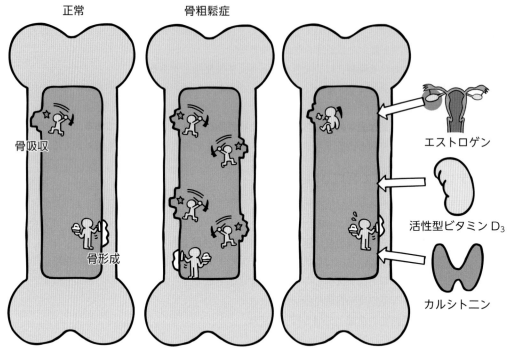

正常　　　　骨粗鬆症

骨吸収

骨形成

エストロゲン

活性型ビタミン D₃

カルシトニン

正常では常に骨形成と骨吸収とが同時進行しており，両者のバランスが均衡している．

骨吸収のほうが強くなると，骨量が減少する．これが骨粗鬆症である．

骨吸収を抑制し骨形成を促進する代表的なものに，エストロゲン，活性型ビタミン D₃，カルシトニンがある．エストロゲンは女性ホルモン．ビタミン D は腎臓で活性型になる．カルシトニンは甲状腺から分泌されるホルモン．

骨粗鬆症，カルシウム拮抗薬，血中カルシウム濃度

カルシウム拮抗薬は骨粗鬆症の治療薬ではない．カルシウム拮抗薬（→80 ページ）は細胞内へのカルシウム流入を抑制する心臓血管系の薬であり，骨代謝にはまったく影響をもたないので，混同しないように．また，血中カルシウム濃度と骨の強さとはまったく比例しない．たとえば副甲状腺ホルモン（パラソルモン，PTH）は血中カルシウム濃度を上昇させ，カルシトニンは血中カルシウム濃度を低下させる．

骨粗鬆症薬

- **エストロゲンおよびその関連薬**：エストロゲン，エストラーナ®，ホーリン®，ラロキシフェン（エビスタ®），ビビアント®
- **活性型ビタミン D₃**：アルファロール®，エディロール®
- **カルシトニン**：エルカトニン（エルシトニン®）
- **カルシウム製剤**：乳酸カルシウム，アスパラ®-CA，リン酸水素カルシウム
- **ビスホスホネート**：エチドロン酸（ダイドロネル®），アレンドロン酸（ボナロン®），リセドロン酸（ベネット®），ミノドロン酸（リカルボン®），イバンドロン酸（ボンビバ®）
- **ビタミン K**：グラケー®
- **イプリフラボン**：オステン®
- **副甲状腺ホルモン（PTH）**：テリパラチド
- **抗 RANKL 抗体**：デスノマブ（ランマーク®）

骨では常に骨形成と骨吸収とが同時進行している.

これを骨回転といい, 程度の差こそあれ年齢, 性別にかかわらず常に行われている.

▶ **骨吸収が骨形成を上まわれば骨はもろくなる.**

逆に骨形成が骨吸収を上まわれば骨はじょうぶになる. 成長期は骨形成がまさるが, 老年期では徐々に骨吸収がまさってくる. 寝たきりでも骨吸収がまさってくる.

▶ **骨がもろくなった状態を骨粗鬆症という.**

骨粗鬆症では骨量（骨のカルシウム量のこと）が異常に減少している. 本来は緻密であるべき骨がスカスカの状態でもろくなっており, 折れたりつぶれたりしやすい.

骨粗鬆症の頻度は, 男性より女性, それも閉経後の女性に多い.

もともと女性のほうが骨量が少ない. しかも閉経後は**女性ホルモン**の減少によって骨形成がより低下する.

▶ **十分なカルシウム摂取は骨粗鬆症の予防の基本である.**

壮年期までに硬い骨をつくり上げておくことは老年期の骨粗鬆症を防ぐうえで重要である. 女性は, 妊娠・出産・授乳によってカルシウム不足になりやすい. なお, 血中カルシウム濃度と骨の強さは比例しない.

▶ **骨粗鬆症では大腿骨や脊椎が骨折しやすい.**

脊椎は圧迫骨折（上下に押しつぶされるタイプの骨折）をおこす.

▶ **副腎皮質ステロイド薬使用中は骨粗鬆症になりやすい.**

副腎皮質ステロイド薬（→40 ページ）の副作用として骨粗鬆症がある. 副腎皮質ステロイド薬を長期にわたって使用する場合には骨粗鬆症の薬を併用することもある.

骨粗鬆症薬は骨吸収を抑制し骨形成を促進する.

2 つの作用をもつが, 両者の作用の強さの割合は薬の種類によりまちまちである.

▶ **骨粗鬆症薬の代表はビスホスホネート, エストロゲン, 活性型ビタミン D_3 である.**

まずはこの 3 つを覚えよう. ビスホスホネートはリン酸の類似化合物である.

▶ **エストロゲンは閉経後の女性ホルモンの補充である.**

エストロゲンそのものだけでなく, 骨のエストロゲン受容体への選択的作動薬もある. いずれも副作用に静脈血栓塞栓症（→137 ページ）がある.

▶ **ビタミン D は体内で代謝されて活性をもつ.**

食物中のビタミン D は肝臓と腎臓で代謝されて初めて活性をもつようになる. 活性型ビタミン D_3 製剤はすでに活性型にしてあるので, 腎不全の患者でも効果がある.

▶ **カルシトニンは甲状腺から, PTH は副甲状腺から分泌されるホルモンである.**

両者ともペプチドであり, 注射薬のみである. ヒトのカルシトニンよりもウナギなどのカルシトニンの構造をもとに合成した薬のほうが効果が強い.

▶ **そのほか数種類の骨粗鬆症薬がある.**

カルシウム製剤, ビタミン K, 抗 RANKL 抗体（骨の細胞のシグナル蛋白に対する抗体）, イプリフラボンなどがある. ビタミン K は血液凝固を促進するビタミンで骨粗鬆症にも有効であるが, ワルファリン（→47 ページ）投与中は禁忌である.

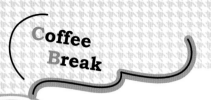

HbA1c の基準値

HbA1c の基準値はおよそ 4.3〜5.8％であり，これは HbA の 4.3〜5.8％にブドウ糖が結合しているという意味である．この値が 6.5％以上なら糖尿病と診断でき，6.9％未満に保つことが糖尿病における血糖コントロールの目標の 1 つである．なお，この診断基準の 6.5％という値は，欧米を中心に頻用されている測定法から得られる NGSP（National Glycohemoglobin Standardization Program）値である．

HbA1c・血中尿酸の値と体温の値

HbA1c と血中尿酸の検査値を見たとき，体温の 1 の位以下の値と関連させるとその異常の程度をイメージしやすい．たとえば体温は 6.5（度）が平熱であり，HbA1c と尿酸値も 6.5（％と mg/L）だと正常である．7.0 だと 3 者ともやや高い．8.0 だと結構高い．9.0 だとかなり高い．10.0 だと非常に高い……となる．ただし，この方法は簡便ではあるが正確性には欠けるので，基準値などはきちんと把握しておくこと．

薬剤師国家試験既出問題

糖尿病とその治療に関する記述のうち，正しい組み合わせはどれか．
 a．糖尿病患者の高血圧治療には，チアジド系利尿薬が第一選択として用いられる．
 b．糖尿病の血糖管理は，ヘモグロビン A1c 値が 15％以上になるようにする．
 c．2 型糖尿病患者が重症感染症を発症した場合には，インスリンよりもスルホニル尿素薬を治療に用いるべきである．
 d．ケトアシドーシス時にインスリンを投与すると，血清 K^+ 濃度が投与前より低下する．
 e．2 型糖尿病患者の体格指数（body mass index）が 28 以上の場合には，体重を減量する必要がある．
 1　(a, b)　**2**　(a, c)　**3**　(b, e)　**4**　(c, e)　**5**　(d, e)

解説 a．チアジド系薬は糖尿病を悪化させる（→91 ページ）　b．目標は 6.9％未満（上記コラム）　c．重大な合併症がある場合はインスリンを用いる　d．正しい（→69 ページ）　e．正しい（→115 ページ）　答え [5]

第11章

内分泌

甲状腺ホルモン製剤

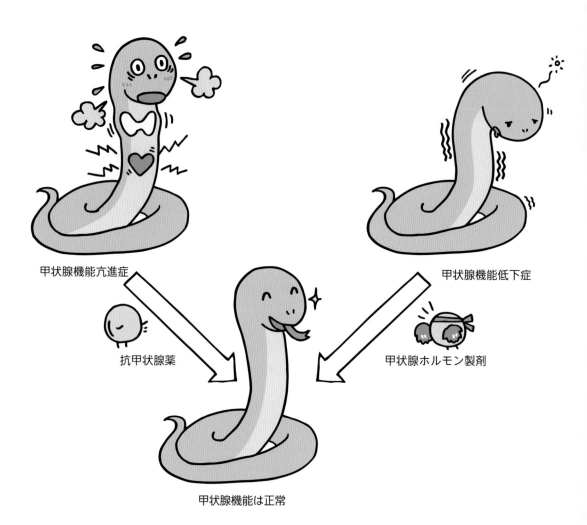

甲状腺機能亢進症

抗甲状腺薬

甲状腺機能低下症

甲状腺ホルモン製剤

甲状腺機能は正常

甲状腺機能異常

甲状腺機能亢進症では眼球突出, 甲状腺腫大, 頻脈などが見られる. この場合は抗甲状腺薬を用いて甲状腺ホルモンの産生を抑え, β遮断薬を用いて頻脈などの症状を抑える. また, 甲状腺機能低下症では全身の代謝が低下し冬眠のような状態になる. この場合は甲状腺ホルモン製剤 (T_3, T_4など) を投与する.

甲状腺ホルモン製剤および抗甲状腺薬
- **甲状腺ホルモン製剤**：乾燥甲状腺末, T_4（チラーヂン® S）, T_3（チロナミン®）
- **抗甲状腺薬**：チアマゾール（MMI；メルカゾール®）, プロピルチオウラシル（PTU；プロパジール®）
- **β遮断薬**：プロプラノロール（インデラル®）

甲状腺ホルモンには T_3 と T_4 とがある.

甲状腺ホルモンには2種類ある. 構造の違いは, ヨウ素（ヨード, I）を T_3 は3個, T_4 は4個含んでいる点である.

▶ **T_3 をトリヨードサイロニン, T_4 をチロキシン（サイロキシン）という.**
血中濃度は T_4 のほうが断然高いが, 効果は T_3 のほうが強い.

▶ **甲状腺ホルモンは TSH（甲状腺刺激ホルモン）により分泌が促進される.**
TSH は下垂体前葉から分泌されるホルモンである.

甲状腺ホルモンは全身の代謝を亢進させ, 基礎代謝率も増加させる.

▶ **甲状腺ホルモンが過剰になった病態を甲状腺機能亢進症という.**
甲状腺機能亢進症の代表がバセドウ病. ほかにも甲状腺機能亢進をきたす病気はある.

▶ **甲状腺機能亢進症では, 甲状腺腫, 眼球突出, 頻脈などを呈す.**
さらに発汗, 手指のふるえ, やせ, 下痢などを呈し暑がりになる. これは全身の代謝が亢進しすぎたせいである. TSH は低下する.

▶ **甲状腺ホルモンが不足している病態を甲状腺機能低下症という.**
甲状腺ホルモンが不足すると代謝が低下し, あたかも冬眠中のような状態になる. 活動性の低下が中心であり, 無力感, 食欲低下, 浮腫, 心機能低下, 皮膚乾燥, 基礎代謝率の低下などを呈し寒がりになる. TSH は上昇する. 甲状腺機能低下症をきたす代表疾患が橋本病である.

▶ **甲状腺機能低下症の別名を, 小児ではクレチン病, 成人では粘液水腫ともいう.**

甲状腺機能亢進症に対しては抗甲状腺薬を投与する.

▶ **抗甲状腺薬の代表はメルカゾール® である.**
抗甲状腺薬とは甲状腺に作用して, 甲状腺ホルモンの産生を抑える薬である. その他の治療法として, 手術で甲状腺を切除する方法, 放射性ヨウ素（^{131}I）を用いて甲状腺を放射線で破壊する方法などがある.

▶ **抗甲状腺薬の副作用は無顆粒球症である.**
骨髄に作用して好中球などの顆粒球がつくられなくなる. 抗甲状腺薬投与中は白血球数の変化に注意が必要である. 発熱や咽頭痛が出現したら要注意.

▶ **頻脈などの心臓症状に対しては β 遮断薬が用いられる.**
β 遮断薬（→16 ページ）は甲状腺ホルモンの作用を直接阻害するわけではない. 甲状腺機能亢進症における心臓関係の症状を抑えるために用いられる.

▶ **甲状腺機能低下症に対しては甲状腺ホルモン製剤が用いられる.**
甲状腺ホルモンは経口投与ができる. T_3 製剤, T_4 製剤に限らず乾燥甲状腺末でも効果がある.

乳児にはクレチン病に対するマススクリーニングが行われている.

わが国では生まれた乳児全員を検査している.

▶ **クレチン病を放置すると精神発達遅滞を生じる.**
クレチン病は早期に発見し甲状腺ホルモン薬を投与すると精神発達遅滞を防ぐことができる. わずか1日10円以下の薬代で1人の赤ちゃんを救えるのである.

女性ホルモン

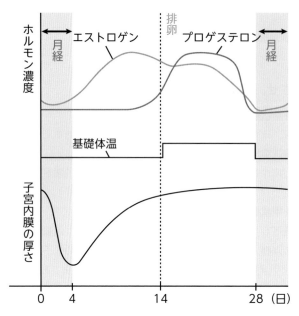

性周期

排卵まではエストロゲンがおもに分泌され，排卵後はエストロゲンとプロゲステロン両者が分泌される．基礎体温はプロゲステロン分泌に一致して上昇する．

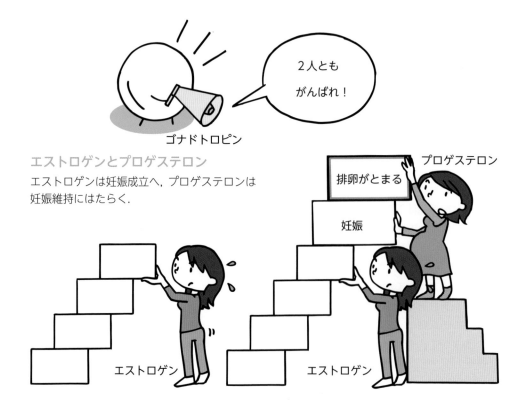

ゴナドトロピン

2人とも
がんばれ！

エストロゲンとプロゲステロン

エストロゲンは妊娠成立へ，プロゲステロンは妊娠維持にはたらく．

排卵がとまる

妊娠

プロゲステロン

エストロゲン

エストロゲン

◤ 女性ホルモンにはエストロゲンとプロゲステロンとがある.

▶ **エストロゲンは卵胞ホルモンともいい，卵胞から分泌される.**

▶ **プロゲステロンは黄体ホルモンともいい，黄体から分泌される.**
いずれもステロイドホルモンである．卵胞も黄体も卵巣の一部分である.

▶ **生殖機能はエストロゲンとプロゲステロンとの共同作用である.**
生殖に関するさまざまな変化は，エストロゲンとプロゲステロンの両方が関与していることが
多い．しかしあえて作用をわけるなら以下のようになる.

◤ エストロゲンは妊娠を成立させるようにはたらく.

▶ **妊娠成立のためにエストロゲンは二次性徴を促し，卵胞の発育を促す.**

▶ **妊娠成立のためにエストロゲンは子宮内膜を増殖させる.**
その結果，子宮内膜は厚くなる.

◤ プロゲステロンは妊娠を維持しようとはたらく.

▶ **プロゲステロン分泌は排卵後，急に増加する.**
エストロゲンで厚くなった子宮内膜を受精卵がうまく着床し，さらに成育しやすいように変化
させる．プロゲステロンには基礎体温上昇作用もある.

▶ **プロゲステロンは排卵を抑制する.**
妊娠中は排卵はおこらない.

◤ 排卵まではエストロゲン，排卵後はエストロゲン＋プロゲステロン.

排卵までに，卵胞は成熟し子宮内膜は厚くなる.

▶ **黄体は 2 週間しか持続できず，排卵 2 週間後に月経が始まる.**
排卵後 2 週間たつと黄体は退縮しプロゲステロンが低下するため，厚くなった子宮内膜は維持
できず剝げ落ちてしまう.

▶ **女性では性周期がある.**
女性ではこのようにホルモンや子宮内膜が周期的に変化している.

◤ 女性ホルモンはゴナドトロピンにより分泌が調節されている.

▶ **ゴナドトロピン（性腺刺激ホルモン）として 3 つのホルモンがある.**
下垂体から分泌される卵胞刺激ホルモン（FSH）と黄体形成ホルモン（LH）である．さらにも
う 1 つ，胎盤から分泌されるヒト絨毛性ゴナドトロピン（HCG）がある.

▶ **ゴナドトロピンは卵胞発育，排卵，黄体形成などを行う.**
卵胞発育は FSH，黄体形成は LH，そして排卵は両者の共同作業である.

▶ **ゴナドトロピンはエストロゲンとプロゲステロンの分泌を促す.**
卵胞からエストロゲンを分泌させ，黄体からプロゲステロンを分泌させる．これらは FSH と
LH との共同作業である.

▶ **性周期，排卵，妊娠などのかげの主役はゴナドトロピンである.**
表の主役は女性ホルモン（エストロゲンとプロゲステロン）である.

女性ホルモン製剤

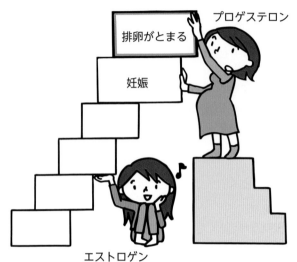

経口避妊薬

経口避妊薬の主体はプロゲステロンである.
プロゲステロンには排卵抑制作用がある.

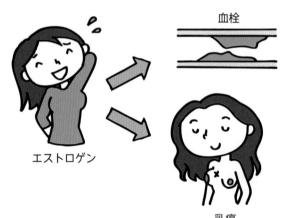

エストロゲンの副作用

エストロゲンの副作用は血栓症と発癌性である. 血管内に血栓ができたり, 乳癌ができたりする.

女性ホルモン製剤
- **エストロゲン**：エストラジオール（エストラーナ®）, エストリオール（ホーリン®）, プレマリン®
- **プロゲステロン**：プロゲホルモン®, プロベラ®
- **エストロゲンとプロゲステロンの合剤**：プラノバール®
- **ゴナドトロピン**：HCG
- **ゴナドトロピン阻害薬**：ダナゾール（ボンゾール®）
- **ゴナドトロピン分泌促進薬**：クロミフェン（クロミッド®）
- **ゴナドトロピン分泌抑制薬**：リュープリン®, スプレキュア®
- **プロラクチン分泌抑制薬**：ブロモクリプチン（パーロデル®）
- **経口避妊薬**：トリキュラー®21, トリキュラー®28, マーベロン®21, マーベロン®28, ノルレボ®
- **乳癌（抗エストロゲン）薬**：タモキシフェン（ノルバデックス®）

◀ 卵巣の仕事はエストロゲンおよびプロゲステロンの分泌と排卵である.

この仕事が十分でない場合を卵巣機能不全という.

▶ **卵巣機能不全では，月経不順，無排卵，不妊などになる.**
排卵を伴った順調な月経，そして妊娠を成立させるためにはまず卵巣が正常に機能しなくてはならない.

▶ **女性ホルモンが足りない場合は外から補充する.**
プロゲステロンだけが足りない場合と，プロゲステロンとエストロゲンとがともに不足している場合がある.

▶ **ゴナドトロピンの補充は女性ホルモンの補充と同じことである.**
下垂体を刺激してゴナドトロピン分泌を促す方法である.

▶ **プロラクチンの分泌が多いと排卵がおこらない.**
下垂体から分泌されるプロラクチンには排卵抑制作用がある. プロラクチン分泌による無月経に対してはプロラクチン分泌抑制薬を使う.

◀ 経口避妊薬はエストロゲンとプロゲステロンの合剤である.

プロゲステロンには**排卵抑制作用**がある. それゆえ妊娠中は排卵はおこらない.

▶ **経口避妊薬は排卵をとめる薬である.**
成分はプロゲステロンが主体で，これに少量のエストロゲンを加えてある. プロゲステロン濃度が上がるので，身体は妊娠していると勘違いして排卵をとめる.

▶ **経口避妊薬は 21 日間飲み続ける.**
そして 7 日間休薬する. すると子宮は厚くなった内膜を維持できず月経が始まる. 21 錠で 1 セットのものと，7 日分のプラセボ薬を加えた 28 錠セットのものがある.

▶ **更年期障害にはエストロゲンを投与する.**
更年期障害は卵巣機能低下のせいであり，加齢現象の一種である. エストロゲンとプロゲステロンの分泌低下に伴い，イライラ感などを生じる. この治療法をホルモン補充療法（HRT）といい，プロゲステロンを加えることもある.

▶ **子宮内膜症にはゴナドトロピンの阻害薬および分泌抑制薬を使う.**
子宮内膜症とは子宮内膜組織が子宮以外の場所（骨盤腔が多い）で増殖したものであり，月経痛や不妊の原因となる. ゴナドトロピンは子宮内膜組織を増殖させるので，治療にはゴナドトロピンの効果を抑える薬を使用する.

◀ エストロゲンの重大な副作用は血栓症と発癌性である.

▶ **血栓症は静脈血栓症が多く，時に致命的となる.**
喫煙は血栓症の危険性を増加させるので，エストロゲン使用時は禁煙させること.

▶ **エストロゲンで乳癌および子宮内膜癌になる危険性が上昇する.**
長期使用の場合は常に気をつける必要がある.

▶ **乳癌，子宮内膜癌，血栓症ではエストロゲンは禁忌である.**
これらを増悪させる. 静脈血栓症，肺塞栓症などの既往がある場合も禁忌である.

▶ **乳癌の治療に抗エストロゲン薬を使う.**
乳腺の細胞はエストロゲンで元気になる. 乳癌細胞もエストロゲンで元気になる.

妊娠・分娩

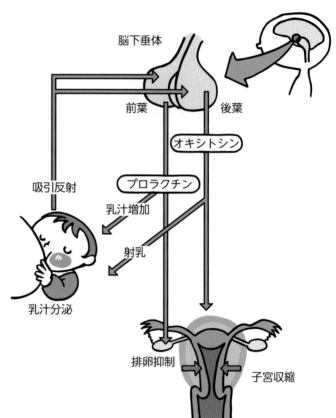

脳下垂体

前葉　後葉

オキシトシン

吸引反射

プロラクチン

乳汁増加

射乳

乳汁分泌

排卵抑制　子宮収縮

授乳とホルモン分泌

乳児が乳首を吸うとその刺激が脳下垂体に伝えられる．すると，前葉からはプロラクチンが分泌され，乳汁の産生量を増やし，排卵をとめる．後葉からはオキシトシンが分泌され，乳汁を噴出させ，子宮を収縮させる．いずれも乳児を育てるのに適した方向に作用している．なお，オキシトシンやプロラクチンの分泌は乳首の吸引だけではなく乳児の泣き声などによっても亢進する．

妊娠反応

着床後の受精卵はそこに胎盤をつくり，ゴナドトロピンを分泌する．これを HCG（ヒト絨毛性ゴナドトロピン）という．HCG は尿にも出てくるため，尿中の HCG の有無が妊娠の判定に利用できる．

子宮収縮抑制薬
- **抗コリン薬**：ピペリドレート（ダクチル®）
- **β作動薬**：リトドリン（ウテメリン®）

子宮収縮薬
- **プロスタグランジン**：ジノプロスト（$PGF_{2\alpha}$，プロスタルモン・F®），PGE_2，PGE_1
- **オキシトシン**：アトニン®-O
- **麦角アルカロイド**：エルゴメトリン

妊娠高血圧症候群
- **降圧薬**：ヒドララジン（アプレゾリン®），メチルドパ（アルドメット®）
- **子癇発作**：硫酸マグネシウム（マグネゾール®），ジアゼパム（セルシン®），フェノバルビタール（フェノバール®）

受精卵は子宮に着床し，そこに胎盤をつくる．

- ▶ **できたての胎盤はゴナドトロピンを分泌する．**
  これを HCG（ヒト絨毛性ゴナドトロピン）といい，LH（黄体形成ホルモン）と同じ作用がある．この HCG により卵巣の黄体はプロゲステロンを分泌し続け，妊娠が維持される．
- ▶ **妊娠中期以降は胎盤からエストロゲンもプロゲステロンも大量に分泌される．**
  妊娠維持にはエストロゲンとプロゲステロンの両者が必要である．胎盤は妊娠中期に完成し，こうなるともう黄体に頼らなくてすむ．

流早産の可能性があるときは子宮収縮抑制薬を投与する．

流早産のときは子宮が収縮して胎児を娩出してしまう．流早産の可能性があるときは子宮平滑筋の収縮を抑制し，安静を保つことが重要である．
- ▶ **子宮収縮の抑制薬は抗コリン薬とβ作動薬である．**
  子宮平滑筋はアセチルコリンで収縮しβ作動薬で弛緩する．

子宮収縮薬にはオキシトシンとプロスタグランジンがある．

子宮収縮薬は分娩時に子宮収縮が弱いときに使用する．
- ▶ **オキシトシンは子宮体部の律動的な収縮をおこし，子宮頸部の筋は弛緩する．**
  理想に近い子宮収縮である．分娩時は胎児の出口である子宮頸部は開く必要がある．オキシトシンは半減期が数分と短いため，点滴投与によりその量を微妙に調節できる．
- ▶ **プロスタグランジンも子宮の律動的収縮をおこす．**
  プロスタグランジンもオキシトシンとほぼ同等の作用があると思ってよい．
- ▶ 麦角_{ばっかく}アルカロイドも子宮収縮作用をもっている．
  分娩後の子宮収縮薬として使われる．麦角はライムギなどに寄生する細菌の一種．

乳児が乳首を吸うとオキシトシンが分泌され乳汁が噴出する．

乳首の吸引が刺激になりオキシトシンが分泌される．
- ▶ **オキシトシンには射乳作用がある．**
  乳腺内にたまった母乳を射出させる．同時に子宮も収縮させるので分娩後の子宮は小さくなる．なお，オキシトシンは母乳の産生を増加させない．単に射出させるだけである．
- ▶ **乳首の吸引によりプロラクチンも分泌され，乳汁が多量に産生される．**
  プロラクチンは乳腺に作用して乳汁の産生量を増やす．
- ▶ **授乳中は排卵がおこらない．**
  プロラクチンが FSH（卵胞刺激ホルモン）などの分泌を抑制するからと考えられている．そのため，授乳中は無月経であり妊娠しない．

妊娠高血圧症候群における子癇_{しかん}発作には抗けいれん薬を用いる．

妊娠高血圧症候群とは妊娠により高血圧などが増悪したもので，流産の確率が上昇し，母体の生命にかかわることもある．重症では子癇（妊娠高血圧症候群に伴うけいれん発作のこと）をおこす．治療の基本は安静と降圧である．

妊娠中の薬剤投与

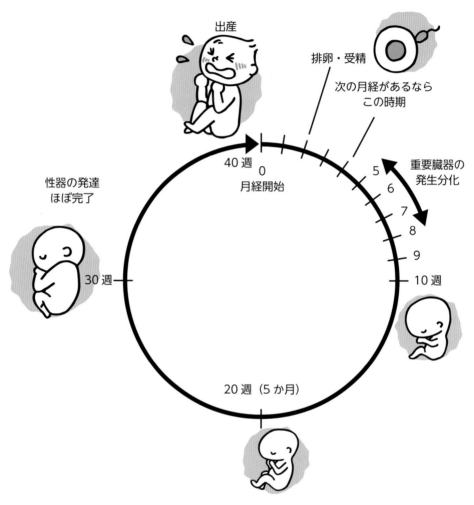

妊娠中の時間経過

最終月経開始日がスタート．排卵・受精・着床が2週間目．胎児の重要臓器の発生分化は5〜8週間目におこり，このときが最も薬の影響を受けやすい．この時期は妊娠初期である．

薬と催奇形性

薬の催奇形性をヒトで証明するのはかなりむずかしい．動物では催奇形性を示すのにヒトでははっきりしないことも多い（おそらくその逆もあるであろう）．さらに口唇裂や口蓋裂などはもともと発生頻度が高く（約1%弱存在する），このような奇形と薬との因果関係を証明するのはかなりむずかしい．ニューキノロン系抗菌薬のような新しい薬は十分なデータがそろっておらず，安全とも危険ともいえないので，念のため妊娠中は禁忌ということにしてある．つまり妊娠中の禁忌薬にも，明らかに催奇形性があるものから，よくわからないので念のため禁忌にしてあるものまでと幅がある．

妊娠中の薬は有益性が危険性を上まわるときのみ投与する.

妊娠中は薬の有益性と危険性とのバランスを考えることが重要である.

▶ **ほとんどの薬は胎盤を通過して胎児に移行する.**
母体に投与したほとんどの薬は胎盤を経由して胎児に移行すると考えてよい.

胎児に最も影響をおよぼしやすいのは妊娠 5〜8 週ころである.

▶ **胎児の脳や心臓などの原形ができるのは妊娠 5〜8 週ころである.**
およそ妊娠 2 か月に相当する. この時期に脳・心臓・消化器・四肢などの重要臓器が発生分化する. この時期は薬によって奇形が生じるリスクが最も高くなる. しかし, 妊婦自身は妊娠にまだ気がついていない場合がほとんどである.

▶ **胎児の性器の発達は妊娠 8 か月くらいまで続く.**
精巣が陰嚢内に下降するのは妊娠 8 か月ころである. このころまでは性器の発達は薬による影響を受ける.

妊娠 5 か月以降は胎児毒性が重要である.

▶ **妊娠時期により胎児に影響を与える内容は異なる.**
性器を除けば妊娠 5 か月以降は奇形のような形態異常よりも, 胎児の発育におよぼす影響のほうが重要である.

▶ **催奇形性のある薬に抗てんかん薬とアンギオテンシン変換酵素阻害薬がある.**
まずはこの 2 つを覚えておこう. 抗てんかん薬ではとくにバルプロ酸に催奇形性が強い. そのほか, ビタミン A, ワルファリン, ホルモン関連薬, 向精神薬などは要注意である.

テトラサイクリン系とアミノ配糖体系抗菌薬は妊娠中は禁忌.

テトラサイクリン系は胎児の歯や骨に沈着する. アミノ配糖体系は胎児の難聴（第Ⅷ脳神経障害）をきたす. クロラムフェニコールも胎児の異常をおこす. ニューキノロン系薬は十分なデータがそろっていないので妊娠中は禁忌扱いになっている.

▶ **ペニシリン系, セファロスポリン系, マクロライド系は安全と思われる.**
授乳中に使用するならペニシリン系とセファロスポリン系であろう.

▶ **妊娠中は生ワクチンは不可, 不活化ワクチンは可である.**
これが基本的な考え方である.

▶ **妊娠中は風疹の生ワクチンは禁忌である.**
風疹ウイルスには催奇形性がある. 妊娠中に風疹にかかると, 胎児に難聴や白内障などが生じる. 風疹の生ワクチンには催奇形性は証明されていないが, 念のため妊娠中は禁忌となっている.

▶ **授乳中は抗てんかん薬, 抗癌薬, ブロモクリプチンは要注意.**
一時的な薬ならば母乳への移行量はほとんど無視できる. 継続使用の薬では抗てんかん薬が母乳への移行率が高い. 抗癌薬はたとえ少量でも乳児には与えたくないので, 人工乳を使用する. ブロモクリプチンは乳汁分泌を抑制する.

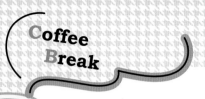

月経と生理

「生理的」とは「正常な」という意味である．したがって生理とは正常な月経のことであり，異常な月経は生理といってはいけない．たとえば周期が異常なものは「月経不順」であり，痛みは「月経痛」である．これを「生理不順」「生理痛」というのは医学的には誤った表現である．

プラセボ

ヒトへの薬の効果は心理的な影響も大きい．本来は薬理活性をもっていない物質でも効果を示すことがある．このような薬をプラセボという．治療の一環としてプラセボを投与することもある．また薬の効果を調べるときは，本物の薬と外観を同じにしたプラセボをつくり，本物もしくはプラセボを投与してその効果を比較する．

看護師国家試験既出問題

乳汁分泌について誤っているのはどれか．
1. 妊娠中に乳腺はエストロゲン，プロゲステロンの作用で発育する．
2. プロラクチンは下垂体後葉から分泌される．
3. プロラクチンの分泌は新生児の吸啜刺激によって一過性に高まる．
4. オキシトシンによる射乳反射は新生児の泣き声によっても起こる．

解説 139ページを参照．1. 正しい　2. プロラクチンは下垂体前葉から分泌される　3. 正しい　4. 正しい　答え [2]

臨床検査技師国家試験既出問題

誤っている組み合わせはどれか．
1. バゾプレシン ——— 血圧低下
2. カテコラミン ——— 血圧上昇
3. サイロキシン ——— 熱量産生
4. パラソルモン ——— 血漿カルシウム濃度上昇
5. プロラクチン ——— 乳汁分泌刺激

解説 1. バゾプレシンは血圧上昇作用　2. 正しい（→11ページ）　3. 正しい（→133ページ）　4. 正しい（→128ページ）　5. 正しい（→139ページ）　答え [1]

第 **12** 章

中枢神経系

脳のニューロン

神経伝達物質の分解と再取り込み

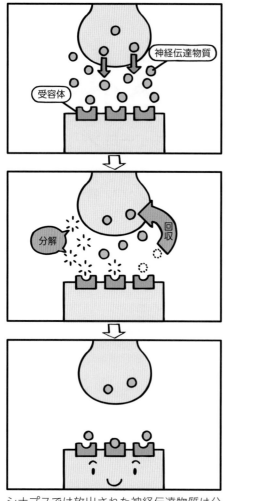

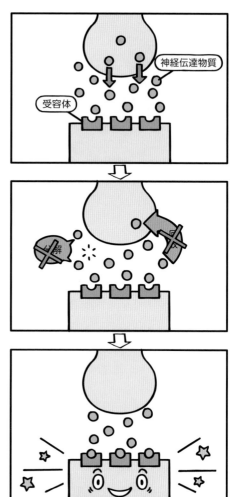

シナプスでは放出された神経伝達物質は分解されたり回収されたりして消滅する．回収とは再び取り込まれること，つまり再取り込みのことである．

この分解や再取り込みを抑制すると，放出された神経伝達物質は多量に残存し，結果的には大量の神経伝達物質を放出したのと同じことがおこる．つまり，シナプス伝達を亢進させたことになる．

GABA（γ-aminobutyric acid）

γ-アミノ酪酸のことで「ギャバ」という．グルタミン酸とよく似た構造をもつアミノ酸の一種であり，脳のニューロンの代表的な抑制性の神経伝達物質である．当然，脳には GABA だけに反応する GABA の受容体が存在する．

脳は多数のニューロンから成り立っている.

脳と脊髄を中枢神経という.中枢神経では多数のニューロンがお互いにネットワークを形成しており,ニューロン同士は**シナプス**を介して情報を伝達している.

▶ **一部のニューロンの機能不全でも脳はうまくはたらかない.**

脳の機能は多数のニューロンの共同作業の結果である.

▶ **脳のニューロンには抑制性のものもある.**

抑制性のニューロンはほかのニューロンのはたらきを抑えている.この抑制がはずれると興奮しすぎるニューロンが出現し,さらにこの興奮しすぎたニューロンはいろいろな精神疾患に関与しているらしい.

「考える機能」と「運動機能」は脳の重要な機能である.

脳にはそのほか「知覚機能」などもある.

▶ **「考える機能」に関与している脳のニューロンの興奮の程度に異常があると,不安になったり,眠れなかったり,精神疾患などになったりする.**

ここでの精神疾患には統合失調症や躁うつ病(双極症)だけでなく,てんかんなども含む.

▶ **正確な「運動機能」を営むためには,主役以外に多数の脇役が必要である.**

筋肉を単純に収縮させる係と,あちこちの筋肉収縮を統率・判断する係が必要である.

脳のニューロンの神経伝達物質にはドパミン,セロトニン,GABA,アセチルコリン,ノルアドレナリンなどがある.

とりあえずこの5種を覚えておこう.いずれもアミン類という大きなグループに属している.これ以外にも多種多様な神経伝達物質が存在する.

▶ **シナプスにはそれぞれの神経伝達物質に対する受容体が存在する.**

たとえばドパミン用にはドパミンだけに反応するドパミン受容体がある.

▶ **受容体を遮断するとシナプス伝達は抑制される.**

受容体遮断薬はシナプス伝達を抑制することになる.逆に受容体の感度を上げると,シナプス伝達が亢進する.

▶ **神経伝達物質の産生を増強するとシナプス伝達が亢進する.**

▶ **放出された神経伝達物質の分解や再取り込みを抑制するとシナプス伝達は亢進する.**

放出された神経伝達物質は分解もしくは再取り込み(放出した元のニューロンが吸いとってしまうこと)され,消滅する.この分解や再取り込みを抑制すると,シナプス部分の神経伝達物質濃度が上昇する.逆に分解や再取り込みを促進させると,濃度は低下しシナプス伝達が抑制される.

▶ **中枢神経作用薬は受容体および神経伝達物質の産生・分解や再取り込みに影響を与えることにより,ニューロンの情報伝達に影響を与えている.**

これが中枢神経作用薬の基本的な薬理作用である.

パーキンソン病

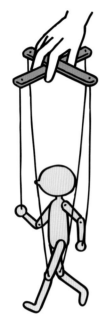

正常では錐体路と錐体
外路とが協力しあって
スムーズな運動を行っ
ている.

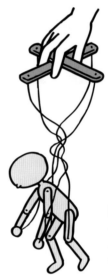

錐体外路が障害を受け
ると，動くことはでき
るが，上手な運動はで
きなくなる.

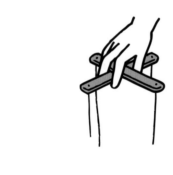

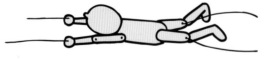

錐体路が障害を受けると動けなくなる.

錐体路と錐体外路

骨格筋を動かす神経経路にメインとサブの2つの経路がある．前者を錐体路，後者を錐体外
路という．パーキンソン病ではこの錐体外路が阻害されているため，筋肉に力は入るが，上
手な運動はできなくなる.

中枢神経系の運動路には錐体路と錐体外路とがある.

脳からの運動の命令は複数の経路を通って全身に伝えられる. この経路には1つのメイン経路と, 複数のサブ経路とがある. このメイン経路を錐体路という.

▶ **錐体路以外の運動路をまとめて錐体外路という.**
運動路においては, 錐体路が"主役", 錐体外路は"脇役たち"に相当する. 錐体外路とは1本の経路ではなく複数の経路の総称である.

▶ **「運動」は錐体路と錐体外路の共同作用である.**
たとえば椅子からドアまで歩く場合, 足の骨格筋を収縮させることが仕事の中心ではある. しかしそれだけでは不十分であり, ある筋肉を収縮させると同時にほかの筋肉をゆるめる, 方向や歩幅を決める, 倒れないようにバランスをとる, スタートとストップといったたくさんの仕事が必要である.

▶ **錐体外路の異常では上手な運動ができなくなる.**
錐体外路に異常があると骨格筋を収縮させることはできるが, 目的にかなった細かい運動の調整ができなくなる. これに対し, 錐体路の異常では筋収縮そのものができなくなる.

▶ **黒質と線条体は錐体外路の重要な部分である.**
中脳(大脳と脊髄の間にある部分)にメラニンをたくさん含んだ神経細胞体が集まって黒く見えるところがあり, これを黒質とよぶ. 線条体は大脳の中心部(皮質ではなく脊髄に近い部分)に存在する大脳基底核の一部である.

パーキンソン病では運動や姿勢がうまく制御できなくなる.

パーキンソン病は50歳代以降に多い病気である.

▶ **パーキンソン病では錐体外路に異常をきたしている.**
正確な「運動機能」を営むための"脇役たち"が異常をきたした疾患である.

▶ **パーキンソン病では錐体外路症状が特徴的である.**
骨格筋の緊張が増し, 動作が緩慢となり, 指のふるえ(振戦), 前かがみになり転びやすいなどの症状が特徴的である. パーキンソン病に限らず錐体外路の異常があれば, 同様な症状が出現する.

パーキンソン病は脳のドパミン不足が原因である.

▶ **脳がドパミン不足になると, 錐体外路がうまく機能しなくなる.**
黒質のニューロンは線条体に軸索を伸ばし, 線条体で神経伝達物質としてドパミンを放出している. このニューロンのドパミン産生障害がパーキンソン病の原因と考えられている. 線条体がドパミン不足になると, 錐体外路がうまく機能しない.

パーキンソン病の治療は脳のドパミンを増やすことである.

▶ **ドパミンそのものは脳の中に移行できない.**
脳には血液脳関門とよばれる関所があり, ドパミンは血液から脳へと通過することができないため, ドパミンそのものを投与しても効果は出ない.

パーキンソン病治療薬

血液脳関門に対するドーパとドパミン

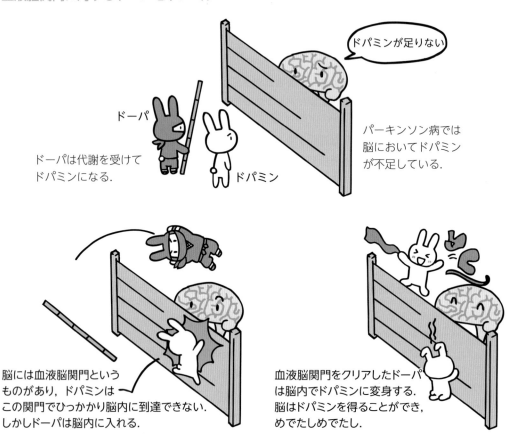

ドーパは代謝を受けてドパミンになる.

ドーパ

ドパミン

ドパミンが足りない

パーキンソン病では脳においてドパミンが不足している.

脳には血液脳関門というものがあり, ドパミンはこの関門でひっかかり脳内に到達できない. しかしドーパは脳内に入れる.

血液脳関門をクリアしたドーパは脳内でドパミンに変身する. 脳はドパミンを得ることができ, めでたしめでたし.

カルビドパ, ベンセラジド

ドーパを分解するドーパ脱炭酸酵素の阻害薬である. これをレボドパとともに投与（メネシット®, マドパー®）するとレボドパの血中濃度が上昇するので, レボドパ自体の投与量を減らすことができる. カルビドパは脳内へは移行しないため, 脳でのレボドパ代謝には影響をおよぼさない.

パーキンソン病治療薬
- **L-ドーパ**：レボドパ（ドパストン®）
- **レボドパと分解阻害薬との合剤**：メネシット®, マドパー®
- **レボドパ賦活薬**：ゾニサミド（トレリーフ®）
- **ドパミン受容体刺激薬**：ブロモクリプチン（パーロデル®）, ロピニロール（レキップ®）
- **ドパミン放出促進薬**：アマンタジン（シンメトレル®）
- **ドパミン分解抑制薬**：MAO-B 阻害薬（エフピー®）, COMT 阻害薬（コムタン®）
- **中枢性抗コリン薬**：アーテン®, アキネトン®
- **ノルアドレナリン補充薬**：ドロキシドパ（ドプス®）

レボドパの投与は脳のドパミンを増やす.

考え方としてはレボドパ投与がパーキンソン病の最も基本的な治療法である.

▶ **ドーパなら血液から脳内へと移行できる.**
経口投与も可能である.

▶ **ドーパは脳で代謝されてドパミンになる.**
正常の代謝経路は**チロシン→ドーパ→ドパミン**である. ドーパはドパミンの前駆物質である. ドーパのように体内で代謝されて作用をもつ薬に変身するものを**プロドラッグ** (→45 ページ) という.

ドーパの薬品名がレボドパである.

レボドパは L-ドーパともいう. ドーパには L 型と D 型の 2 種類の光学異性体があり,効果をもつのは L 型だけである. レボドパとは L 型のドーパのことである.

▶ **レボドパは分解酵素阻害薬と一緒に投与すると効果が増す.**
分解酵素阻害薬は脳内に移行しない点がミソである. 効果増強のしくみは左ページ参照のこと.

▶ **ドパミン放出促進薬やドパミン分解抑制薬も脳のドパミン濃度を上昇させる.**

▶ **ドパミン受容体刺激薬も脳のドパミンの効果を増強する.**
受容体の感受性を高めることにより,少ないドパミンでも効率よく効果を発現させる.

抗コリン薬もパーキンソン病の治療薬となる.

▶ **線条体ではドパミンとアセチルコリンとがバランスをとっている.**
パーキンソン病ではドパミンが減少しているので,相対的にアセチルコリンが増えた状態になっている. したがってアセチルコリンの効果を減少させることは,両者のバランスをもどすので有効な治療法となりうる.

▶ **抗コリン薬は中枢神経のアセチルコリン受容体を遮断する.**
消化器疾患などに用いる抗コリン薬は脳内に到達できないため,パーキンソン病には中枢性抗コリン薬を用いる.

▶ **パーキンソン病では脳内のノルアドレナリンも減少している.**
脳内ノルアドレナリンの補充薬も有効である. ノルアドレナリンのプロドラッグであるドロキシドパを使用する.

レボドパを長期に使用すると効果が減弱してくる.

薬の効果持続時間も短くなり,突然症状が出たり消えたりすることもある.

▶ **レボドパの長期使用による副作用に不随意運動がある.**
これは**ジスキネジア**とよばれる症状である.

▶ **レボドパの使用開始時期をわざと遅くすることもある.**
レボドパは非常に有効な薬であるが,病気の初期はレボドパ以外の薬をなるべく使用することで,レボドパの使用を遅らせることがよく行われる.

抗不安薬

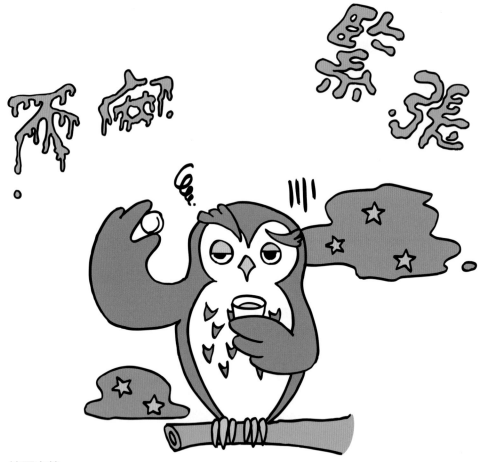

抗不安薬

抗不安薬は頭をボーッとさせることにより精神の緊張や不安感を減らす．睡眠作用ももっている．しかし，統合失調症や双極症などの精神疾患をなおす力はない．

神経症

精神科領域では現在この用語はほとんど使わない．古典的な定義では，神経症とは心理的な原因によって生じる心身の機能障害のことをさし，統合失調症や双極症とは別な病気である．おもな症状に，不安，ヒステリー，恐怖，強迫，抑うつなどがあり，自律神経失調やパニック症なども含まれる．治療には抗不安薬（ベンゾジアゼピン系薬など）や抗うつ薬（SSRI など）などが使用される．

抗不安薬
- ベンゾジアゼピン系薬：ジアゼパム（セルシン®，ホリゾン®），クロルジアゼポキシド（バランス®），エチゾラム（デパス®），ロラゼパム（ワイパックス®）
- ベンゾジアゼピン系拮抗薬：フルマゼニル（アネキセート®）
- セロトニン受容体作動薬：タンドスピロン（セディール®）

抗不安薬とは精神の緊張や不安感を減らす薬である.

いわゆる神経症とかノイローゼとかの場合に有効である.

▶ **脳の活動を抑えると不安の感覚も抑えられる.**

脳がはたらかなかったら「不安感」も生じようがない.

▶ **抗不安薬は脳の活動を抑えることにより不安感を減らしている.**

脳の活動を全体的に抑えると不安感も減るからである. この表現は厳密には正しくない部分もあるが, 初学者の理解としてはこれでよい.

▶ **抗不安薬を使用すると頭がボーッとなる.**

脳の活動が低下するからである. これが抗不安薬の基本的な効果である. 頭がボーッとなってしまうのは主作用ともいえるし副作用ともいえる.

抗不安薬には精神疾患をなおす力はない.

ここでいう精神疾患とは統合失調症や双極症などのことである.

▶ **抗不安薬は精神疾患治療に併用されることはある.**

しかし, 精神疾患治療の主役にはなり得ない.

▶ **抗不安薬には鎮静作用がある.**

抗不安薬は抗不安に加え, 鎮静・催眠, さらにはけいれん発作の解除などにも用いられる.

▶ **抗不安薬はマイナートランキライザーともいう.**

これに対し精神疾患の治療薬はメジャートランキライザーという. トランキライザーとは精神安定薬のことである.

ベンゾジアゼピン系薬が抗不安薬の代表である.

ベンゾジアゼピンというグループ名は覚えておこう.

▶ **ベンゾジアゼピン系薬は脳の GABA の作用を増強する.**

GABA 受容体に作用することにより GABA (→144 ページ) の効果を増強している. GABA は重要な脳の神経伝達物質であり, 脳の活動を抑制する方向にはたらいている.

▶ **副作用は眠気, ふらつき, 脱力, 倦怠感などである.**

要するに頭がボーッとなった結果である. さらに量が多くなると血圧低下や呼吸抑制なども生じる.

▶ **拮抗薬としてフルマゼニルがある.**

麻酔などにベンゾジアゼピン系薬を使ったとき, その解除に用いる.

▶ **長期投与によって耐性や依存性が生じる.**

長く使えばだんだん効かなくなり, 精神依存や身体依存も生じる. 依存が生じているとき急にやめると, 不安や興奮など反跳現象 (リバウンド) を生じることもある.

ジアゼパムがベンゾジアゼピン系薬の代表である.

ジアゼパムという名前は覚えておこう. 有効でかつ非常に歴史のある薬である. ベンゾジアゼピン系薬には△△ゼパムや△△ゾラムという名称のものが多い.

睡眠薬

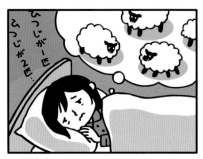
入眠障害

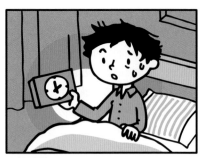
中途覚醒

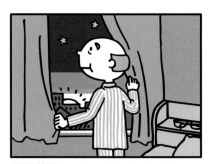
早朝覚醒

睡眠障害と睡眠薬

睡眠障害には入眠障害，中途覚醒，早朝覚醒がある．睡眠薬には作用持続時間の短い
ものから長いものまで多種類あるので，患者の症状や個性・性格などにより，その
患者にいちばんあった薬を使う．

レム睡眠とノンレム睡眠

正常の睡眠ではレム睡眠とノンレム睡眠とが正しく組み合わされている．レムとは眼球が速く動くと
いう意味である．レム睡眠では眼球運動や心拍・呼吸の変動を伴う．睡眠薬で得た睡眠はどうしても
自然の睡眠とは少し異なっている．

ベンゾジアゼピン系睡眠薬，および非ベンゾジアゼピン系睡眠薬
・**超短時間型**：トリアゾラム（ハルシオン®），ゾピクロン（アモバン®），ゾルピデム（マイスリー®），ルネスタ®
・**短時間型**：ブロチゾラム（レンドルミン®），リルマザホン（リスミー®）
・**中間型**：ニトラゼパム（ネルボン®，ベンザリン®），フルニトラゼパム（サイレース®），エスタゾラム（ユーロジン®）
・**長時間型**：クアゼパム（ドラール®），ハロキサゾラム（ソメリン®）
バルビツール酸系睡眠薬
・**短時間型**：ペントバルビタール（ラボナ®）
・**中間型**：アモバルビタール（イソミタール®）
・**長時間型**：フェノバルビタール（フェノバール®）
メラトニン受容体作動薬：ラメルテオン（ロゼレム®）
オレキシン受容体拮抗薬：スボレキサント（ベルソムラ®），レンボレキサント（デエビゴ®）

抗不安薬の催眠作用が強いものが睡眠薬である.

▶ **抗不安薬には催眠作用が強いものと抗不安作用が強いものとがある.**
催眠作用が強いものは睡眠薬, 抗不安作用が強いものは抗不安薬として用いられる.

▶ **不眠症は入眠障害, 中途覚醒, 早朝覚醒にわけられる.**
入眠障害とは寝つけないもの, 中途覚醒とは夜中に目が覚めてしまうもの, 早朝覚醒とは朝早く目が覚めてしまうものである. それぞれに適した薬を用いるとよい.

▶ **睡眠薬は通常は就寝前に服用する.**
中途覚醒する場合は, 夜中に服用することもある.

▶ **手術前夜にも睡眠薬は使用される.**
これを麻酔前投薬という.

▶ **睡眠薬で得た睡眠は自然の睡眠とは少し異なっている.**
睡眠薬で長時間眠っても熟睡感が得られないことがある.

睡眠薬はベンゾジアゼピン系薬が主体である.

バルビツール酸系薬も催眠作用がある. 両者とも脳の GABA の作用を増強する. 脳のメラトニンは睡眠覚醒リズムを調節している.

▶ **バルビツール酸系薬には作用持続時間の短いものから長いものまで多数ある.**
短いものは麻酔薬として使われ, 長いものは抗てんかん薬などとしても使われる.

▶ **ベンゾジアゼピン系薬には作用持続時間の短いものから長いものまで多数ある.**

▶ **睡眠薬は作用持続時間により, 超短時間型, 短時間型, 中間型, 長時間型にわけられる.**
作用持続時間と血中濃度半減期とは比例する.

▶ **入眠障害には超短時間型, 中途覚醒に短時間型, 早朝覚醒に中間型の睡眠薬を使う.**
これはあくまで一般論である. 結局のところ, 患者の症状や個性・性格などにより, その患者にいちばんあった薬を使うのがよい.

▶ **うつ病や統合失調症などに伴う不眠には抗うつ薬や抗精神病薬を併用する.**
この場合は単に睡眠薬だけでは解決できない.

▶ **睡眠・覚醒にはオレキシンが関与している.**
オレキシンとはペプチドの神経伝達物質である.

睡眠薬の大きな副作用は翌朝へのもちこし効果である.

翌朝になっても眠気を感じ, まだボーッとしている. 翌朝まで薬の効果が残っているせいである.

▶ **睡眠薬の効果は高齢者では強く出る.**
高齢者は薬の代謝速度が遅いので, 作用も副作用も強くかつ長く続く.

▶ **睡眠薬は量と種類をよく選ぶ.**
適切な種類の薬を適量使用することが重要である. 現時点の効果だけでなく, 長い目で見た将来の離脱も視野にいれておく必要がある.

▶ **患者には睡眠および睡眠薬に対する正しい知識と教育が必要である.**
規則正しい生活をすることが基本である.

抗精神病薬

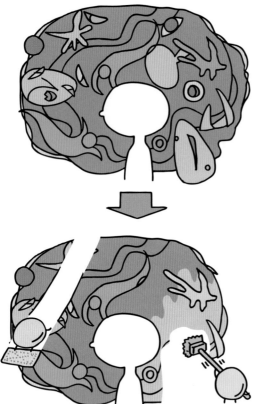

統合失調症と抗精神病薬

抗精神病薬は統合失調症の幻覚・妄想・興奮など
を抑える．その作用機序は，脳のドパミン受容体
やセロトニン受容体を遮断するからだと考えられ
ている．

アルツハイマー型認知症の薬

認知症には大きく脳血管障害によるものとアルツハイマー型とがある．アルツハイマー型認知症の原
因には，脳において神経伝達物質であるアセチルコリンの不足や，グルタミン酸受容体の一種である
NMDA受容体の過剰な活性化が関与していると考えられている．そこで，前者へはコリンエステラー
ゼ阻害薬で脳内アセチルコリン量を増加させること，後者へはNMDA受容体阻害薬を用いることが
治療となる．

抗精神病薬
- **フェノチアジン系**：クロルプロマジン（ウインタミン®，コントミン®），レボメプロマジン（ヒルナミン®）
- **ブチロフェノン系**：ハロペリドール（セレネース®）
- **ベンザミド系**：スルピリド（ドグマチール®）
- **非定型抗精神病薬**：リスペリドン（リスパダール®），オランザピン（ジプレキサ®），アリピプラゾール（エビリファイ®），
  クロザピン（クロザリル®）

抗認知症薬
- **コリンエステラーゼ阻害薬**：ドネペジル（アリセプト®），ガランタミン（レミニール®），リバスチグミン（イクセロン®）
- **NMDA受容体阻害薬**：メマンチン（メマリー®）
- **その他**：チアプリド（グラマリール®），抑肝散

統合失調症に有効な薬を抗精神病薬という.

▶ **統合失調症の典型例は，幻覚・妄想・興奮などで始まりやがて人格が崩壊していく.**
統合失調症の本態はまだよくわかっていない．しかし，幻覚・妄想・興奮などには脳内のドパミンをはじめセロトニンやノルアドレナリンなどが関与しているらしい.

▶ **向精神薬は精神機能に関与するすべての薬の総称で，抗精神病薬を含む.**

▶ **抗精神病薬は幻覚・妄想・興奮などの症状を抑える.**
抗不安薬にはこのような症状を抑える作用はない.

定型抗精神病薬はフェノチアジン系薬とブチロフェノン系薬である.

これにベンザミド系薬を加えた3種が昔から使われている定型抗精神病薬の代表である．現在は新しい非定型抗精神病薬が治療の中心になっている.

▶ **クロルプロマジンがフェノチアジン系薬の代表である.**
クロルプロマジンは歴史的に有名な薬である．同様にブチロフェノン系薬ではハロペリドールが歴史的に有名な薬である.

▶ **定型抗精神病薬には脳のドパミン受容体の遮断作用がある.**

▶ **脳のドパミンは脳の活動性を促進する神経伝達物質である.**
おそらく統合失調症では脳がある面で活発にはたらきすぎているのであろう．ただしドパミンだけで全部を説明できるわけではなく，セロトニンやノルアドレナリンなども関係している.

▶ **非定型抗精神病薬はドパミンだけでなくセロトニンなどの遮断作用も有する.**
定型抗精神病薬はドパミンの遮断作用がメインである．最近の治療の主流となっている非定型抗精神病薬は，ドパミンに加えセロトニンなどのほかの神経伝達物質の遮断作用も有している.

抗精神病薬の副作用は錐体外路症状，便秘，肝障害である.

▶ **眠気は生じて当たり前である.**
抗精神病薬に限らず鎮静薬一般にいえることである．車の運転は控える.

▶ **脳のドパミンの作用を遮断するとパーキンソン病様の症状が出現する.**
パーキンソン病はドパミン不足が原因である．パーキンソン病様の症状のことを錐体外路症状という（→147ページ）.

▶ **抗精神病薬には抗パーキンソン薬を併用する.**
副作用としての錐体外路症状を抑制するためである.

▶ **抗精神病薬には消化器抑制作用もある.**
抗コリン作用によるものである．末梢のアセチルコリンの作用を阻害し，腸管運動が低下し便秘になる．唾液分泌も低下し，口渇も生じる．吐き気も抑制する．これを利用し制吐薬としても使用される.

▶ **抗精神病薬は肝障害をおこす.**
抗精神病薬は長期服用することが多く，薬の代謝を行う肝臓の負担は大きい.

抗うつ薬

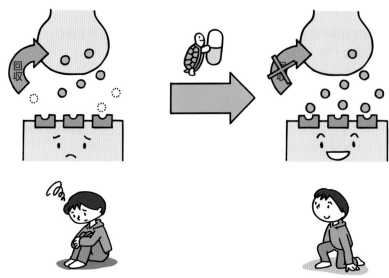

抗うつ薬

抗うつ薬はセロトニンやノルアドレナリンの再取り込みを阻害する.

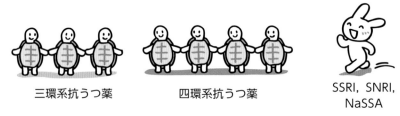

三環系抗うつ薬　　　　四環系抗うつ薬　　　SSRI，SNRI，NaSSA

抗うつ薬の進化

うつ病では脳のシナプスのセロトニンやノルアドレナリンが不足しているらしい．再取り込みを阻害するとシナプスでの濃度が上がる．最初に開発された抗うつ薬が三環系抗うつ薬であるが，副作用として口渇や便秘などの抗コリン作用が強かった．そこで次に四環系抗うつ薬が開発され，作用も副作用も弱くなった．そしてさらにセロトニンやノルアドレナリンの再取り込み阻害に特化したSSRI，SNRI，NaSSAが開発された．

抗うつ薬
- **三環系抗うつ薬**：イミプラミン（トフラニール®），クロミプラミン（アナフラニール®），ノルトリプチリン（ノリトレン®）
- **四環系抗うつ薬**：ミアンセリン（テトラミド®）
- **SSRI**：フルボキサミン（ルボックス®），パロキセチン（パキシル®），セルトラリン（ジェイゾロフト®），エスシタロプラム（レクサプロ®）
- **SNRI**：ミルナシプラン（トレドミン®），デュロキセチン（サインバルタ®）
- **NaSSA**：ミルタザピン（レメロン®）
- **S-RIM**：ボルチオキセチン（トリンテリックス®）
- **その他の抗うつ薬**：トラゾドン（レスリン®），スルピリド（ドグマチール®）

抗躁薬
- **炭酸リチウム**（リーマス®）

うつ病とは感情や思考が低下する病気である．

具体的には，抑うつ気分，感性の低下，不安感，考えることがめんどうになり何事もおっくうがるなど．また身体症状としては不眠，とくに朝起きられないことが多い．

▶ うつ病だけのこともあれば，躁うつ病のこともある．

躁うつ病とは躁病とうつ病を交互に繰り返す疾患であり，双極症ともいう．

▶ うつ病の患者は自殺しやすい．

自殺企図という．自殺防止に注意をはらう必要がある．誘因となっているストレスは可能なら減らす．また，叱咤激励は逆効果である．

▶ うつ病には脳内のセロトニンやノルアドレナリン不足が関与しているらしい．

うつ病の本態はまだよくわかっていない．統合失調症でのドパミン，セロトニン，ノルアドレナリン過多とは対照的である．

三環系抗うつ薬は古典的抗うつ薬である．

化学構造に炭素環（ベンゼン環のようなもの）を 3 つもっているので三環系という．イミプラミンが三環系抗うつ薬の代表である．

▶ 抗うつ薬とはセロトニンやノルアドレナリンの再取り込み阻害薬である．

脳のシナプスにおいて，放出されたセロトニンやノルアドレナリンの再取り込みを阻害するとその濃度は上昇する．その結果，セロトニンやノルアドレナリンの効果が増強される．

▶ 抗うつ薬は三環系→四環系→SSRI，SNRI，NaSSA，S-RIM と進化している．

三環系抗うつ薬には炭素環が 3 つ，四環系抗うつ薬には炭素環が 4 つある．SSRI とは選択的セロトニン再取り込み阻害薬のこと，SNRI とはセロトニン・ノルアドレナリン再取り込み阻害薬のこと，NaSSA とはノルアドレナリン作動性・特異的セロトニン作動性抗うつ薬のこと，S-RIM とはセロトニン再取り込み/セロトニン受容体モジュレーターのことである．三環系抗うつ薬を第 1 世代，四環系抗うつ薬を第 2 世代，SSRI，SNRI，NaSSA，S-RIM を第 3 世代とよぶこともある．進化するに従い，副作用は弱くなっている．

▶ 抗うつ薬には抗コリン作用もある．

これが副作用に結びつく．当然セロトニン再取り込み阻害作用だけをもった薬の副作用は少ない．

うつ病の逆が躁病である．

躁状態だけはまれで，長い経過中に躁状態とうつ状態を繰り返すのが一般的である．

▶ 躁病では気分が高揚している．

躁病では社会的な逸脱行動をとりやすい．具体的には，行動的でよくしゃべり，眠らなくても元気いっぱいである．いろいろなアイデアが浮かび自信過剰で買い物好きとなり，性欲は亢進し恋愛感情も高まる．

躁病には炭酸リチウムを用いる．

炭酸リチウムは腎毒性があるので，定期的な血中濃度の測定を行う．**躁病—炭酸リチウム—血中濃度測定**，と覚えておこう．

抗てんかん薬

てんかん発作と抗てんかん薬

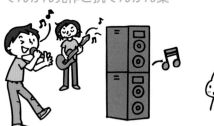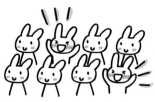

正常では脳のニューロンは秩序をもって興奮している.

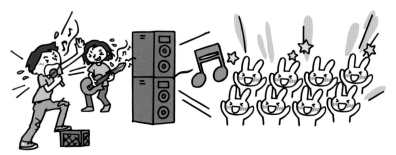

てんかん発作では,脳の多数のニューロンが同時に過剰に興奮している.

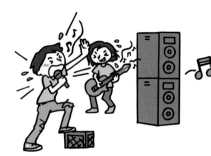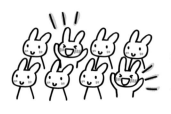

抗てんかん薬は大脳ニューロンの興奮を抑制することにより,同時過剰興奮を防いでいる.

強直-間代発作

大発作ともいわれているもので,まず意識消失と同時に全身のけいれんをおこす.けいれんは全身の筋の強直がおこり,数秒〜数十秒後には全身の筋の強直と脱力が繰り返される.これを間代期という.その後は眠ってしまうことが多い.脳波では大きな尖った波が特徴的である.

抗てんかん薬
- フェニトイン(PHT;ジフェニルヒダントイン;アレビアチン®,ヒダントール®),フェノバルビタール(PB;フェノバール®),カルバマゼピン(CBZ;テグレトール®),バルプロ酸(VPA;デパケン®),ゾニサミド(ZNS;エクセグラン®),クロナゼパム(CZP;ランドセン®,リボトリール®),クロバザム(CLB;マイスタン®),ガバペンチン(GBP;ガバペン®),トピラマート(TPM;トピナ®),ラモトリギン(LTG;ラミクタール®),レベチラセタム(LEV;イーケプラ®)

てんかん重積のけいれん抑制
- ジアゼパム(セルシン®,ホリゾン®),ホスフェニトイン(ホストイン®),フェノバルビタール(ノーベルバール®)

てんかんとは脳の多数のニューロンが同時に過剰に興奮することである.

そのためけいれんや意識消失を伴うことが多いが，伴わないこともある.

▶ てんかん発作の代表が強直-間代発作である.

てんかんにはさまざまな種類があり，大脳のどの位置のニューロン集団が興奮したかにより症状が異なってくる．強直-間代発作の詳細は左ページ参照のこと.

▶ 抗てんかん薬には発作時に使う薬と非発作時に使う薬とがある.

前者は現在おきている発作をとにかくとめる薬であり，後者は発作をおこさせないために使う薬である．狭い意味の抗てんかん薬とは後者のことである.

▶ 抗てんかん薬は長期間飲み続ける必要がある.

てんかんの多くは小児期から少年期にかけて発症する慢性疾患である．抗てんかん薬は成人期までは飲み続ける必要がある．したがって，学業・進学，職業選択，結婚・出産といったことにも大きく関係してくる．たった1回の発作が患者の人生を変えることもある.

抗てんかん薬は大脳ニューロンの興奮を抑える.

抗てんかん薬の作用機序は，GABA（→144ページ）の作用増強，グルタミン酸の作用抑制，イオンチャンネルの抑制と考えられている.

▶ フェニトイン，フェノバルビタール，カルバマゼピン，バルプロ酸の4薬が抗てんかん薬の代表である.

そのほか，ゾニサミドやベンゾジアゼピン系薬も使われる．新世代の薬も開発されている．これらの薬の中から年齢・性別なども考慮に入れて，その患者に最適なものを使用する.

▶ 抗てんかん薬は血中濃度を測定できる.

しかしながら発作を抑える濃度は個人個人でまったく違うため，この濃度が有効であるという一般的な数値は出しにくい.

てんかん発作時にはジアゼパムを静注する.

とにかくまず急いで発作をとめることが重要である．注射でないと間に合わない.

▶ 発作が続いている状態をてんかん重積という.

重積状態が続くと，呼吸抑制や脳の酸素欠乏などをきたすことがある.

※以下に抗てんかん薬の特徴を列挙するが，これらは覚えなくてもよい.

▶ フェニトインは歯肉増殖をおこす.

顔の見た目が悪くなり小児と女性には使いにくい．別名はジフェニルヒダントイン.

▶ 妊娠希望の成人女性に使うならフェノバルビタールか.

バルビツール酸系の薬である（→153ページ）．胎児に対する影響は少ない．小児では脳の発育を障害するおそれがある.

▶ バルプロ酸は小児のてんかんによく使う.

催奇形性があるので妊娠希望の成人女性には禁忌である.

▶ カルバマゼピンは焦点てんかんによく使う.

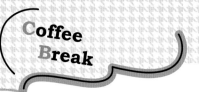

フェニトインの血中濃度

フェニトインは吸収に個人差が大きく，剤形によっても異なる．さらにある濃度を超えると，肝臓における代謝が飽和状態になり血中濃度が急上昇する．このため，フェニトインは血中濃度を測定しながら使用することが多い．なお，フェニトインは抗不整脈薬（→87ページ）でもある．

看護師国家試験既出問題

躁病の治療薬はどれか．
1. フェニトイン
2. 塩酸アミトリプチリン
3. 塩酸プロメタジン
4. 炭酸リチウム

解説 1. この薬は抗てんかん薬　2. この薬は三環系抗うつ薬　3. この薬は抗ヒスタミン薬　4. 正しい　答え [4]

薬剤師国家試験既出問題

神経症に関する記述のうち，正しいものの組み合わせはどれか．
a. 不安神経症の原因は，対人関係などに基づく心理的な葛藤が多い．
b. ジアゼパムは，大脳皮質のベンゾジアゼピン受容体に作用し，低用量では鎮痛・催眠作用を，高用量では抗不安作用を示す．
c. クエン酸タンドスピロンは，セロトニン $5-HT_1$ 受容体に作用して抗不安作用を示す．
d. ヒステリーは，心的原因が身体症状として現れる疾患である．
e. ハロペリドールは，神経症の第一選択薬である．
1 （a, b, c）　2 （a, b, d）　3 （a, c, d）　4 （b, d, e）　5 （b, c, e）

解説 151ページを参照　a. 正しい　b. 低用量で抗不安作用，高用量で催眠作用を示す　c. 正しい（→29ページ）　d. 正しい　e. ハロペリドールは抗精神病薬である．神経症には抗不安薬を用いる　答え [3]

麻酔

麻薬性鎮痛薬

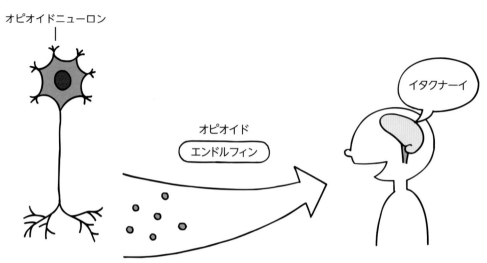

脳にはオピオイドという物質を分泌するニューロンがある. オピオイドは痛みを和らげ快感をもたらす. オピオイドの代表がエンドルフィンである.

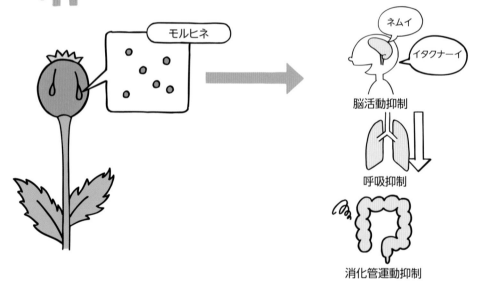

モルヒネはオピオイドと同様な作用をもっている. 脳に対しては鎮痛, 鎮静, 快感などをもたらすが, 同時に呼吸抑制や消化管の運動低下 (つまり便秘) などももたらす.

麻薬性鎮痛薬
- **モルヒネ**：モルヒネ塩酸塩, アンペック®, MS コンチン®
- **モルヒネ以外の麻薬**：オキシコドン, フェンタニル, レミフェンタニル (アルチバ®), ペチジン, メサドン (メサペイン®), コデイン, アヘン, 貼付剤 (フェンタニル, デュロテップ®)
- **非麻薬性鎮痛薬**：ペンタゾシン (ソセゴン®), ブプレノルフィン (レペタン®, ノルスパン®), トラマドール (トラマール®)
- **麻薬拮抗薬**：ナロキソン；麻薬性便秘治療薬 (スインプロイク®)

体内には麻薬と同じ作用をもつ物質が存在する．

体内の物質は短いペプチドであり，**オピオイド**という．「オピオイドと類似の作用をもつ物質が植物にも存在する」という表現のほうがより正しい．
- ▶ **オピオイドと麻薬はオピオイド受容体を介してその作用を発現する．**
- ▶ **オピオイドの代表はエンドルフィンであり，麻薬の代表がモルヒネである．**

オピオイド受容体は数種あり全身に存在する．したがって，麻薬は多彩な作用を示す．

麻薬には非常に強力な鎮痛作用がある．

- ▶ **中枢神経系に対する作用は，鎮痛，快感，鎮静，眠気，呼吸抑制，鎮咳，催吐など．**
- ▶ **末梢神経系に対する作用として，消化管の運動低下，尿閉などがある．**

これは副交感神経からのアセチルコリン分泌抑制作用によるものである．つまり，抗コリン薬と似た作用が出現する．
- ▶ **麻薬には依存性が存在する．**

モルヒネをはじめとした麻薬類が法律にてきびしく規制されているゆえんである．
- ▶ **依存性には身体的依存性と精神的依存性とがある．**

モルヒネは代表的鎮痛薬である．

- ▶ **徐放性（徐々に成分を放出）の経口薬もある．注射薬，貼付薬，坐薬もある．**

癌の疼痛などに用いる．フェンタニルやペチジンなどにも鎮痛作用がある．
- ▶ **副作用は，依存性，呼吸抑制，錯乱，悪心・嘔吐，便秘，口渇，排尿障害など．**
- ▶ **コデインは咳および下痢に使われる．**

コデインにも鎮痛作用はあるがモルヒネよりはずっと弱い．コデインには強い鎮咳作用と止痢作用がある．鎮咳薬として使ったときの止痢作用は副作用であり，下剤の併用が必要である．
- ▶ **コデインは麻薬であるが，100 倍に薄めたコデイン散は非麻薬扱いである．**

乳糖の粉末の中に1％だけコデインの粉末が混ぜてある．

ペンタゾシンは非麻薬性の強力な鎮痛薬である．

ペンタゾシンもかなり強力な鎮痛作用をもっている．
- ▶ **ペンタゾシンにも依存性がある．**

モルヒネほどではないがやはり依存性がある．法律的には麻薬ではないが，病院内では麻薬とみなして，ほぼ同等の扱いをしている施設が多い．
- ▶ **モルヒネと同類の薬にフェンタニルがある．**

フェンタニルはモルヒネの約 80 倍の鎮痛作用を有し，麻酔に使用される．
- ▶ **コカインは表面麻酔に使われる局所麻酔薬である．**

コカインは中南米で生育するコカという木の葉から抽出したもので，プロカインなどとよく似た化学構造である．実際の臨床ではほとんど使わない．
- ▶ **モルヒネの拮抗薬はナロキソンである．**

ナロキソンは麻薬による呼吸抑制や，麻薬を使った麻酔から覚醒させるときに使う．麻薬による便秘にも選択的な拮抗薬がある．

非合法麻薬

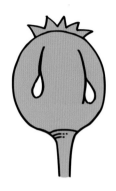

アヘン（阿片）
ケシ坊主に浅く切り傷をつけ，そこからしみ出てくる乳液を固めたもの．モルヒネやコデインなどを含んでいる．

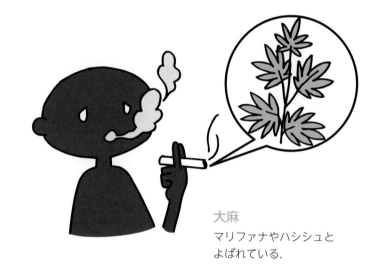

大麻
マリファナやハシシュとよばれている．

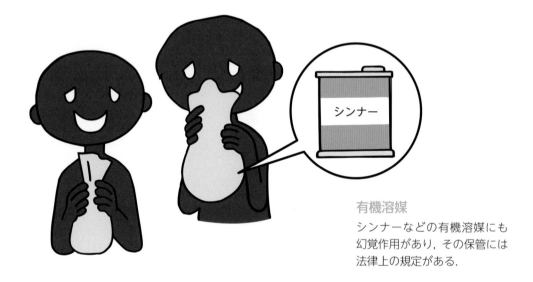

有機溶媒
シンナーなどの有機溶媒にも幻覚作用があり，その保管には法律上の規定がある．

麻薬の静注

麻薬は経口投与でも効果が得られるが，中毒者は静注を好む．その理由は，少量で，つまり少額で強い効果が得られるからである．初診の患者で多数の注射痕を見つけたときには，麻薬類の中毒を一応念頭に置く必要がある．

麻薬類は法律でその取り扱いが厳しく制限されている.

にもかかわらず，非合法の使用が大きな社会問題になっている.

▶ **麻薬類の密造・密売・不正使用は個人や社会に害をおよぼす.**

麻薬類は痛みを抑えてくれる非常にすぐれた薬物であるが，習慣性が強く乱用されやすい.

モルヒネは植物のケシから精製する.

ケシ坊主（ケシの子房が大きく成熟したもの）に浅く切り傷をつけると，そこから乳液がしみ出てくる．この乳液を固めたものがアヘン（阿片）である.

▶ **モルヒネはアヘンから精製する.**

ある種のケシの乳液はモルヒネやコデインなど 20 数種の成分を含んでいる．アヘンは吸煙して使用する．ヒナゲシのような一般の花屋で売られているケシ類にはアヘンは含まれていない.

▶ **ヘロインはモルヒネを材料にしてつくった半合成麻薬である.**

ヘロインはモルヒネの数倍の鎮痛効果をもつが，副作用はさらにその数倍強い．そのため医療ではまったく使われておらず，すべてが密造品である.

▶ **コカインは局所麻酔薬の仲間である.**

プロカインとよく似た化学構造をしている．角膜の麻酔などに使用可能であるが，実際にはほとんど使わない．強い中枢神経興奮作用がある.

覚せい剤はアドレナリンの仲間である.

▶ **覚せい剤とはアンフェタミンおよびメタンフェタミンのことである.**

化学構造はアドレナリンとよく似ている．ヒロポンという商品名で実際に市販されていたらしいが，筆者は現物を見たことはない．隠語で「シャブ」という.

▶ **覚せい剤にはフラッシュバックがある.**

覚せい剤の場合，たとえ薬の使用をやめても，その後突然，幻覚などが現れ錯乱状態に陥ることが何度もおこる．この現象をフラッシュバックといい，一生つきまとうので，覚せい剤経験者の社会復帰を妨げる大きな原因になっている.

▶ **LSD は色彩に富んだ強い幻覚を引きおこす.**

LSD の正式名称はリゼルグ酸ジエチルアミド（LSD-25）という化学物質である．抗精神病薬の研究の過程で麦角から人工合成された．LSD にもフラッシュバックが見られる．薬理学的にはセロトニン阻害作用をもっている.

▶ **大麻の葉や花穂を乾燥させたものは「マリファナ」とよばれる.**

大麻樹脂を固めたものは「ハシシュ」とよばれる．いずれも吸煙して使用する．野生の大麻は我が国にも見られるが，大麻の不正栽培は密売や所持よりも刑が重い.

▶ **向精神薬や有機溶媒にも幻覚作用がある.**

向精神薬やシンナー，トルエンなどの保管には法律の規定がある．麻薬類の中毒者には，過去に有機溶媒乱用の経験をもっている人も多い.

全身麻酔（1）吸入麻酔薬

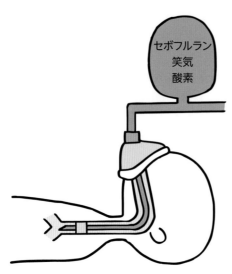

吸入麻酔

気管内に挿管し，セボフルラン（と空気）を肺に送り込む．麻酔中は自力では呼吸できないので，人工呼吸を行う．セボフルランに笑気と酸素を加えることもある．

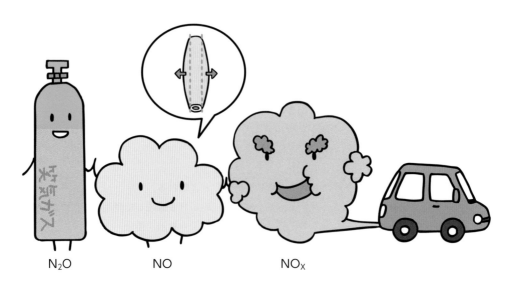

N₂O　　　　NO　　　　　NOₓ

窒素酸化物

笑気（N_2O）や一酸化窒素（NO）は大気汚染の原因物質であるNO_X（ノックス）と化学的親戚関係にある．なおNO_XとはNO_2，NO_3，NO_4，…の総称．

吸入麻酔薬
・笑気（亜酸化窒素），イソフルラン，セボフルラン（セボフレン®），デスフルラン（スープレン®）

麻酔薬には全身麻酔薬と局所麻酔薬とがある.

両者はまったく違った薬である. 両者の方法もまったく異なっている.

全身麻酔では, 意識消失, 鎮痛, 骨格筋弛緩, 有害反射の抑制の4つの作用が必要である.

全身麻酔を行うには少なくとも4種類以上の薬効の組み合わせが必要である.

▶ 眠ることと痛みが減ることは別である.

眠らせるだけの薬や痛みをとるだけの薬もあり, うまく組み合わせる必要がある.

▶ 上記に加え, 呼吸管理と循環管理も必要である.

深く眠らせると呼吸はとまってしまう. 呼吸管理のために気管内に挿管し, 人工呼吸を行う.

▶ 気管内挿管のためには意識消失と骨格筋弛緩があったほうがよい.

意識下でも挿管はできないことはない. しかし普通の手術では意識と筋肉の緊張をなくしたあと (この状態では自力では呼吸できない), すばやく挿管し人工呼吸を開始する.

▶ 手術中もずっと骨格筋は弛緩しているほうが手術はやりやすい.

たとえば骨格筋が緊張した状態で開腹すると, 圧力で腸が飛び出してきたりする. 骨格筋弛緩に関しては22ページを参照のこと.

▶ 有害反射抑制のためにアトロピンもしくはスコポラミンを用いる.

手術中の迷走神経緊張は困る. 麻酔中は気道分泌や胃液分泌は少ないほうがよく, また迷走神経反射による徐脈や血圧低下も避けなければならない. 胃潰瘍防止のためにH_2遮断薬も使う.

吸入麻酔薬ではセボフルランと笑気を知っておこう.

▶ セボフルランは強力な麻酔作用を有する.

セボフルランは液体であり, 気化させて用いる. セボフルランと同等な薬にイソフルランがある. セボフルランとイソフルランは同じものだと思ってよい. 昔はハロタン (フローセン®) が使われていた.

▶ 笑気は亜酸化窒素という気体である.

化学式はN_2Oである. 安全性が高く鎮痛作用は強いが, 麻酔作用はそれほど強くはない. 50%以上の高濃度で使用する. 最近はあまり用いない.

▶ セボフルランに笑気と酸素を組み合わせることもある.

笑気を併用することもある. 笑気を使った場合は, 呼吸のために酸素の投与も必要である. 笑気を用いなければ空気 (ルームエア) でよい.

▶ 吸入麻酔と静脈麻酔とは併用できる.

両者を併用することも多い.

全身麻酔（2）静脈麻酔薬

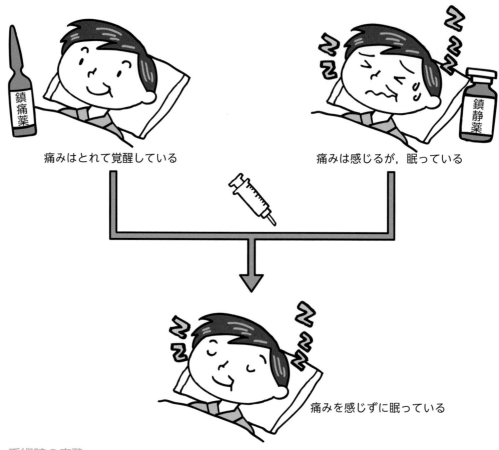

痛みはとれて覚醒している

痛みは感じるが，眠っている

痛みを感じずに眠っている

手術時の麻酔

手術時には痛みを緩和する薬と眠らせる薬とが必要である．1つの薬が両者の効果を合わせもつことは少ないので，手術時の全身麻酔には複数の薬を併用する．

麻酔関連の拮抗薬
- 抗コリンエステラーゼ薬：ネオスチグミン（ワゴスチグミン®），エドロホニウム（アンチレクス®）
- 筋弛緩薬の拮抗薬（**抗ロクロニウム，抗ベクロニウム**）：スガマデクス（ブリディオン®）
- モルヒネの拮抗薬：ナロキソン，レバロルファン（ロルファン®）
- ベンゾジアゼピンの拮抗薬：フルマゼニル（アネキセート®）

静脈麻酔薬
- プロポフォール（ディプリバン®），チオペンタール（ラボナール®），ケタミン（ケタラール®），ミダゾラム（ドルミカム®）

鎮痛薬
- フェンタニル，レミフェンタニル（アルチバ®），ペンタゾシン（ソセゴン®）

鎮静薬
- ドロペリドール（ドロレプタン®），ジアゼパム（セルシン®，ホリゾン®），デクスメデトミジン（プレセデックス®）

静脈麻酔薬の代表はプロポフォールである.

▶ **プロポフォールは投与したとたんに眠り，やめたとたんに覚醒する.**
投与している間だけ眠っているのはプロポフォールの代謝がきわめて早いせいである．このように反応がすばやい薬は麻酔薬として非常に適している.

▶ **プロポフォールは持続投与ができる.**
点滴で投与したり間欠的に投与したりする．なお，プロポフォールは脂溶性なので脂肪の懸濁液になっている．開封後の細菌汚染に注意.

▶ **プロポフォールはほかの麻酔と組み合わせてよく使われる.**
もちろん単独でも使用できる．しかし，イソフルランや硬膜外麻酔のようなほかの麻酔と組み合わせると，麻酔薬の量を減らせる．非常におおまかにいって，全身麻酔例の半数以上にプロポフォールが使用（併用を含む）されているような印象を筆者は個人的にもっている.

▶ **静脈麻酔薬にはバルビツール酸とケタミンもある.**
バルビツール酸のグループでは，チオペンタールのような効果の早い薬が使われる．一瞬だけ眠らせたいときや麻酔導入に使う.

▶ **ケタミンは覚醒時の錯乱に注意する.**
ケタミンは脳の鎮痛に関与する神経活動を促進させることにより痛みを抑えている．したがって脳全体は興奮状態にあり，悪夢を見たり，覚醒時にあばれたりする．覚醒時にはそっとしておくこと.

強力な鎮痛薬と強力な鎮静薬とを組み合わせる方法もある.

▶ **強力な鎮痛薬で痛みをとめ，強力な鎮静薬で頭がボーッとした状態をつくり出す.**
この状態で手術をするとボーッとしたまま痛みを感じないですむ．これは **NLA（ニューロレプト麻酔）** とよばれる方法で，心臓手術などでよく使われる．一応意識はあるが，手術の記憶は残っていない．笑気を加えて眠らせてしまうこともできる.

▶ **NLA では鎮痛薬にはフェンタニル，鎮静薬にはドロペリドールを使う.**
ほかの薬でもよい．鎮痛薬にペンタゾシン，鎮静薬にジアゼパムの組み合わせもよく使われる．これはフェンタニルが麻薬であり，その取り扱いが煩雑なことが大きな理由である.

全身麻酔では，麻酔前投薬→麻酔導入→麻酔維持→覚醒と進める.

以下にある全身麻酔例における各種薬剤の使用例を示す．前投薬はしない場合も多い.

▶ **手術前夜には睡眠薬を用いてぐっすり眠らせる.**

▶ **麻酔前には鎮痛薬と抗コリン薬を投与する.**
痛みを少しでも減らし，有害反射をとめるためである．H_2遮断薬も使うことがある.

▶ **静脈麻酔薬静注→筋弛緩薬静注→気管内挿管→吸入麻酔薬と進める.**
麻酔導入の例である.

▶ **手術終了後は麻酔から覚醒させ，気管内チューブを抜管する.**
筋弛緩薬の効果は拮抗薬で打ち消す（麻酔科ではリバースとよぶ）．十分な自発呼吸ができるようになるまでは目を離してはいけない.

局所麻酔薬

神経伝達と局所麻酔薬

局所麻酔薬はイオンの出入りをとめることにより神経線維の興奮伝導をブロックする．交感神経の線維は無髄で細く，知覚神経は有髄で中程度の太さ，運動神経は有髄で太い．有髄線維は髄鞘の間の絞輪部でイオンが出入りするので，麻酔薬が髄鞘の部分だけに作用しても興奮は伝わる．

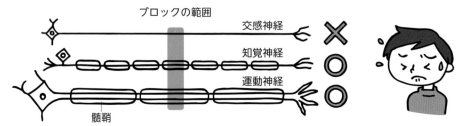

初期のブロック範囲は狭く，交感神経のみがブロックされ，血管拡張により血圧が低下する．痛みはまだ感じる．

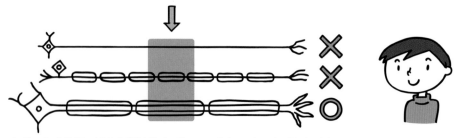

やがて交感神経に加え知覚神経もブロックされ，痛みを感じなくなる．

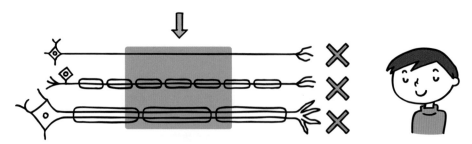

最後は運動神経もブロックされ，血管拡張・知覚消失に加え筋肉が動かなくなる．

局所麻酔薬
- プロカイン，メピバカイン（カルボカイン®），ブピバカイン（マーカイン®），リドカイン（キシロカイン®），ロピバカイン（アナペイン®）

局所麻酔薬は神経伝導をブロックする.

局所麻酔薬はイオンチャネルのはたらきをとめ，細胞の興奮を抑える．その結果，ニューロンの軸索は興奮できなくなり，痛みの刺激が伝わらなくなる．

▶ **局所麻酔薬には分解が速いものから遅いものまでいろいろある.**
目的に応じて使いわけている．

▶ **局所麻酔薬はアドレナリンと混合して使うと長持ちする.**
血管収縮により血流が低下して，局所麻酔薬の拡散が防げるからである．局所麻酔薬の使用量を減らすことができる．

▶ **指趾・陰茎・耳介にはアドレナリン入りの局所麻酔薬は慎重に投与すべきである.**
禁忌と思ってよい．指趾・陰茎・耳介の根元にアドレナリンが投与されると，血流不足により指趾・陰茎・耳介が壊死する．

リドカインは局所麻酔薬でもあり抗不整脈薬でもある.

細胞の興奮を抑える薬である．末梢神経の興奮を抑えることにより麻酔作用を発揮し，心筋の興奮を抑えることにより不整脈を防ぐ．

プロカインとプロカインアミドはよく似た化学構造をしている.

▶ **プロカインは局所麻酔薬，プロカインアミドは抗不整脈薬である.**
両者とも局所麻酔作用も抗不整脈作用もある．プロカインを分解されにくく長持ちするようにつくりなおしたのがプロカインアミドである．

局所麻酔薬は量が多すぎるとけいれんをおこす.

局所麻酔が脳に作用した結果である．過剰量にならないように気をつける．血圧低下や呼吸停止なども引きおこす．キシロカイン® のスプレーを口腔内に気前よく噴射しすぎると，過剰量になることがあるので要注意．

局所麻酔薬の投与場所は皮膚粘膜，神経の途中，硬膜外および脊髄腔内がある.

次ページも参照のこと．

▶ **皮膚（皮内や皮下）に投与する場合を浸潤麻酔という.**
粘膜や角膜表面に投与する場合を表面麻酔という．

▶ **上腕のつけ根を麻酔すると腕全体が痛くない.**
腕全体の痛覚の通り道を遮断する方法である．神経途中の麻酔を伝達麻酔という．

リドカイン

局所麻酔薬の代表がリドカインである．剤形としては，局所注入用に注射液，粘膜用にゼリーやスプレー，皮膚用にクリームやテープなどがある．注射液にはアドレナリン（エピレナミンと表示）を含有したものもあり，ラベルに大きく『E』と記載されている．全身麻酔の手術でも，このアドレナリンの血管収縮作用を主目的にしてアドレナリン含有リドカインを局所に用いることがある．

硬膜外麻酔と脊椎麻酔

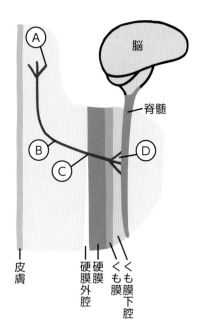

局所麻酔薬の投与部位

局所麻酔薬は知覚神経における痛みの伝達をブロックする.
Ⓐの部位に局所麻酔薬を投与すると薬が到達した範囲内の鎮痛が得られる. これを浸潤麻酔という. また粘膜表面などに塗布する場合を表面麻酔とよんでいる.
Ⓑの部位に局所麻酔薬を投与すると, Ⓑより末梢側全体の鎮痛が得られる. たとえば腕の根元を麻酔すると上肢全体の鎮痛が得られる. これを伝達麻酔という.
ⒸはⒷと似ているが硬膜外麻酔という. 硬膜とは脊髄腔の外側にある厚い膜のこと. 神経が脊髄腔に入る直前の硬膜のすぐ外側(硬膜外腔)に麻酔薬を投与する. するとこの知覚神経全体に鎮痛が得られる.
Ⓓは脊椎麻酔という. くも膜下腔つまり脊髄が浸かっている液体の中に麻酔薬を注入する. この場合は下半身全体に鎮痛が得られる.

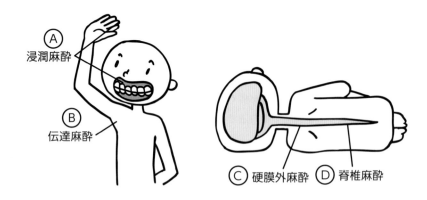

昇圧薬
・エピネフリン(アドレナリン, ボスミン®), ドパミン(イノバン®), エチレフリン(エホチール®), エフェドリン

硬膜外麻酔は硬膜外腔に局所麻酔薬を注入する．

- ▶ **くも膜下腔のすぐ外側が硬膜外腔である．**
  脊髄はくも膜下腔の中に存在する．くも膜下腔の外側の隙間を硬膜外腔という．ここに局所麻酔薬を注入して神経伝達を遮断する．
- ▶ **硬膜外麻酔は目的の部位だけの麻酔が可能である．**
- ▶ **硬膜外麻酔は長期間の麻酔持続が可能である．**
  全身麻酔や脊椎麻酔に併用することもある．カテーテルを硬膜外腔に留置することにより，何度でも麻酔薬の追加投与ができ，量の調節も簡単である．理屈では麻酔を半永久的に続けることができる．
- ▶ **硬膜外麻酔は手術後の鎮痛や癌の痛みなどにも有用である．**
  注入する薬剤は局所麻酔薬（メピバカイン，ブピバカインなど）だけでなく麻薬（モルヒネ，フェンタニルなど）も用いる．
- ▶ **硬膜外麻酔は熟練した手技が必要である．**
  うまく硬膜外腔に針を入れるにはテクニックが必要である．針を深く刺しすぎると脊椎麻酔になってしまう．

脊椎麻酔はくも膜下腔に局所麻酔薬を投与する．

- ▶ **脊椎麻酔は下半身だけの麻酔に利用される．**
  手技的には簡単にできる方法であり，意識をなくさずに手術ができる．
- ▶ **脊椎麻酔は1回だけの投与である．**
  もし感染をおこすと脳炎に直結する．通常，針を刺すのは1回だけであり，カテーテルの留置はしない．したがって，投与後の麻酔の強さの調節は難しく，かつ手術時間の延長も不可能である．
- ▶ **脊椎麻酔用の局所麻酔薬の溶液はブドウ糖を混ぜて重くしてある．**
  比重を重くして薬液を下半身に集中させるためである．等比重や軽比重のものを使うこともある．

脊椎麻酔では血圧が低下する．

  しばしば生じる反応であり，交感神経ブロックのせいである．
- ▶ **麻酔による血圧低下には輸液や昇圧薬で対処する．**
  輸液や昇圧薬は前もって準備しておくこと．
- ▶ **出血による血圧低下には輸液や輸血を行う．**
- ▶ **カテコールアミンは代表的昇圧薬である．**
  カテコールアミンなどの薬は心臓の収縮を強め血管を収縮させることにより血圧を上げる．
- ▶ **アレルギー性の血圧低下にはステロイド薬も併用する．**
  アナフィラキシーショックが代表である（→32ページ）．ステロイド薬は効果発現の早いヒドロコルチゾンなどを用いる．

特殊な鎮痛薬

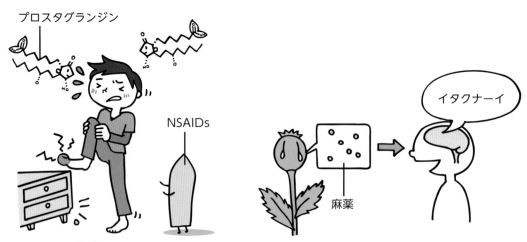

プロスタグランジン

NSAIDs

麻薬

イタクナーイ

NSAIDs と麻薬

痛みが発生したとき，その刺激をプロスタグランジンが増強する．NSAIDsはこのプロスタグランジン産生を抑えることにより痛みを抑えている．また，麻薬は痛みを感じる脳のニューロンを抑えて痛みを抑えている．

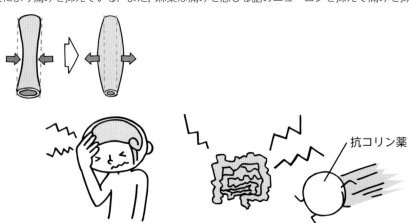

抗コリン薬

脳血管拡張と片頭痛

脳血管が収縮すると，その後反動で脳血管は拡張する．この拡張するときに痛みが生じる．これが片頭痛である．脳血管収縮薬は片頭痛の薬となる．頭痛は「ずつう」とも「とうつう」ともいう．

腹痛と抗コリン薬

腹部臓器の平滑筋が過度に収縮すると痛みが生じる．この収縮は抗コリン薬で解除することができるので，このタイプの腹痛には抗コリン薬がよく効く．

NSAIDs アスピリン，インドメタシン，ジクロフェナク（ボルタレン®），ロキソニン®，合剤（バファリン®）
麻薬性鎮痛薬 モルヒネ（モルヒネ塩酸塩，アンペック®，MS コンチン®）
非麻薬性鎮痛薬 ペンタゾシン（ソセゴン®），トラマドール（トラマール®），リリカ®
麦角アルカロイド エルゴタミン，合剤（クリアミン®）
トリプタン系薬 イミグラン®，ゾーミッグ®，レルパックス®
カルシウム拮抗薬 ロメリジン（ミグシス®）
抗 CGRP 抗体 ガルカネズマブ，フレマネズマブ，エレヌマブ
抗不安薬 エチゾラム（デパス®）
抗コリン薬 スコポラミン（ブスコパン®），ブトロピウム（コリオパン®）

普通の痛みには非ステロイド性抗炎症薬を使うことが多い.

▶ **強い痛みには麻薬性鎮痛薬を用いる.**
癌などによる強い痛みは麻薬でないとおさまらない. 麻薬も非ステロイド性抗炎症薬
（NSAIDs）も脳に作用して痛みを緩和しているだけで, 痛みの発生源は存続している.

※以下に NSAIDs 以外の鎮痛薬を使う場合を解説する.

脳の血管が拡張すると頭痛が生じる.

▶ **頭痛には脳に重大な疾患を伴うものと伴わないものとがある.**
脳に重大な疾患があっておこる頭痛を症候性頭痛といい, とくに重大な疾患がなくておこる頭
痛を機能性頭痛という.

▶ **症候性頭痛では原疾患の治療を最優先する.**
脳腫瘍や出血, 髄膜炎などによる頭痛である. 今までに経験したことのない強い頭痛は症候性
頭痛のことが多く, すみやかに原疾患に対して検査や治療を行う.

▶ **機能性頭痛の代表が片頭痛と緊張型頭痛である.**
いわゆる頭痛持ちの頭痛である. 放置しても死ぬわけではないが, 痛みはかなり激しいことが
ある. 機能性頭痛には群発頭痛というものもある.

▶ **片頭痛は脳の血管拡張が直接の原因である.**
片頭痛は頭の片側がズキンズキンと痛む. 両側が痛んだり悪心を伴うこともある. 何かの拍子
に脳血管が収縮し, その後反動で拡張するときに痛みが生じる.

▶ **片頭痛の発作時には血管収縮薬を用いる.**
発作初期に血管拡張をとめると頭痛もとまる. この目的にはセロトニン受容体作動薬をよく用
いる. 非発作時には血管拡張薬（カルシウム拮抗薬や抗 CGRP 抗体）などを用いる.

▶ **セロトニン受容体作動薬は脳血管を収縮させ片頭痛を鎮める.**
セロトニン（5-HT）は脳血管を収縮させる. 5-HT_{1B} と 5-HT_{1D} 受容体を介しているが, そこま
では覚えなくてよい. これらはトリプタン系薬という薬である.

▶ **緊張型頭痛は筋肉や精神の緊張からおこる.**
緊張型頭痛には筋肉や精神をリラックスさせる薬を用いる.

腹痛には抗コリン薬をよく使う.

▶ **平滑筋が過度に収縮すると痛みが生じる.**
腹部臓器から発生する痛みは平滑筋の過度の収縮により生じていることが多い. 平滑筋は抗コ
リン薬で弛緩するので, このタイプの腹痛には抗コリン薬が有用である.

▶ **胃・十二指腸潰瘍の痛みには NSAIDs は禁忌である.**
NSAIDs により潰瘍が悪化する. 潰瘍による痛みには抗潰瘍薬を用いる.

▶ **心筋梗塞による強い胸痛にはモルヒネを用いる.**

▶ **陣痛を緩和すると子宮収縮も弱くなる.**
陣痛は子宮平滑筋の収縮がその発生源である. したがって, 娩出力を保たせたまま陣痛だけを
除去するのはなかなか難しい.

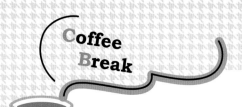

Coffee Break

薬物依存

ある種の薬物は，連用するとその薬物をやめることができない状態におちいることがある．これを依存という．依存には精神的依存と身体的依存とがある．ただし，その区別は明確ではない．前者は単にほしくてたまらないだけであるが，後者はむりにやめると身体的な禁断症状が発現する．身体的依存をおこす代表的薬物に，モルヒネ，向精神薬，アルコールなどがある．また，習慣性とは精神的依存のみを生じる場合をいい，嗜癖とは精神的依存と身体的依存の両者を生じる場合をいう．

ボンベと配管の色

酸素ボンベの色は黒色，二酸化炭素ボンベの色は緑色，と高圧ガス保安法で決められている．一方，酸素の配管は緑色と日本工業規格（JIS）で決められている．高圧ガス保安法と JIS 規格との統一はとれていないので，このようにちぐはぐな状態が生じている．病院内には酸素ボンベも二酸化炭素ボンベも酸素の配管もすべて存在し，取り違えによる事故もおきている．困ったものである．なお，笑気の配管は青色である．

看護師国家試験既出問題

薬物依存性がないのはどれか．
1. モルヒネ
2. アスピリン
3. アンフェタミン
4. コカイン

解説 1．依存性あり　この薬は麻薬である　2．この薬は非ステロイド性抗炎症薬である．鎮痛作用はあるが薬物依存性はない　3．依存性あり　この薬は覚せい剤である　4．依存性あり　この薬は麻薬である　**答え** [2]

第 **14** 章

抗菌薬

細菌

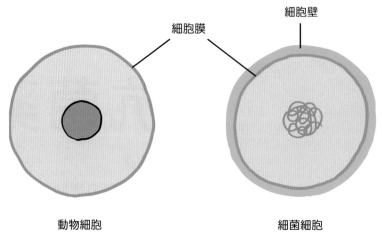

動物細胞と細菌細胞の違い

両者の最も大きな違いは外側の細胞壁の有無である．細菌には細胞壁があるが，動物細胞にはない．また，細胞内部も両者間でかなり違いがある．

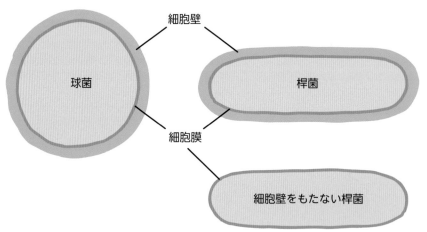

細菌の種類

細菌には丸い球菌と長方形の桿菌とがあり，桿菌には細胞壁をもたないものもある．さらにグラム染色を行うと，染まる菌（陽性菌，紫色）と染まらない菌（陰性菌，赤色）とにわけられる．

病原体

病原体の代表は細菌である．細菌には一般の細菌以外にもマイコプラズマ，リケッチア，クラミジアや，抗酸菌，真菌などがある．病原体には細菌以外にも，ウイルスや寄生虫（原虫や線虫など）などもある．

細菌とヒトの細胞との間には相違点がある.

抗菌薬を理解するためには細菌の知識が必要である.

▶ **細菌は細胞膜の外側に細胞壁をもっている.**

▶ **蛋白合成や核酸合成のしくみなども動物細胞と細菌とでは微妙に異なっている.**

動物細胞と細菌の違いをたくみに突いたのが抗菌薬である.

一般細菌の代表がグラム陽性球菌とグラム陰性桿菌である.

▶ **一般の細菌には球菌と桿菌とがある.**

球菌は丸く, 桿菌は長方形である. さらに別の分類法として, すべての細菌はグラム染色(下段コラム参照)という手法で陽性菌と陰性菌にわけられる.

▶ **球菌にはグラム陽性菌が多く, 桿菌にはグラム陰性菌が多い.**

この例外として淋菌を知っておこう. 淋菌はグラム陰性球菌であり淋病をおこす.

グラム陽性球菌の代表がブドウ球菌である.

▶ **ブドウ球菌には黄色ブドウ球菌や表皮ブドウ球菌などがある.**

黄色ブドウ球菌は病原性が強く, 表皮ブドウ球菌は皮膚や鼻粘膜の常在菌である. ブドウ球菌は耐性菌で問題になっている.

▶ **ほかのグラム陽性球菌にはレンサ球菌や腸球菌などがある.**

レンサ球菌は咽頭炎をおこしたりする. 腸球菌も耐性菌で問題になっている.

グラム陰性桿菌の代表が大腸菌である.

▶ **大腸菌に加え, 緑膿菌とセラチア(霊菌)を知っておこう.**

そのほか, 赤痢菌, サルモネラ菌, コレラ菌などがある. これらは消化器感染症をおこす. なお, 緑膿菌とセラチアの病原性は低い.

▶ **芽胞をつくる一般細菌もいる.**

芽胞とは胞子のようなものである. もちろん普通に分裂増殖もする. この菌に炭疽菌や破傷風菌などがある.

細胞壁をもたない細菌にマイコプラズマ, リケッチア, クラミジアがある.

いずれも一般細菌とはちょっと違ったグループに属する. マイコプラズマは肺炎, リケッチアはツツガムシ(恙虫)病, クラミジアは尿道炎などをおこす. なお, クラミジアには薄い細胞壁はあるが, 一般細菌のものとはずいぶん異なっている.

グラム染色

グラムさんが開発した細菌の基本的染色法である. 紫と赤の2色の色素を用いる. グラム染色で染まる菌(紫色)をグラム陽性菌, 染まらない菌(赤色)をグラム陰性菌という. この違いは細胞壁の構造の違いによる. 細胞壁をもたないマイコプラズマなどは陰性に染まる.

抗菌薬の種類

抗菌薬が薬効を発揮する細菌

	ブドウ球菌	大腸菌	緑膿菌	マイコプラズマ, クラミジア	リケッチア	結核菌
ペニシリン G	○	×	×	×	×	×
広域ペニシリン	○	◎	×	×	×	×
セファロスポリン（第 1, 2 世代）	○	○	×	×	×	×
セファロスポリン（第 3 世代）	○	○	◎	×	×	×
アミノ配糖体系	○	○	○	×	×	△
テトラサイクリン	○	○	○	◎	◎	×
クロラムフェニコール	○	○	○	○	○	×
マクロライド系	○	×	×	◎	×	×
ニューキノロン系	○	○	○	○	△	△
ST 合剤	○	○	×	×	×	×

◎や○でも耐性菌はきわめて多い.

抗生物質の発見

1928 年に英国でフレミングがアオカビ（属名をペニシリウムという）からブドウ球菌を殺す物質を発見. しかしすぐには精製できず, ペニシリンが医療分野で治療薬として確立したのは第二次世界大戦頃である. 肺炎になったチャーチル首相がペニシリンで命をとりとめた, というまことしやかな話は信憑性に乏しいという説もある. 1944 年に米国でワクスマンが土壌の細菌から結核菌を殺すストレプトマイシンを発見. 以後, 新しい抗生物質の発見が相次いでいる. フレミングは 1945 年に, ワクスマンも 1952 年にノーベル生理学・医学賞を受賞している.

抗菌スペクトル

抗菌薬の病原体に対する有効性の範囲, つまり作用のおよぶ感受性菌の範囲のことである. 抗菌薬はこの抗菌スペクトルの違いによって, ある特定の菌を中心に作用する狭域抗菌薬と, 種々の菌（たとえばグラム陽性菌やグラム陰性菌など）にも効果を示す広域性スペクトル抗菌薬とに分類される. 目的の菌がわかっていれば, その菌に有効な狭域抗生物質を使用する.

微生物はほかの種類の微生物をやっつける物質を産生する

自然界にはきびしい生存競争がある．微生物も例外ではなく，微生物同士は自分が生きていくためにお互いに戦っているのである．ある微生物は自分が生きていくためにほかの種類の微生物をやっつける物質を産生することがある．その物質が**抗生物質**である．

▶ **微生物が産生する抗微生物物質を抗生物質という．**

狭義の抗生物質とは微生物が産生した抗微生物物質をさす．広義の抗生物質は微生物や癌細胞に有効な微生物産生物質をさす．

▶ **人間が化学的に合成した抗微生物物質まで含めて抗菌薬という．本書もそれに準じる．**

臨床では人工合成した抗菌薬まですべて含めて抗生物質とよんでいることが多い．

細菌細胞と動物細胞との違いをたくみについたのが抗菌薬である．

どちらも細胞には違いないが，細菌細胞と動物細胞との間にはかなりの相違点がある．その違いをたくみに利用している．

▶ **違いの代表は細胞壁の有無である．**

細胞膜・蛋白質・核酸の合成のしくみなども微妙に異なっている．

▶ **抗菌薬は細菌だけを殺し，動物細胞にはあまり害をおよぼさない．**

動物細胞におよんだ害が副作用である．

▶ **抗菌薬にはたくさんの種類があり，それぞれが特徴をもっている．**

日本ではおよそ数百種類の抗菌薬が発売されており，それぞれそれなりの特徴をもっている．略号で示すことも多い．

▶ **抗菌薬は菌によって効果が異なる．**

菌の性質と抗菌薬の作用機序により効果は違ってくる．つまり，目的の原因菌に対して有効な薬と無効な薬とがある．

▶ **抗菌スペクトルが広いものを広域抗菌薬という．**

どれだけの種類の細菌に有効かをあらわしたものを抗菌スペクトルという．

▶ **原因菌がわかっていれば狭域抗菌薬のほうがよい．**

その菌だけを殺し，ほかの常在菌には影響をおよぼさないからである．原因菌がわかっていなければ広域のものを使わざるを得ない．

▶ **有効な抗菌薬を選択するには感受性試験を行う．**

原因菌を同定し，感受性を確認してから抗菌薬を投与するのが理想である．しかし時間的制約などもあり，実行はなかなかむずかしい．

よく使われる抗菌薬に，ペニシリン系，セファロスポリン系，アミノ配糖体系，テトラサイクリン系，マクロライド系，ニューキノロン系がある．

▶ **ペニシリンは PC，アミノ配糖体（アミノグリコシド）は AG，テトラサイクリンは TC，マクロライドは ML，ニューキノロンは NQ，と略すこともある．**

これ以外にもたくさんあるが，まずはこの 6 種類を覚えよう．

抗菌薬（1）

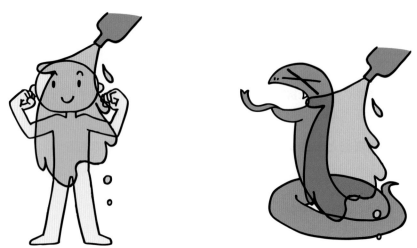

ペニシリン系薬とセファロスポリン系薬の作用機序
ヒトとヘビにうろこを溶かす薬をかけたとしよう．ヒトはうろこをもっていないので平気であるが，ヘビはうろこが溶けて死んでしまう．ペニシリン系薬とセファロスポリン系薬はこの原理を利用している．

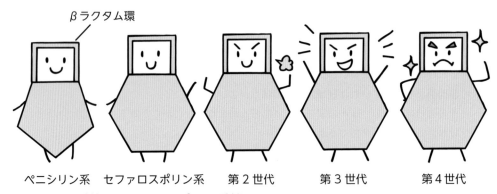

ペニシリン系薬とセファロスポリン系薬
両者は基本的に同じものである．まずペニシリン系薬が，次にセファロスポリン系薬が開発された．いずれもβラクタムという化学構造が抗菌作用発現の基本となっている．セファロスポリン系も改良を続け，第1世代→第2世代→第3世代→第4世代と進化した．これらの中には厳密にはセファロスポリン系の定義には入らないものも含まれているので，全部あわせてセフェム系とよんでいる．

抗菌薬（1）（βラクタム薬）
- **ペニシリン**：ベンジルペニシリン（PCG），アンピシリン（ABPC；ビクシリン®），ピペラシリン（PIPC；ペントシリン®）
- **セフェム系**：セファゾリン（CEZ；セファメジン®α），セフォチアム（CTM；パンスポリン®），セフメタゾール（CMZ；セフメタゾン®），モダシン®（CAZ），ロセフィン®（CTRX），ファーストシン®（CZOP），マキシピーム®（CFPM）
- **カルバペネム系**：メロペネム（MEPM；メロペン®），ドリペネム（DRPM；フィニバックス®）

抗菌薬には殺菌的なものと静菌的なものとがある．

▶ **菌を殺すのが殺菌的，菌の増殖を抑えるのが静菌的である．**
静菌的抗菌薬は細菌を殺すというよりはその増殖を抑えている．切れ味は殺菌的抗菌薬のほうが鋭い．

▶ **殺菌的抗菌薬はペニシリン系，セファロスポリン系，アミノグリコシド系，ニューキノロン系である．**
上記以外の抗菌薬は静菌的抗菌薬と考えてよい．

▶ **静菌的抗菌薬は投与間隔をあけてはいけない．**
常に一定以上に濃度を保つ必要がある．殺菌的抗菌薬は血中濃度維持にはそれほどこだわらない．

ペニシリン系薬とセファロスポリン系薬は細胞壁をこわす．

両者をあわせて **βラクタム薬** とよぶ．セファロスポリン系薬にもいろいろな種類があるので，セフェム系薬という表現を使うこともある．

▶ **細菌は細胞壁がないと死んでしまう．**
細菌の外側は細胞壁でできているが，動物細胞にはこの細胞壁はない．細菌は細胞壁がこわされると死んでしまうが，動物細胞には細胞壁はそもそも存在しないので，細胞壁がこわされようとこわされまいと関係ない．

ペニシリン系薬を改良して効果を強めたのがセファロスポリン系薬である．

両者は基本的に同じと考えてよい．カルバペネム系薬も同類の薬である．

▶ **βラクタム薬は細胞壁をこわすことにより細菌を殺す．**
動物細胞には細胞壁がないので，この薬の副作用はかなり弱い．すなわちペニシリン系薬とセフェム系薬は最も基本的な，かつ最もすぐれた抗菌薬といえる．

ペニシリン系薬は細胞壁をもたない菌にはまったく効かない．

セファロスポリン系薬も同様に効かない．

▶ **ペニシリン系薬はマイコプラズマ，リケッチア，クラミジアにはまったく効かない．**
動物細胞やこれらの細菌は細胞壁をもっていないからである．ペニシリン系薬やセファロスポリン系薬がまったく効かない細菌の代表が，マイコプラズマ，クラミジア，リケッチアである．

ペニシリン系薬の副作用はアレルギーである．

抗菌薬の中ではβラクタム薬は副作用が少なく使いやすい薬である．しかし，まれにアレルギーをもつ人がいる．非常にまれであるが，アナフィラキシーのショックをおこす人もいる．セファロスポリン系薬も同様である．

抗菌薬（2）

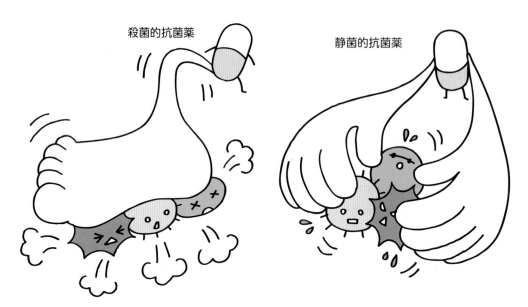

殺菌的抗菌薬と静菌的抗菌薬

抗菌薬には菌を殺してしまうものと，菌の増殖を抑えるものとがある．

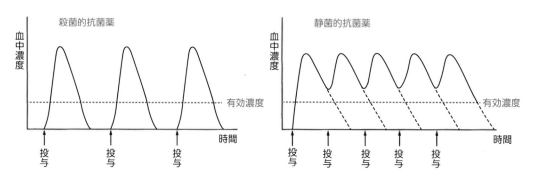

殺菌的抗菌薬と静菌的抗菌薬の濃度

殺菌的抗菌薬の血中濃度は時どき有効濃度を上回ればよい．これに対し，静菌的抗菌薬は常に有効濃度を維持する必要がある．

抗菌薬（2）
- **アミノ配糖体系**：ストレプトマイシン（SM），ゲンタマイシン（GM；ゲンタシン®）
- **テトラサイクリン系**：テトラサイクリン（TC；アクロマイシン®），ミノサイクリン（MINO；ミノマイシン®）

◀◀ アミノグリコシドはアミノ配糖体系抗菌薬ともいう.

▶ **アミノグリコシドは細菌のリボソームを攻撃する.**
細胞内の蛋白合成の場はリボソームである. 細菌のリボソームは動物細胞のものと少し異なっており, アミノグリコシドはそこをうまくついて細菌のリボソームのみを攻撃し, 細菌だけを殺す.

▶ **アミノグリコシドは切れ味鋭く細菌を殺す.**
ペニシリン, セファロスポリンとならんで, 殺菌的抗菌薬の代表である.

▶ **アミノグリコシドはβラクタム薬との併用で効果が増強する.**
これを相乗作用という. 重症感染症では時どき用いられる方法である.

◀◀ アミノグリコシドの代表にストレプトマイシンがある.

▶ **アミノグリコシドのもう1つの代表にゲンタマイシンがある.**
まずこの2つを覚えよう. ストレプトマイシンは結核菌に使われる薬であり, 略称をストマイという. ゲンタマイシンは一般細菌に用いられる.

▶ **アミノグリコシドは経口投与はできない.**
腸から吸収されないからである. 腸内の殺菌をしたいときには経口投与することがある.

▶ **アミノグリコシドは筋肉内注射で投与する.**
重症時には点滴静注することもある. ワンショットの静注はしない.

◀◀ アミノグリコシドの副作用は聴力障害と平衡感覚障害である.

いずれも第Ⅷ脳神経（内耳神経）の障害である.

▶ **アミノグリコシドのもう1つの副作用に腎障害がある.**
血中濃度が高くなると腎障害を引きおこすので, ワンショットの静注はしない.

◀◀ テトラサイクリンは抗菌スペクトルの広い抗菌薬である.

ほかの抗菌薬が効きにくいリケッチア, クラミジア, マイコプラズマなどにもよく効く.

▶ **テトラサイクリンの副作用は歯の着色と骨形成不全である.**
骨や歯の形成時期にあたる胎児, 乳児, 小児には使用しない.

▶ **テトラサイクリンは小児, 妊婦, 授乳中の母親には使用しない.**
骨や歯の形成時期には使用できないからである. テトラサイクリンは胎盤を通過し胎児に移行するし, 母乳中にも分泌され母乳を介して乳児に移行する.

アミノグリコシドによる聴力障害

アミノグリコシドは高音域での聴力障害が著しい. ふつうの会話に使う周波数域の障害は遅れて出現するので, 聴力障害の出現に気づくのが遅れることがある. そのためアミノグリコシド使用時は, 定期的な聴力検査が必要である. なお, この聴力障害は不可逆性で, いったん難聴になるともとにもどらない.

抗菌薬（3）

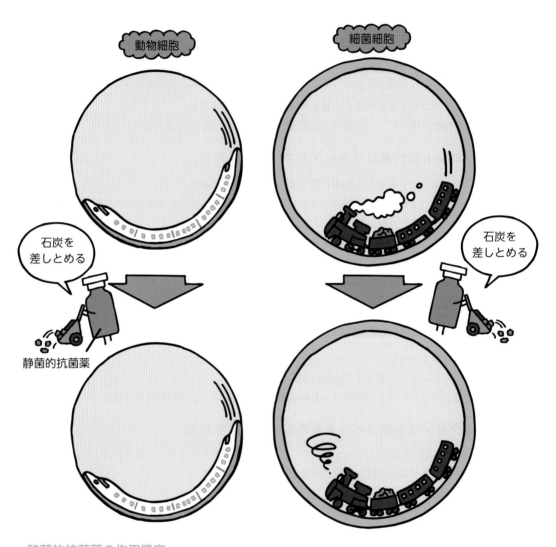

静菌的抗菌薬の作用機序

動物細胞は電気で動く新幹線，細菌細胞は石炭で動く SL のようなものである．ここで石炭を差しとめたとしよう．新幹線は石炭がなくなっても平気であるが，SL は石炭がなくなると動けなくなってしまう．でも死にはしない．この石炭差しとめに相当するのが静菌的抗菌薬である．

抗菌薬（3）
- **マクロライド系**：エリスロマイシン（EM），アジスロマイシン（AZM；ジスロマック®），クラリス®
- **ニューキノロン系**：シプロフロキサシン（CPF；シプロキサン®），レボフロキサシン（LVFX；クラビット®），オゼックス®
- **ST 合剤**：スルファメトキサゾール・トリメトプリム（バクタ®，バクトラミン®）
- **その他**：クロラムフェニコール（CP），ホスホマイシン（FOM；ホスミシン®），リンコマイシン（LCM；リンコシン®），クリンダマイシン（CLDM；ダラシン®）ポリミキシン B（PL-B），コリスチン（CL）
- **抗結核薬**：イソニアジド（INH；イスコチン®，ヒドラ®），リファンピシン（RFP；リファジン®），ストレプトマイシン（SM），ピラジナミド（PZA；ピラマイド®），エタンブトール（EB；エサンブトール®，エブトール®），パラアミノサリチル酸（PAS），エチオナミド（TH；ツベルミン®），サイクロセリン（CS）

マクロライド系抗菌薬の代表はエリスロマイシンである．

切れ味はマイルドであるが，副作用が少ないので小児にも使用しやすい．

▶ **マクロライド系抗菌薬は抗菌スペクトルの広い抗菌薬である．**

マイコプラズマ，リケッチア，クラミジアによく効く．レジオネラ菌にもよく効く．

クロラムフェニコールは再生不良性貧血をおこすことがある．

クロラムフェニコールは，抗菌スペクトルの広いすぐれた抗菌薬であるが，まれに致死的な再生不良性貧血という病気を引きおこす．この副作用のため現在ではほとんど使われていない．

ニューキノロン系薬は人工合成薬である．

一般の抗生物質は微生物などから抽出したものであるが，ニューキノロンは完全人工合成薬である．したがって，厳密な意味での「抗生物質」ではない．わが国で開発されたものも多い．キノロン系薬をもとに化学的により強力な薬につくりかえたので，ニューキノロンという．

▶ **ST 合剤はニューモシスチス肺炎などに用いられる．**

ST 合剤は 2 種の抗菌薬の合剤である．ニューモシスチス・イロベチーに対して有効性を示す．

▶ **これ以外の抗菌薬にリンコマイシン，ポリミキシン B，コリスチンなどがある．**

リンコマイシンはマクロライド系抗菌薬によく似た薬，ポリミキシン B とコリスチンはペプチドである．ほかにも多くの種類の抗菌薬がある．

結核菌には一般細菌用の抗生物質は無効である．

▶ **結核菌は抗酸菌というグループに属する．**

結核菌は一般細菌とは性質が違う．たとえば，酸に抵抗性が強く，発育は遅い．

▶ **抗酸菌に使う抗菌薬は一般細菌のものとは異なっている．**

抗酸菌は一般細菌とは少し異なった生物だからである．

▶ **抗結核薬の代表はイソニアジド，リファンピシン，ストレプトマイシン，ピラジナミド，エタンブトールの 5 剤である．**

この 5 剤は知っておこう．これ以外にパラアミノサリチル酸などがある．これらの薬は作用機序がすべて違う．なお，結核のことを「テーベー（TB）」ともよぶ．

▶ **抗結核薬は複数の薬を組み合わせて用いる．**

効果を上げるためと，耐性菌の出現を防ぐためである．予防ではイソニアジドだけを用いることもある．

ST 合剤（バクタ®）

サルファメソキサゾールとトリメトプリムとの合剤である．作用機序は葉酸の合成阻害であり，2 種類の薬を組み合わせることで相乗効果を得ている．抗菌スペクトルが非常に広く，一般細菌はもちろんのこと，一部の真菌にも効果がある．とくにニューモシスチス・イロベチーに有効であり，免疫不全時のニューモシスチス肺炎に対して予防的にも投与される．

抗真菌薬・耐性菌 （MRSA）

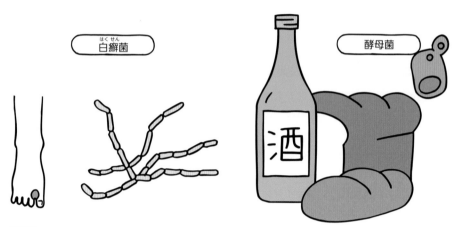

白癬菌（はくせん）

酵母菌

真菌

真菌（しんきん）は一般細菌よりはずっと進化した生物（真核生物）である。糸状菌（しじょう）と酵母菌とに大きくわけられる。糸状菌はカビの仲間。酵母菌はお酒をつくる麹菌やパンをつくるイースト菌の仲間である。

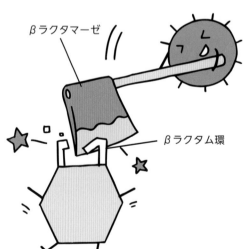

βラクタマーゼ

βラクタム環

耐性菌

たとえばβラクタマーゼを産生できる菌はβラクタム薬（ペニシリンやセファロスポリン）を分解してしまうため、このような菌にはβラクタム薬は無効である。

抗真菌薬：アムホテリシンB（AMPH；ファンギゾン®）, フルコナゾール（FLCZ；ジフルカン®）, イトラコナゾール（ITCZ；イトリゾール®）, ミコナゾール（MCZ；フロリード®）, エンペシド®, アスタット®, クレナフィン®
βラクタム薬と分解酵素阻害薬の合剤：ユナシン®, ゾシン®, スルペラゾン®
MRSA用薬：バンコマイシン（VCM）, テイコプラニン（TEIC；タゴシッド®）, アルベカシン（ABK；ハベカシン®）

真菌の代表は白癬菌とカンジダである.

真菌は一般細菌とはまったく異なった生物である.

▶ **カビの仲間の細菌を真菌という.**

真菌は大きく糸状菌と酵母菌とにわけられ，その代表が白癬菌とカンジダである．カビなので，菌糸を伸ばしたり胞子をつくったりする．ニューモシスチス・イロベチーも真菌の仲間である（→191 ページ）.

真菌は毒性は低いがなおりにくい.

▶ **真菌に使う抗生物質は一般細菌のものとは異なっている.**

真菌は一般細菌とはまったく異なった生物なので，真菌用の薬もまったく異なる.

▶ **真菌感染には皮膚の感染だけでなく内臓の感染もある.**

水虫は白癬菌による真菌症である．真菌は頻度的には体表面への感染が多いが，内臓にも感染し重症化することもある.

▶ **抗真菌薬には内服薬や注射薬もある.**

皮膚の軽症例には外用薬で十分であるが，重症例や難治例には薬を全身投与する.

抗菌薬が効かない菌が耐性菌である.

▶ **抗菌薬を使うとその抗菌薬が効かない菌が出現する.**

このような菌を耐性菌という．耐性菌はその抗菌薬の効果を消すようなしくみを獲得している．さまざまな耐性のしくみがあるが，その 1 つの例が β ラクタマーゼである.

▶ **β ラクタム薬は β ラクタマーゼによって分解される.**

ペニシリナーゼとセファロスポリナーゼは β ラクタマーゼと同じ性質をもっている.

▶ **β ラクタマーゼを産生できるようになった菌にはもはや β ラクタム薬は無効である.**

細菌はもともと β ラクタマーゼという酵素をもっていない.

▶ **β ラクタマーゼ阻害薬を併用すると耐性菌にも有効になる.**

β ラクタム薬と β ラクタマーゼ阻害薬との合剤は β ラクタマーゼ活性をもった耐性菌にも有効である．β ラクタマーゼ産生菌は耐性菌の代表である.

▶ **耐性菌に効く強力な抗菌薬を使ってもやはり耐性菌が出現する.**

そこでさらに強力な抗菌薬の開発が必要となった．このような抗菌薬と耐性菌とのいたちごっこが現在も続いている.

MRSA とはメチシリン耐性黄色ブドウ球菌のことである.

▶ **MRSA は多くの抗生物質に耐性をもつ多剤耐性菌である.**

メチシリンとは最初に開発された耐性菌用のペニシリンであり，今は使われていない．MRSA に代表される多剤耐性菌の出現は，第 3 世代セファロスポリンの大量使用と家畜飼料への抗菌薬の添加が原因と考えられている.

▶ **MRSA 感染症にはバンコマイシンを用いる.**

MRSA のために開発されたバンコマイシンだったが，すでにバンコマイシン耐性の菌（VRSA）も報告されている．また，バンコマイシン耐性の腸球菌も出現している．バンコマイシンはペプチド系の抗菌薬である.

抗ウイルス薬・日和見感染

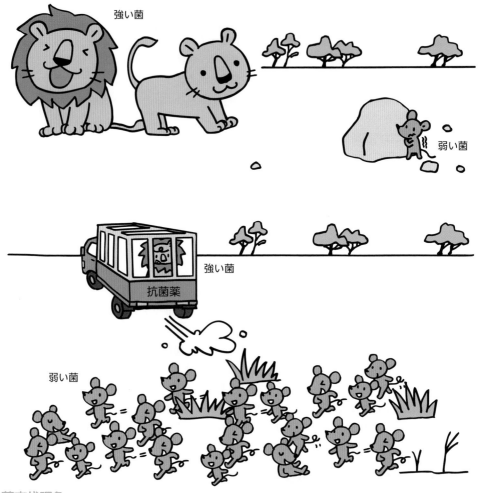

強い菌

弱い菌

強い菌

抗菌薬

弱い菌

菌交代現象

通常では強い菌と弱い菌が共存している．弱い菌（弱毒菌）はひっそりと生きている．ところが抗菌薬などによって強い菌がいなくなると，いままでひっそりと生きていた弱い菌がはびこりだす．

抗ヘルペスウイルス薬　アシクロビル（ACV；ゾビラックス®），ビダラビン（Ara-A；アラセナ-A®）
抗サイトメガロウイルス薬　ガンシクロビル（GCV；デノシン®）
抗インフルエンザウイルス薬　タミフル®，リレンザ®，ラピアクタ®，イナビル®
抗コロナウイルス薬　ラゲブリオ®，パキロビッド®パック，ゾコーバ®
抗寄生虫薬
・**抗線虫薬**：ジエチルカルバマジン（スパトニン®），イベルメクチン（ストロメクトール®）
・**抗原虫薬**：メトロニダゾール（フラジール®）
・**抗マラリア薬**：キニーネ，メフロキン（メファキン®）

抗ウイルス薬の作用機序は一般の抗菌薬とはまったく異なっている.

ウイルスは細菌類とはまったく異なった生物である. ウイルスだけでは増殖できない.

▶ **ウイルスは細胞の中で増殖する.**

正常な細胞機能を妨げずにウイルスの増殖だけを阻害するのが, 抗ウイルス薬の基本戦略である. しかしその開発はむずかしく, 抗ウイルス薬の数は少ない.

▶ **タミフル®はインフルエンザウイルスの増殖を抑える.**

インフルエンザウイルスはヒトの細胞内で増殖した後, その細胞から放出される. タミフル®はこの放出を抑える.

▶ **ヘルペスウイルスにはアシクロビルを用いる.**

そのほか, サイトメガロ, 肝炎, HIV (エイズ) などのウイルスに対する薬がある. これらの薬はおもにウイルスの核酸合成を阻害している.

免疫力低下は日和見感染をおこす.

▶ **弱毒菌とは普段はひっそりと生きている毒性の弱い菌のことである.**

弱毒菌は病原性は弱いがじょうぶである. 弱毒菌は健康体に対しては病気をおこすほどの力はもっていない. しかし, 免疫力が低下すると弱毒菌の感染さえも防げなくなる. このように免疫力低下のせいで普段なら負けないような弱毒菌にも負けてしまうことを日和見感染という.

▶ **免疫力が低下する原因に副腎皮質ステロイド薬や免疫抑制薬がある.**

そのほか, 白血病などの悪性腫瘍治療に伴う骨髄抑制やエイズなどがある. 糖尿病でも免疫力は低下している. 一般にどんな病気でも重症になると, ある程度の免疫力の低下が生じている.

▶ **日和見感染をおこす菌の代表が緑膿菌である.**

そのほか, セラチア菌, カンジダ, サイトメガロウイルス, ニューモシスチス・イロベチーなどがある. 健康体ならばこれらの病原体には負けない. なお, 緑膿菌は消毒液の中でも繁殖できるような強さをもっている.

広域スペクトルの抗菌薬は菌交代現象をおこしやすい.

▶ **広域スペクトルの抗菌薬を使うと耐性をもった弱毒菌が増える.**

大量の抗菌薬 (とくに広域スペクトルの抗菌薬) を使用すると, 弱毒菌の繁殖を防いでいる常在菌が淘汰されてしまい, かわりに弱毒菌がはびこってしまう. しかもこの弱毒菌は耐性を獲得していることがある.

▶ **弱毒菌にはもともと抗菌薬が効きにくい.**

さらにその弱毒菌が耐性を獲得すると, 非常になおりにくくなってしまう.

▶ **新しい抗菌薬は緑膿菌を目標に開発されたものも多い.**

弱毒菌の代表が緑膿菌だからである.

エバーメクチンとイベルメクチン

エバーメクチンは大村智博士が日本の土壌中の放線菌から発見した抗生物質. 無脊椎動物の神経筋細胞のはたらきを抑制する. イベルメクチンはエバーメクチンをもとに合成された駆虫薬. フィラリア症などに有効なので, 世界中で使用されている. この功績で大村博士に2015年のノーベル生理学・医学賞が授与された.

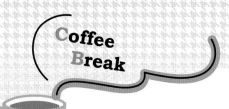

抗菌薬の歴史

19世紀末ごろから病原体に有効な化学物質が模索されてきた．最初に実用化されたのが梅毒トレポネーマに有効なサルバルサンである．これは1907年にエールリッヒと秦佐八郎とが共同で合成した砒素（As）を含んだ化合物で，現在はその副作用のため使用されていない．また，イオウ（S）を含んだ化合物も開発され，これらをサルファ薬という．スルファメトキサゾールは今も使われている．1940年代にはペニシリンが臨床的に実用化され，1945年にはペニシリンGの構造が決定された．1950年前後には抗菌薬の発見ラッシュを迎え，日本でも梅沢浜夫博士が1957年にカナマイシンを，そして1979年には大村智博士がエバーメクチンを発見している．

一方，抗菌薬の使用に比例して耐性菌も急激に増えている．ペニシリンの使用開始数年後には早くもペニシリン耐性ブドウ球菌がロンドンの病院で出現している．現在の日本のブドウ球菌にもペニシリン耐性菌が多い．

看護師国家試験既出問題

誤っている組み合わせはどれか．
1. アムホテリシンB ——— 真菌の細胞膜を障害する．
2. テトラサイクリン ——— 葉酸の代謝と拮抗する．
3. ペニシリン ——————— 細胞壁の合成を阻害する．
4. マイトマイシンC ——— 核酸の合成を阻害する．

解説 1. 正しい　2. テトラサイクリンは細菌の蛋白質合成を阻害する．葉酸の代謝と拮抗する薬は，ST合剤や抗悪性腫瘍薬のメトトレキサート　3. 正しい　4. 正しい　マイトマイシンCは抗菌薬ではなく抗悪性腫瘍薬である　**答え** [2]

看護師国家試験既出問題

皮膚カンジダ症の悪化の原因と考えられるのはどれか．
a．木綿の下着
b．副腎皮質ステロイド剤の外用
c．全身の衰弱
d．皮膚の乾燥
1. a, b　　2. a, d　　3. b, c　　4. c, d

解説 189ページを参照．皮膚カンジダ症は湿潤な皮膚に発症しやすい　a. 木綿は汗を吸うのでカンジダ症を防ぐ　b. 正しい　c. 正しい　d. 乾燥はカンジダ症を防ぐ　**答え** [3]

第 **15** 章

抗癌薬

- ► 代謝拮抗薬
- ► DNA 複製阻害薬
- ► 微小管阻害薬，ホルモン製剤
- ► 抗癌薬の副作用と投与法

代謝拮抗薬

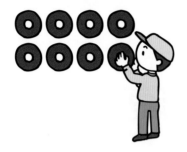
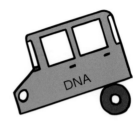

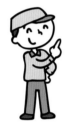
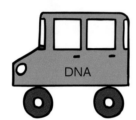
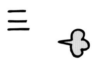

自動車を組み立てる際，使用するタイヤは一定の大きさである．

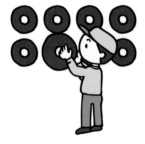
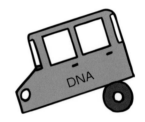

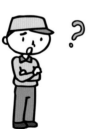
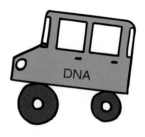

タイヤ倉庫に大きなタイヤをまぎれ込ませておく．すると，そのタイヤを使ったら変な自動車ができあがってしまう．

代謝拮抗薬の原理

細胞が DNA を組み立てる際に，変な材料をまぎれ込ませておくと，できあがった DNA は変なものになってしまい，その細胞は分裂増殖できなくなる．

抗癌薬（代謝拮抗薬）

- **葉酸拮抗薬**：メトトレキサート（MTX；メソトレキセート®）
- **プリン拮抗薬**：メルカプトプリン（6-MP；ロイケリン®），フルダラビン（フルダラ®）
- **ピリミジン拮抗薬**：シタラビン（Ara-C；キロサイド®），フルオロウラシル（5-FU），テガフール（TGF；フトラフール®）
- **メトトレキサート拮抗薬**：ホリナート（ロイコボリン®）

抗癌薬は癌細胞の分裂増殖をとめる薬である.

「抗癌薬」と, 抗悪性腫瘍薬, 制癌剤, 化学療法薬などはすべて同じ意味である.

▶ **細胞増殖のためには核酸 (DNA, RNA) 合成が必要不可欠である.**

ひとくちに DNA 合成といっても, 材料確保から完璧な二本鎖 DNA を複製するまで, さまざまなステップがある.

▶ **細胞が分裂するときは微小管が紡錘糸を形成する.**

細胞分裂は有糸分裂であり, 分裂時に染色体は紡錘糸に引っぱられて移動する. 微小管は紡錘糸 (ひいては紡錘体) のおもな構成成分である.

▶ **癌細胞分裂をとめると癌の発育もとめられる.**

癌細胞は分裂が盛んであり, この分裂をとめることが抗癌薬の基本的作用機序である.

▶ **抗癌薬はすべての細胞の分裂を平等に抑える.**

分裂がさかんな細胞ほど影響を強く受ける. これは副作用に直結する.

核酸阻害もしくは微小管阻害が抗癌薬の基本作用である.

分裂をとめる方法は大きく 3 つ (小さく 4 つ) ある.

1. 核酸阻害
    1A. 核酸合成の原材料をなくす
    1B. DNA 鎖の複製阻害や DNA 鎖切断
2. 微小管阻害
3. ホルモンによる分裂促進を阻害

代謝拮抗薬は DNA 合成の材料をなくす.

代謝拮抗薬としては, MTX, 6-MP, 5-FU, Ara-C を知っておこう.

▶ **核酸の材料は葉酸, プリン, ピリミジンである.**

プリン, ピリミジンは核酸の成分そのもの, 葉酸は核酸合成に必要な物質である.

▶ **代謝拮抗薬は葉酸, プリン, ピリミジンと構造が類似している.**

細胞は間違って代謝拮抗薬を核酸合成に使ってしまい, 結局, 核酸合成を完了できない. 細胞をだまして不良品の材料をつかませる, と思えばよい.

▶ **葉酸によく似た薬がメトトレキサートである.**

メトトレキサートは葉酸の代謝拮抗薬である. またホリナートはメトトレキサートの効果と毒性を消す薬であり, 大量にメトトレキサートを投与し, その副作用で身体がまいる直前にホリナートを投与して助けるという治療方法もある.

▶ **プリンによく似た薬がメルカプトプリンである.**

アザチオプリン (AZP；イムラン®) もよく似た薬であるが, これは抗癌薬としてよりも免疫抑制薬として用いられている. また, アロプリノール (痛風の薬) はこれらの分解を抑えるので, 併用するとメルカプトプリンやアザチオプリンを減量できる.

▶ **シトシンによく似た薬がシタラビンで, ウラシルによく似た薬がフルオロウラシルである.**

両者ともピリミジンで, 切れ味はシタラビンのほうが強い. シタラビンはシトシンアラビノシドともいう. テガフールは体内でフルオロウラシルにかわる.

DNA 複製阻害薬

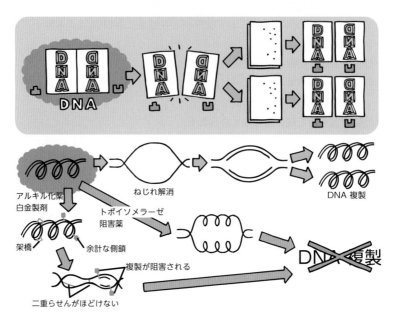

DNA 複製阻害薬の原理

2 本鎖 DNA の複製は，二重らせんをほどいて，ねじれをなおして，相補的な DNA 鎖を順次つくっていく．ねじれを修正する酵素がトポイソメラーゼである．もしもとの DNA 鎖に架橋があったり，余計な側鎖 (アルキル基) がついていたり，ねじれがなおせなかったりすると，DNA の複製はうまくいかない．アルキル化薬や白金製剤は DNA 鎖に余計な側鎖をつけたり，その側鎖同士が結合して架橋をかけたりすることにより複製を阻害する．トポイソメラーゼ阻害薬は複製時の DNA 鎖のねじれ修正を阻害することにより複製を阻害する．

シスプラチンとセロトニン受容体拮抗薬

悪心をおこす抗癌薬の代表がシスプラチンである．シスプラチンは非常によく効くが，悪心の副作用が強いため大量に使用したくてもできなかった．しかしセロトニンやニューロキニンの受容体拮抗薬 (→107 ページ) の登場により，悪心を抑えることができるようになり，シスプラチンが大量に使用可能となり，がんの治療成績が格段に向上した．ただし値段が高く，プリンペラン® は 1 錠 10 円以下であるが，プロイメンド® (NK$_1$受容体拮抗薬) は 1 瓶約 14,000 円である．

アルキル化薬
- シクロホスファミド (CPA；エンドキサン®)，ブスルファン (BUS；マブリン®)，メルファラン (L-PAM；アルケラン®)，ニムスチン (ACNU；ニドラン®)

白金製剤
- シスプラチン (CDDP，DDP；ランダ®)，カルボプラチン，ネダプラチン，オキサリプラチン

抗菌薬
- アクチノマイシン D (ACT-D，コスメゲン®)，アドリアマイシン (ADM，ドキソルビシン，DXR；アドリアシン®)，ブレオマイシン (BLM；ブレオ®)，マイトマイシン C (MMC；マイトマイシン®)，ダウノルビシン (DNR；ダウノマイシン®)

トポイソメラーゼ阻害薬
- イリノテカン (CPT-11；カンプト®，トポテシン®)，ノギテカン (ハイカムチン®)，エトポシド (VP-16；ベプシド®，ラステット®)

DNA 複製阻害薬にはアルキル化薬や白金製剤などがある.

そのほか，抗生物質やトポイソメラーゼ阻害薬などがある．DNA 鎖の複製阻害や DNA 鎖切断を行う薬である．

アルキル化薬の代表はシクロホスファミドである.

シクロホスファミド 1 つだけは覚えておこう．

▶ **アルキル化薬は DNA にアルキル基をむりやりくっつける.**

アルキル基（C_2H_5-など）がくっついた DNA は複製できない．

▶ **シクロホスファミドの副作用は出血性膀胱炎である.**

尿に排泄されるので，膀胱を痛める．輸液や飲水を促し尿量を増やして薄めるとよい．

白金製剤は適応がきわめて広い.

ほとんどの悪性腫瘍に効果を示す．白金の金属そのものには抗腫瘍効果はない．

▶ **白金製剤の代表はシスプラチンである.**

白金（プラチナ）を含んだ化合物である．△△プラチンという名前が多い．

▶ **シスプラチンの副作用は悪心・嘔吐と腎障害である.**

悪心・嘔吐はセロトニン受容体拮抗薬（→107 ページ）で対処する．左ページのコラムも参照のこと．腎障害は水分摂取・尿量増加で防ぐ．

癌に効く抗生物質もある.

▶ **微生物によって生産された薬なので抗生物質に分類される.**

代表的抗生物質に，アドリアマイシン，ブレオマイシン，マイトマイシン C，アクチノマイシン D がある．まずはこの 4 つを ABCD と覚えておこう．

▶ **アドリアマイシンとダウノルビシンは心筋障害をおこす.**

両者はよく似た薬であり，副作用はともに心毒性である．アドリアマイシンはアドリア海の微生物から分離され，ドキソルビシンともいう．

▶ **ブレオマイシンの副作用は間質性肺炎や肺線維症である.**

ブレオマイシンは日本で開発された薬である．

トポイソメラーゼ阻害薬も DNA 複製を阻害する.

DNA は長い 2 本の鎖であり，ねじりをつくりながらうまく核の中に収納されている．DNA 複製時にはねじれた鎖をいったん切ってねじれを解消したのち，もとの位置で再結合している．この酵素をトポイソメラーゼという．

▶ **トポイソメラーゼ阻害薬も適応がきわめて広い.**

DNA 鎖の 1 本だけに作用する酵素をトポイソメラーゼ I，2 本ともに作用する酵素をトポイソメラーゼ II という．一部の抗菌薬（アドリアマイシンなど）はトポイソメラーゼ II 阻害薬として作用している．

微小管阻害薬, ホルモン製剤

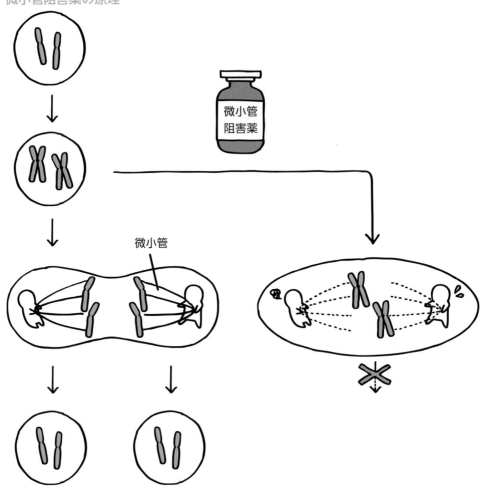

微小管阻害薬の原理

微小管

微小管阻害薬

分裂完了

細胞分裂のときは微小管というヒモが真ん中にある染色体を両脇に引っぱる.

微小管阻害薬はこのヒモをつくらせないので, 染色体が動けず, 細胞の分裂ができない.

微小管阻害薬
- **ビンカアルカロイド**：ビンクリスチン（VCR；オンコビン®），ビンブラスチン（VLB；エクザール®）
- **タキソイド系**：パクリタキセル（タキソール®），ドセタキセル（タキソテール®）
- **その他**：エリブリン（ハラヴェン®）

ホルモン製剤
- **抗エストロゲン製剤**：タモキシフェン（TAM；ノルバデックス®）
- **抗男性ホルモン製剤**：ビカルタミド，アビラテロン（ザイティガ®），エンザルタミド（イクスタンジ®）
- **ゴナドトロピン分泌低下製剤**：リュープロレリン（リュープリン®）

サイトカイン
- **インターフェロン**：インターフェロンガンマ-1a（IFNγ-1a；イムノマックス®-γ）
- **インターロイキン**：イムネース®

微小管阻害薬は細胞分裂をとめる.

細胞が分裂するときに出現する紡錘体は微小管が主成分である.

▶ **微小管阻害薬の代表はビンクリスチンである.**

ビンクリスチンのグループをビンカアルカロイドという.

▶ **微小管阻害薬のもう1つの代表はパクリタキセルである.**

これはタキサンとかタキソイド系といわれるグループに属する.

▶ **微小管阻害薬の副作用は神経障害である.**

微小管はニューロンの軸索の主成分でもある.つまり微小管障害ではニューロンも影響を受けるので,しびれや感覚障害などが出現する.

抗エストロゲン製剤は乳癌の治療薬に,抗男性ホルモン製剤は前立腺癌の治療薬になる.

▶ **ホルモンが関与する癌もある.**

具体的には乳癌と前立腺癌である.

▶ **乳癌は女性ホルモン,前立腺癌は男性ホルモンがあるとより発育する.**

乳線は女性ホルモン（エストロゲン）,前立腺は男性ホルモンで発達する.

▶ **エストロゲンの作用をなくすと乳癌の発育がとまる.**

同様に男性ホルモンの作用をなくすと,前立腺癌の発育がとまる.なお,前立腺癌では去勢(両側精巣摘除) も行われ,女性ホルモンを投与することもある.

▶ **下垂体からのゴナドトロピン分泌を低下させる薬は乳癌にも前立腺癌にも効く.**

乳癌や前立腺癌にはホルモンの影響を強く受ける癌とあまり受けない癌とがあり,ホルモン感受性が高いあるいは低いという.当然,前者にはホルモン薬は有効であるが後者には効きにくい.

▶ **副腎皮質ステロイド薬はリンパ球の発育を抑える.**

リンパ性白血病・多発性骨髄腫や悪性リンパ腫などのリンパ球性の腫瘍に使われる.さらに一般の抗癌薬による悪心,皮膚異常,感覚障害などの副作用軽減にも用いられる.

抗癌薬は通常は複数の薬を組み合わせて使う.

効果を上げ副作用を減らすためである.

▶ **そのほかの抗癌薬にインターフェロンや分子標的治療薬などがある.**

インターフェロンはさまざまな作用機序により腫瘍の発育を抑える.ビタミンAにも抗癌作用がある.癌に特異的な分子だけに作用する分子標的治療薬もある （→202ページ）.

▶ **腫瘍を養っている血管をつぶすことも抗癌の方法の1つである.**

癌組織を兵糧攻めにするわけである.肝癌では肝動脈をゼラチンスポンジにて閉塞する.また,癌組織の血管をつぶす薬も分子標的治療薬の1つとして使用されている.

分子標的治療薬
- 抗体薬：トラスツズマブ （ハーセプチン®）,ベバシズマブ （アバスチン®）,ニボルマブ （オプジーボ®）,キイトルーダ®
- 小分子薬：ゲフィチニブ （イレッサ®）,イマチニブ （グリベック®）,ソラフェニブ （ネクサバール®）,ボルテゾミブ （ベルケイド®）,トレチノイン （ベサノイド®）,サリドマイド （サレド®）

ゼラチンスポンジ
- スポンゼル®,ゼルフォーム®

抗癌薬の副作用と投与法

抗癌薬の一般的な副作用

抗癌薬の作用は分裂増殖の盛んな組織に強く現れる．癌組織以外では，骨髄，腸，毛根，精巣である．抗癌薬の副作用は代謝，排泄，デリケートな組織に強く現れる．すなわち，肝臓，腎臓，神経，卵巣である．

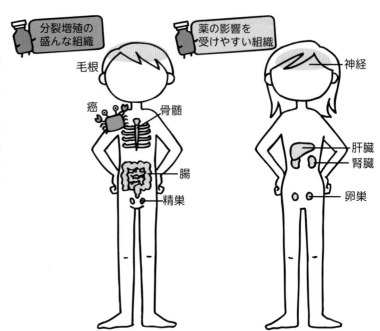

分裂増殖の盛んな組織

薬の影響を受けやすい組織

毛根　癌　骨髄　腸　精巣　神経　肝臓　腎臓　卵巣

抗癌薬の投与法

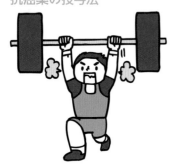

濃度依存型の抗癌薬は1回に大量投与する．回数は少なくてよい．

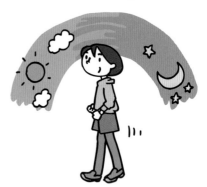

時間依存型の抗癌薬は少量を休みなく持続投与する．

抗癌薬の静脈内注射

抗癌薬は細胞毒があり，注射液は非常に高濃度である．この高濃度の細胞毒が1か所に集中的に投与されるとその場所の細胞は死んでしまう．抗癌薬の静脈内注射を血管外にもらすと組織壊死がおこるので，薬液がもれないように注意が必要である．抗癌薬の点滴は終了まで注意を怠らないこと．

抗癌薬による出血性腟膀胱炎治療薬
・メスナ（ウロミテキサン®）

◀ 抗癌薬の副作用はけた違いに強い．

細胞を殺す薬だからである．

▶ 抗癌薬の副作用を理解するときは，まずすべての薬に共通な普遍的副作用を覚え，その次にお のおのの薬に特徴的な副作用を覚えるとよい．

◀ 分裂増殖の盛んな組織は骨髄，腸，毛根，精巣と癌組織である．

抗癌薬はとにかく細胞の分裂増殖を抑えるので，その影響は分裂増殖の盛んな組織ほど強くで る．つまり，骨髄，腸，毛根，精巣に強く現れる．

▶ 抗癌薬の第 1 の副作用は，骨髄抑制，下痢・下血，脱毛，不妊である．

これはすべての抗癌薬に共通の副作用である．悪心・嘔吐も出現頻度が高い．

▶ 骨髄抑制は最も重大な副作用である．

赤血球，白血球，血小板の減少により，貧血，感染，出血が生じる．感染と出血は急死に結び つく．骨髄抑制の程度により抗癌薬投与量の上限が決まってしまう．

▶ 骨髄抑制に対しては G-CSF などを使う．

骨髄移植という方法もある．

▶ 抗癌薬の第 2 の副作用は，肝障害と腎障害である．

薬は肝臓で代謝され腎臓から排泄されるものが多い．

▶ 抗癌薬の第 3 の副作用は，神経障害と不妊である．

身体の中で最もデリケートな組織は神経と卵巣であり，薬の影響を受けやすい．

▶ 特殊な副作用としては次の 4 つの薬に関して覚えておこう．

・シクロホスファミド 　　　出血性膀胱炎
・ブレオマイシン 　　　　　間質性肺炎や肺線維症
・シスプラチン 　　　　　　悪心・嘔吐と腎障害
・ビンクリスチン 　　　　　神経障害

そのほか，メトトレキサートの消化管障害（口内炎，胃炎，下痢など），アドリアマイシンの心 筋障害，イリノテカンの下痢を知っておけばよいであろう．

◀ 抗癌薬投与法には大量 1 回投与と少量持続投与とがある．

▶ 抗癌薬には濃度依存型のものと時間依存型のものとがある．

濃度依存型薬とは，回数は少なくてよいので，とにかく一度に大量に投与したほうがよく効く もの，時間依存型薬とは，とにかく長時間連続して投与したほうがよく効くもののことである．

▶ 濃度依存型薬の代表がアルキル化薬と抗生物質抗癌薬である．

とくにアルキル化薬はこの性質が強く，回数は少なくてよいのでなるべく一度に大量を投与す る．

▶ 時間依存型薬の代表が代謝拮抗薬である．

代謝拮抗薬はなるべく長時間血中濃度を維持する．経口なら 1 日 3 回連日投与である．白金製 剤と微小管阻害薬はその中間で，濃度依存と時間依存の両方の性質をもっている．

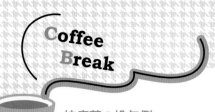

Coffee Break

抗癌薬の投与例

癌の化学療法では，白金製剤と抗生物質抗癌薬は1回に大量に投与し，代謝拮抗薬は持続的に投与するのが基本的投与法である．以下に食道癌に対する7日間の治療薬の投与組み合わせの1例を示す．

シスプラチン	第1日目のみ	1～数時間で点滴静注
アドリアマイシン	第1日目のみ	1～数時間で点滴静注
フルオロウラシル	7日間	24時間持続点滴

毒ガスとアルキル化薬

第一次世界大戦中に使われた毒ガスにマスタードガス（別名イペリット）がある．その後，マスタードガスの化学構造を少し変えたナイトロジェンマスタードという化合物に抗癌作用があることがわかり，このナイトロジェンマスタードをもとにさらにいろいろな薬が開発された．これらはアルキル化薬である．

分子標的治療薬

一般の抗癌薬は全身の細胞にほぼ均等に作用する．分子標的治療薬は腫瘍に特異的な分子（受容体や酵素など）を標的にしており，腫瘍に強く作用する．理屈では抗腫瘍効果は強く副作用は弱いことが期待できるため，手術不能の腫瘍や再発腫瘍などにも使用されている．抗体薬（大分子薬）と小分子薬とにわけられる．抗体薬は「～マブ」，小分子薬は「～ニブ」という名称のものが多い．高額な薬が多く，とくに大分子薬は1瓶数十万円するものもある．

サリドマイド

催眠薬のサリドマイドには血管の増生を抑制する作用もある．このため胎児の四肢の発育障害などをおこすので，販売中止となっていた．近年，この血管増生抑制作用を利用して，癌の治療薬としての有効性が注目され，抗癌薬として再発売（サレド®）された．癌の発育には血管の発育が不可欠だからである．

看護師国家試験既出問題

抗癌薬と副作用との組み合わせで誤っているのはどれか．
1. シクロホスファミド —— 出血性膀胱炎
2. ダウノルビシン ——— 間質性肺炎
3. シスプラチン ——— 尿細管壊死
4. ビンクリスチン ——— 末梢神経障害

解説 1．正しい　2．ダウノルビシンとアドリアマイシンは心臓毒性が特徴．間質性肺炎や肺線維症はブレオマイシン　3．正しい．シスプラチンは腎毒性と悪心が特徴　4．正しい．ビンクリスチンは骨髄抑制と神経障害が特徴　**答え** [2]

散瞳薬・縮瞳薬

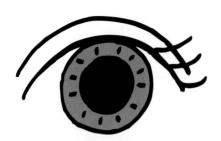

瞳孔散大（散瞳）

アドレナリン性
（交感神経）
α作動薬
抗コリン薬

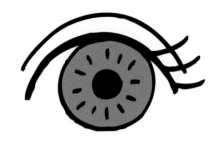

瞳孔縮小（縮瞳）

コリン性
（副交感神経）
コリン作動薬
コリンエステラーゼ阻害薬

虹彩には瞳孔散大筋と瞳孔括約筋という相反する作用をもつ2つの平滑筋がある．瞳孔散大筋は交感神経支配であり，α受容体を介して収縮し散瞳する（弛緩すると縮瞳するが．その作用は弱い）．すなわち，α作動薬は散瞳をおこす．一方，瞳孔括約筋は逆に，副交感神経支配であり収縮により縮瞳し，弛緩により散瞳する．すなわち，アセチルコリンは縮瞳，抗コリン薬は散瞳，さらにコリンエステラーゼ阻害薬は縮瞳をおこす．

散瞳薬でピントが合わなくなる

眼球の中には瞳孔括約筋以外に毛様体筋という平滑筋もある．毛様体筋の収縮によりレンズ（水晶体）は厚くなり，近くにピントが合う．毛様体筋が弛緩すると，遠くにピントが合う．毛様体筋は副交感神経の興奮により収縮する．瞳孔括約筋への神経と同じ神経である．抗コリン薬は散瞳薬であり，毛様体筋も弛緩させてしまうので，ピントは遠くに合った状態で固定されてしまう．眼底検査のあとでピントが合わなくなるのはこのせいである．

散瞳薬
- **α作動薬**：フェニレフリン（ネオシネジン®）
- **抗コリン薬**：トロピカミド（ミドリン®M），アトロピン
- **合剤**：ミドリン®P（トロピカミド＋フェニレフリン）

縮瞳薬
- **アセチルコリン作動薬**：ピロカルピン（サンピロ®）
- **コリンエステラーゼ阻害薬**：ジスチグミン（ウブレチド®）

虹彩には瞳孔散大筋と瞳孔括約筋とがある.

▶ **瞳孔が大きくなることを散瞳，小さくなることを縮瞳という.**
瞳孔を大きくする筋肉を瞳孔散大筋，瞳孔を小さくする筋肉を瞳孔括約筋といい，ともに平滑筋である.

▶ **瞳孔散大筋が収縮すれば散瞳し，瞳孔括約筋が収縮すれば縮瞳する.**
瞳孔括約筋の弛緩でも散瞳する.

▶ **瞳孔散大筋は交感神経支配，瞳孔括約筋は副交感神経支配である.**
自律神経の章を参照のこと（→9 ページ）.

交感神経の興奮で瞳孔散大筋が収縮し散瞳する.

交感神経末端からはノルアドレナリンが分泌される.

▶ **交感神経作動薬は散瞳をおこす.**
瞳孔散大筋のα受容体に作用して収縮させる.

副交感神経の興奮で瞳孔括約筋が収縮し縮瞳する.

副交感神経末端からはアセチルコリンが分泌され，そのアセチルコリンはコリンエステラーゼという酵素によって分解される.

▶ **コリン作動薬は縮瞳をおこす.**

▶ **抗コリン薬は散瞳をおこす.**

▶ **コリンエステラーゼ阻害薬は縮瞳をおこす.**
コリンエステラーゼ阻害薬はアセチルコリンの分解を防ぎ，アセチルコリン濃度を高める.

眼底検査は散瞳して行う.

瞳孔が大きいほうが眼底がよく見えるからである.

▶ **散瞳させるためには抗コリン薬を用いる.**
散瞳の持続時間は，トロピカミド点眼では数時間であるが，アトロピン点眼では 7〜10 日間持続する.前者は検査に，後者は治療に使う.

▶ **虹彩炎には散瞳薬を用いる.**
虹彩の癒着を防ぐためである.虹彩炎の原因としては，ベーチェット病などの自己免疫疾患，感染，外傷などがある.縮瞳薬は瞳孔癒着などをおこすため虹彩炎では禁忌である.

▶ **縮瞳させるためにはアセチルコリン作動薬を用いる.**
同時に眼圧を下げるので緑内障に使用される.

▶ **コリンエステラーゼ阻害薬も縮瞳をおこす.**
コリンエステラーゼ阻害薬はアセチルコリン作動薬と基本的には同様な作用をもっている.したがって，こちらも緑内障に使用される.

▶ **有機リン農薬中毒では強い縮瞳が見られる.**
有機リン系の農薬やサリンなどの毒ガスもその本体はコリンエステラーゼ阻害薬であり，これらの急性中毒ではきわめて強い縮瞳が見られる.

緑内障治療薬

眼圧と房水（ぼうすい）

眼球内には水が入っており，この水を房水という．房水の量が眼圧の発生源である．房水は眼内で1日に3〜4 mL程度産生され，等量が眼外に流出している．

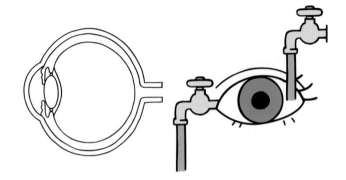

眼圧上昇

眼圧が上がるのは房水が多すぎるせいである．その原因は房水の流出障害のことが多い．

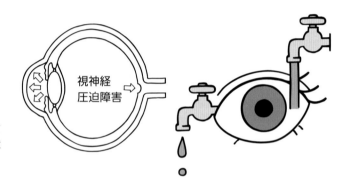

視神経
圧迫障害

眼圧下降薬

眼圧下降薬には，房水の流出促進薬と産生抑制薬の2種類がある．

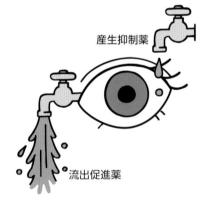

産生抑制薬

流出促進薬

緑内障治療薬
- **プロスタグランジン**：ラタノプロスト（キサラタン®），ウノプロストン（レスキュラ®）
- **β遮断薬**：チモロール（チモプトール®），カルテオロール（ミケラン®），ベタキソロール（ベトプティック®）
- **α₁遮断薬**：ブナゾシン（デタントール®）
- **コリン作動薬**：ピロカルピン（サンピロ®）
- **コリンエステラーゼ阻害薬**：ジスチグミン（ウブレチド®）
- **交感神経作動薬**：ジピベフリン（ピバレフリン®）
- **炭酸脱水酵素阻害薬**：アセタゾラミド（ダイアモックス®），ドルゾラミド（トルソプト®）

緑内障は眼圧上昇が原因である.

▶ **眼圧とは眼球内の圧力のことである.**

緑内障は眼圧が高くなることによって視機能が障害を受ける疾患である. とくに視神経が障害を受ける. 先天性のものは眼球が大きくなり, 牛眼（ぎゅうがん）とよばれることもある.

▶ **緑内障は失明に結びつく.**

重症のものは一晩で失明することがあり, 眼科領域では非常に重要な疾患である.

▶ **急性の緑内障では急激な眼痛, 頭痛, 悪心・嘔吐がある.**

高度の視力障害や充血なども伴う. これらの症状を見たら緑内障を疑うこと. 緑内障の場合には早急な処置が必要である. なお, 慢性の緑内障では自覚症状を伴わないこともある.

抗コリン薬と中枢神経作用薬は緑内障を悪化させる.

▶ **抗コリン薬の副作用に緑内障がある.**

アトロピンやブスコパンを使うときは必ず緑内障の有無をチェックすること.

▶ **中枢神経作用薬にも抗コリン作用があり要注意.**

抗精神病薬, 抗不安薬, 抗うつ薬, 抗ヒスタミン薬なども副作用として抗コリン作用をもっている. これらの薬を使うときは緑内障を常に念頭におくこと. これら以外にも抗コリン作用をもっている薬はたくさんある.

ステロイド薬も緑内障を悪化させる.

▶ **抗コリン薬とステロイド薬は眼圧を上げる.**

この2つは忘れないように. 眼圧を上げる薬は緑内障患者には禁忌である.

▶ **ステロイド薬は正常眼の眼圧も上昇させる.**

ステロイド薬は点眼でも全身投与の場合でも眼圧を上げる. しかも正常眼に対してさえ眼圧を上げることがある.

▶ **眼圧を下げる薬にプロスタグランジン, β遮断薬, コリン作動薬などがある.**

プロスタグランジンとコリン作動薬は房水流出を促進, β遮断薬は房水産生を抑制する. そのほか, α_1遮断薬や炭酸脱水酵素阻害薬なども用いられる. さらに, 交感神経作動薬（たとえばジピベフリン）も眼圧を下げるために用いられている. しかしその作用機序はややこしいので, 理解しなくてよい.

▶ **炭酸脱水酵素阻害薬はもともとは利尿薬である.**

薬理学の教科書には利尿薬として記載されている薬である. しかし現在ではもっとすぐれた利尿薬がたくさん開発されたので, 利尿薬としてはほとんど使われていない. 実際の臨床ではもうその出番はかなり少なく, 緑内障治療薬がおもである.

胃潰瘍の薬をドライアイへ

レバミピド（ムコスタ®, 104ページ）は, 胃のプロスタグランジンを増加させることにより胃粘膜保護作用があり, 抗潰瘍薬として用いられている. 目に対しても効果があり, その点眼薬はドライアイ改善薬として用いられている.

皮膚科用薬

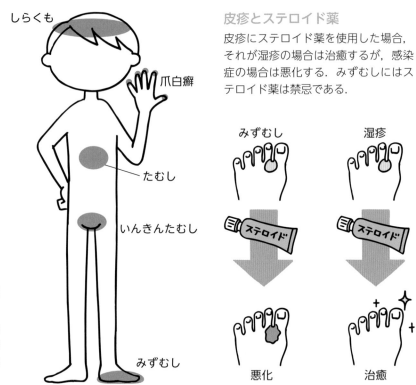

しらくも

爪白癬

たむし

いんきんたむし

みずむし

皮疹とステロイド薬

皮疹にステロイド薬を使用した場合，それが湿疹の場合は治癒するが，感染症の場合は悪化する．みずむしにはステロイド薬は禁忌である．

みずむし

湿疹

ステロイド

ステロイド

悪化

治癒

皮膚糸状菌感染症の名称

同じ菌による感染であるが，その感染部位により名称が異なっている．

ステロイド恐怖症

ステロイド外用薬に対し非常な恐怖感をもち，使用を拒否する患者がいる．この中には根拠のない民間療法や，一部医師による特殊治療によりむしろ悪化している例も多い．専門医のもとで，適切な薬を正しく使うことが重要である．

抗真菌薬
- **抗白癬薬（外用）**：ビホナゾール（マイコスポール®），アスタット®，ルリコン®，クレナフィン®
- **抗白癬薬（内服）**：テルビナフィン（ラミシール®），イトラコナゾール（イトリゾール®）

副腎皮質ステロイド外用薬
- **最強**：プロピオン酸クロベタゾール（デルモベート®）
- **かなり強力**：ジプロピオン酸ベタメタゾン（リンデロン®-DP），酪酸プロピオン酸ベタメタゾン（アンテベート®）
- **強力**：吉草酸ベタメタゾン（リンデロン®-V，ベトネベート®），フルオシノロンアセトニド（フルコート®）
- **中等度**：酪酸クロベタゾン（キンダベート®）
- **弱い**：ヒドロコルチゾン，プレドニゾロン

副腎皮質ステロイドと抗菌薬の合剤
- リンデロン®-VG（リンデロン®-V＋ゲンタマイシン）

脱毛治療薬
- 血管拡張薬（ミノキシジル），男性ホルモン合成阻害薬（プロペシア®）

◀ 皮膚外用薬には軟膏，クリーム，ローションなどがある．

上記は基剤の違いによる．その他の形状もある．目的により使いわける．

▶ **軟膏はワセリンに薬を混ぜ込んだものである．**
軟膏は油でできている．どこにでも塗れ最もよく使われる．ベタつくのが欠点．

▶ **クリームは水と油を乳化剤で混ぜ合わせたものである．**
ベタつきが少なく水で洗い落しやすい．湿潤部には使用しない．

▶ **ローションは液体の中に粉末を懸濁させたものである．**
被髪頭部に使用される．ほかにテープ剤，エアゾール，パウダーなどの形状もある．

◀ 感染には抗真菌薬を使う．

▶ **白癬とは皮膚の真菌感染症である．**
一般に，感染部位が手足なら水虫，体部はたむし，股部はいんきんたむし，頭部はしらくも，そして爪は爪白癬とよんでいる．原因菌はいずれも**皮膚糸状菌**という真菌である．

▶ **白癬治療の基本は抗真菌薬の外用である．**
重症や難治性の場合は内服薬も用いる．

▶ **ステロイド薬は感染には禁忌である．**
ステロイド薬は病原菌に元気を与え，ヒトの免疫力は低下させる．白癬や化膿部位にステロイド薬を使うとかえって悪化する．

◀ ステロイド外用薬は強い抗炎症作用をもつ．

非常によく効く薬であり，炎症性皮膚疾患に広く用いられている．

▶ **ステロイド外用薬には副作用がある．**
使用皮膚面への副作用として，**皮膚萎縮，乾皮症，毛細血管拡張，皮膚炎，痤瘡（ニキビ），多毛，感染症の増悪，傷の治癒遅延**などがある．さらに，長期間広範囲に使用した場合は全身的な副作用もおこりうる．

▶ **ステロイド外用薬は安易に使用すべきではない．**
非常によく効くが，副作用も伴う．

▶ **ステロイド外用薬は使用すべきときは使用すべきである（左ページ参照）．**
治療方針としてステロイド外用薬が必要なら，ためらわずに使う．

◀ ステロイド外用薬には効果の弱いものから強いものまで多種類ある．

大きく5段階にわけてある．効果と副作用はほぼ比例する．

▶ **効果の弱いものは長期間使用できる．**

▶ **効果の強いものは短期決戦的な使い方をする．**
病状に合わせて5段階のステロイド外用薬を適切に使いわけることが皮膚科専門医の腕の見せどころである．

▶ **ステロイド薬と抗菌薬の合剤もある．**
ステロイド薬の感染症増悪作用を抑えるために，たとえばリンデロン®-VG はリンデロン®-V にゲンタマイシンを加えたものである（G はゲンタマイシンの意味）．

解毒薬

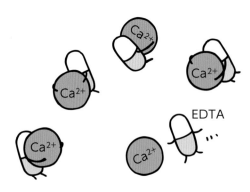

EDTA（エデト酸）は2価の金属イオンと結合する. このような物質をキレート剤という.

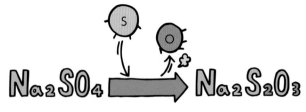

H_2SO_4：硫酸
Na_2SO_4：硫酸ナトリウム
$Na_2S_2O_3$：チオ硫酸ナトリウム
（チオとはイオウの意味）

硫酸ナトリウムの1個の酸素（O）がイオウ（S）に置き換わったものがチオ硫酸ナトリウムである.

重金属中毒
- **キレート剤（キレート化薬）**：エデト酸カルシウム（EDTA；ブライアン®），ペニシラミン（メタルカプターゼ®），ジメルカプロール（バル®）

有機リン剤中毒
- **コリンエステラーゼ賦活薬**：プラリドキシムヨウ化メチル（ヨウ化プラリドキシム；パム®）
- **抗コリン薬**：アトロピン

麻薬や向精神薬の中毒
- **麻薬拮抗薬**：ナロキソン，レバロルファン（ロルファン®）
- **ベンゾジアゼピン系拮抗薬**：フルマゼニル（アネキセート®）

尿毒症
- **尿毒症毒素吸着剤**：球形吸着炭（クレメジン®）

シアン中毒
- チオ硫酸ナトリウム（デトキソール®）

重金属中毒にはキレート剤を用いる.

キレート剤とは金属イオンと強く結合する物質のこと. 結合することによりその金属イオンの作用を消す.

▶ **エデト酸は 2 価の金属イオンと強く結合する.**
エデト酸は EDTA と略す. 鉛イオン（Pb^{2+}）をはじめ, 銅イオン（Cu^{2+}）, 亜鉛イオン（Zn^{2+}）, マグネシウムイオン（Mg^{2+}）などと結合する.

▶ **エデト酸の単体は血液の抗凝固剤としても用いる.**
エデト酸単体はカルシウムイオン（Ca^{2+}）と強く結合する. 検査用の血液には採血後に抗凝固剤としてエデト酸を加えることもある（→59 ページ）. 重金属中毒への治療薬としてはすでに Ca^{2+} と結合しているエデト酸を用いる.

ペニシラミンも重金属のキレート剤である.

鉛, 水銀, 銅などの中毒に使用する.

▶ **ペニシラミンは関節リウマチにも使用する.**
ペニシラミンの本来の作用は重金属のキレート剤であるが, なぜか関節リウマチにも有効である. 抗リウマチ薬としても理解しておこう（→48 ページ）.

有機リン剤にはコリンエステラーゼ阻害作用がある.

有機リン剤は殺虫効果をもつため農薬として使用されていた. サリンもこの仲間である.

▶ **有機リン剤の解毒にはコリンエステラーゼ賦活薬を用いる.**
コリンエステラーゼ阻害薬に関しては 22 ページを参照のこと.

▶ **副交感神経興奮を抑えるには抗コリン薬を用いる.**
コリンエステラーゼが阻害されるとアセチルコリンが過剰となる. アセチルコリンは副交感神経の伝達物質である. 抗コリン薬に関しては 20 ページを参照のこと.

麻薬や向精神薬の急性中毒の直接死因は呼吸抑制が多い.

麻薬や向精神薬には呼吸抑制作用があるため, 急性中毒を放置すると呼吸不全で死亡する.

▶ **麻薬の拮抗薬はナロキソン, ベンゾジアゼピンの拮抗薬はフルマゼニル.**
モルヒネにはナロキソン, セルシン® にはアネキセート® と覚えておくと便利（→168 ページ）.

▶ **麻薬の呼吸抑制はレバロルファンでも拮抗できる.**
ナロキソンはモルヒネの鎮痛作用も阻害するのに対し, レバロルファンはモルヒネの鎮痛作用はそのままで呼吸抑制作用だけを阻害する. したがって, モルヒネとレバロルファンとを同時に投与すると呼吸は保ったまま鎮痛作用が得られる.

尿毒症毒素には吸着炭を用いる.

腎不全では老廃物が体内に蓄積している. この老廃物を腸管内で炭粉に吸着させると, 尿毒症症状の改善や透析導入を遅らせることができる.

シアンは内呼吸をとめる.

シアン化合物では青酸カリ（シアン化カリウム）が有名. 細胞内の呼吸酵素（電子伝達系）を阻害するため, 内呼吸ができず死亡する. シアン中毒にはチオ硫酸ナトリウムを用いる.

予防接種

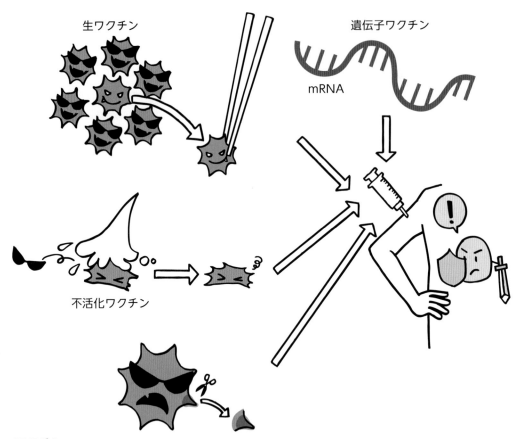

生ワクチン

遺伝子ワクチン

mRNA

不活化ワクチン

ワクチン

生ワクチンは弱毒化した生きた病原体を投与する．不活化ワクチンは殺した病原体全体もしくは病原体の一部を投与する．核酸ワクチンは，病原体の遺伝子の一部を人工合成し，その遺伝子を体内に投与する．すると体内の細胞がその遺伝子をもとに病原体の蛋白質を合成する．

毒素と抗毒素

細菌の毒素や動物毒が直接害をおよぼす場合がある．たとえばボツリヌス毒素や破傷風毒素，および蛇毒などである．これらの毒素に対しては，その中和抗体を投与して毒素の作用を打ち消す．これを抗毒素という．抗毒素の本体は血清中の抗体であり，ウマなどを利用する．この治療法は北里柴三郎が開発した．

予防接種薬（ワクチン）と対象病原体
- **細菌**：結核菌（BCG），ジフテリア，破傷風，百日咳，肺炎球菌，インフルエンザ菌 b 型，腸チフス，髄膜炎菌，コレラ
- **ウイルス**：麻疹，ムンプス，風疹，水痘，インフルエンザ，ポリオ，A 型肝炎，B 型肝炎，ヒトパピローマウイルス（HPV），ロタウイルス，日本脳炎，狂犬病，黄熱病，新型コロナウイルス
- **四種混合ワクチン**（DPT-IPV；ジフテリア＋百日咳＋破傷風＋ポリオの混合），MR ワクチン（麻疹＋風疹の混合）
- **結核診断薬**：ツベルクリン（PPD）

予防接種は感染症の発症予防のために行われる.

あらかじめある特定の感染症に対する免疫力を高めておくための薬である. 免疫力の主役は抗体である. 抗体の標的（抗原）は病原体の蛋白質である.

▶ **予防接種の目的は病原体に対する抗体をつくらせておくためである.**

病原体とは細菌やウイルスのこと. 反応は抗体だけでなく総合的な免疫力が増強する.

▶ **病原体を投与すると生体はその病原体に対する抗体をつくる.**

前もって抗体をつくらせておくか抗体づくりの訓練をやっておくと, 本番で病原体が侵入してきてもすみやかにこの抗体で病原体をやっつけることができる.

▶ **あらかじめ投与するものに弱毒化もしくは殺した病原体, 菌毒素, 遺伝子がある.**

病原体は弱毒化または殺してある. 病原体の遺伝子を投与する方法もある. それだけでは病気にならず, かつ抗体はつくられる.

弱毒化した病原体が生ワクチンである.

病原体の病原性を弱めたものである. 生きている.

▶ **病原性は弱いが抗原性は強いウイルスや細菌を投与する.**

ウイルスや細菌を長期間培養すると変異をおこし, だんだん病原性が弱くなってくる. しかし, 抗体をつくらせる性質（抗原性という）はあまり変化しない. この弱毒化したウイルスや細菌を少量投与する. これを生ワクチンという.

▶ **風疹や麻疹などが生ワクチンの代表である.**

ほかに, ムンプス（おたふくかぜ）, 水痘などがある. これらはすべてウイルスが原因である.

▶ **BCG は弱毒化したウシの結核菌である.**

使用した菌株名の頭文字が B と C と G だったことに由来する. BCG に対する免疫力はヒトの結核菌に対しても有効である.

▶ **生ワクチンは免疫力が極端に低下した人には禁忌である.**

弱毒化したとはいえ生きているウイルスである. 免疫力が極端に低下した人ではこのウイルスが体内で増殖する可能性もある. 免疫抑制薬を使用している場合などは要注意.

殺した病原体が不活化ワクチンである.

殺してしまった細菌やウイルスはもはや増殖能はなく安全性は高い. これを不活化ワクチンという.

▶ **殺した病原体は, 病原体全体を投与する場合と病原体の一部だけを投与する場合とがある.**

一部だけの場合は, 通常病原体から切り出すが, 人工合成のものもある.

▶ **遺伝子ワクチンは病原体の蛋白質の遺伝子を投与する.**

体内の細胞が投与された遺伝子の情報をもとに病原体の蛋白質を作製する. すると免疫システムがこの蛋白質に対する抗体をつくる. 遺伝子ワクチンは応用範囲の広い技術であり, ヒトへは新型コロナウイルスに対して実用化された.

▶ **破傷風とジフテリアでは菌毒素（トキソイド）を投与し, 抗体をつくらせる.**

破傷風やジフテリアの発症機序は, 菌体そのものによる障害ではなく, 菌が産生する毒素（トキシン）に原因がある. この菌毒素をホルマリンなどで無毒化したものをトキソイドという.

漢方薬

証は奥が深いが，ごく簡単に解説すると，以下のような体質や病状の分類のことである．

陰・陽	病気の時期で，病気とたたかっている初期が陽，病気に負けつつある後期が陰．
虚・実	病気に対する抵抗力の有無．抵抗力があれば実，なければ虚．
寒・熱	患者が熱感を訴えれば熱，寒気を訴えれば寒．
表・裏	病気の位置で，身体の表面（皮膚や関節）は表，深部（内臓関係）は裏．

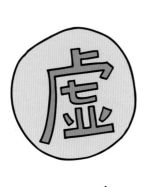

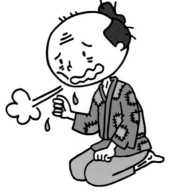

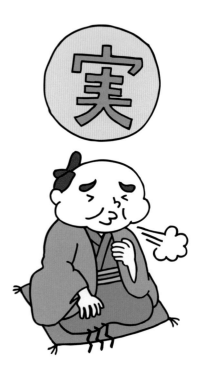

麻黄とエフェドリン

漢方薬の麻黄も西洋薬のエフェドリンも気管支喘息に用いられ，気管支拡張作用を有している．実はエフェドリンは麻黄を原料にしてつくっている．麻黄をそのまま飲めば漢方薬，一成分だけに精製したものを飲めば西洋薬ということになる．麻黄をそのまま飲むとエフェドリン以外の雑多な成分も一緒に飲むことになり，これらが漢方薬の独特な効果を発現させているのかもしれない．

漢方薬の例（以下の成分はすべて植物由来である）
- 葛根湯の成分：葛根（クズの根），大棗（ナツメ），麻黄，シナモン，甘草，生姜，芍薬
- 小柴胡湯の成分：柴胡，半夏，黄芩，大棗，人参，甘草，生姜

漢方薬は生薬の組み合わせで処方される.

生薬とは自然の植物，動物，鉱物などを簡単に処理したもののことである.

▶ **漢方薬にはいろいろな成分が混ざっている.**

有効成分を精製してないからである. これに対し，西洋医学の薬は純粋な化学物質が多い.

▶ **漢方治療は恒常性の維持に主眼をおいた治療法である.**

いわば自然治癒力を引き出すという治療法である. これに対し，西洋医学の治療法は病名や症状に対しての治療が主体である.

▶ **代表的漢方薬に葛根湯と小柴胡湯がある.**

この2つは知っておこう. どちらも感冒の薬である. 小柴胡湯は肝炎の治療薬として有名になったが，本来は感冒の薬である.

▶ **健康保険で漢方治療を受けられる.**

正式に有効性が認められた漢方薬は，健康保険で処方できる.

▶ **漢方薬と民間薬とはまったく異なったものである.**

民間薬とは，ドクダミを煎じて飲むといったおばあちゃんの知恵的なものや，ある特殊な食品などで癌やアレルギーがみるみるなおった！ といったもののことである. このような薬の有効性については正式には認められていない.

漢方では「証」という考え方をする.

証とは患者の体質や病状のことである.

▶ **漢方薬は患者の証にそった処方を行う.**

証は一定ではなく，患者の病期により証も変化していく. 左ページの表も参照のこと.

漢方薬は食前もしくは食間に服用する.

食間とは食後2時間のことである. 空腹時のほうが吸収がよいからである.

▶ **漢方薬はもともとは煎じ薬である.**

煎じ薬とは大量のお湯に有効成分を抽出させたものである. △△湯という名前もそこに由来する. 大量のお湯は，食前なら飲めても食後は満腹で飲めないことが多い. これも空腹時に服用する理由の1つである.

▶ **漢方薬はお湯に溶いて飲むのが本来の飲み方である.**

現在の漢方薬はほとんどが顆粒状に加工してあるが，もともとは煎じ薬，つまり液体である. なお丸薬は，生薬をすりつぶしてハチミツで練って丸くしたもの.

漢方薬にも副作用はある.

たとえば麻黄にはエフェドリンが含まれており（左ページ参照），エフェドリンの副作用と同じ副作用（たとえば動悸や不眠など）が出現する.

▶ **小柴胡湯とインターフェロンの併用は禁忌である.**

どちらも慢性肝炎に使用するが，両者の併用では間質性肺炎をおこし致命率が高い.

X 線造影剤

各元素の原子番号と原子量

元素	H	C	O	Ca	I	Ba
原子番号	1	6	8	20	53	56
原子量	1	12	16	40	127	137

原子番号とは各元素の陽子の数のこと．原子量は各元素の陽子と中性子の和で，相対的質量をあらわす値である．おもな元素を上に示す．

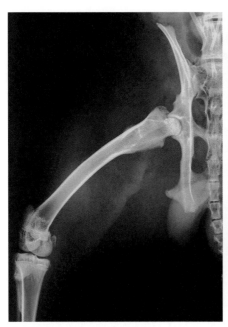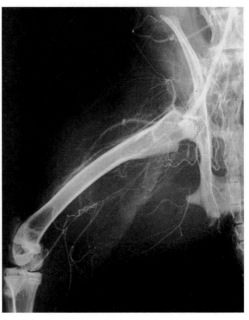

ウサギの下肢の X 線写真

左が造影前，右が動脈内に造影剤を注入したときの写真．左は骨しか見えていないが，右は動脈が写っている．コンピュータ上で右図から左図を引き算すると，血管の陰影だけの画像が得られる．

> **X 線造影剤の値段**
>
> バリウム造影剤は 100 mL が数百円であるが，ヨウ素造影剤は 100 mL で 2 万円以上する．腸閉塞症の腸造影には高価でもヨウ素造影剤を用いる．

X 線造影剤
- **バリウム造影剤**：硫酸バリウム
- **ヨウ素造影剤**：イオパミドール（イオパミロン® 150〜370），イオメプロール（イオメロン® 300〜400）
  数字はヨウ素の含有量を示す．イオパミロン 300 とはヨウ素を 30％含んでいるという意味．
- **MRI 用造影剤**：ガドリニウム系（オムニスキャン®，マグネビスト®），非ガドリニウム系（リゾビスト®）
- **エコー用造影剤**：レボビスト®

X線は原子量の大きな物質は透過しにくい.

原子量は炭素 12，酸素 16，カルシウム 40 である．つまり，カルシウムが主成分の骨は X 線を通しにくい．

▶ **X線は，空気はよく透過する.**

X 線は密度の小さな物質ほど透過しやすい．胸部の単純 X 線写真では肺の部分は X 線が透過しやすく，まわりに比べ肺の様子が浮き出て写る．

▶ **単純X線写真では一般臓器は描出できない.**

一般臓器の主成分は水（酸素と水素）であり，しかも密度もほぼ均一である．

▶ **単純X線写真では空気と一般体組織と骨の3つしか区別できない.**

たとえば腹部を撮影すると，骨の影に加え胃内の空気（げっぷのもと）と腸内のガス（おならのもと）が薄く写るだけである．膵臓などはまったくわからない．

体組織の様子を描出するには造影剤を用いる.

▶ **一般に用いられているX線造影剤はバリウムとヨウ素が主成分である.**

ヨウ素はヨードともいう．バリウムとヨウ素の原子量は酸素や炭素に比べて非常に大きく，X 線を通しにくい．

消化管を描出するにはバリウムを用いる.

胃の造影では，発泡剤で胃をふくらませ，胃粘膜の上にバリウムの溶液を薄くかぶせた状態で撮影する．すると胃粘膜の様子が詳細に観察できる．

▶ **バリウム造影剤は腸内にとどまると固まってしまう.**

バリウム造影剤は硫酸バリウムの粉末を水と混ぜたものである．硫酸バリウム自体は水に不溶性であり，腸内で水分が吸収されると造影剤の固形成分だけが残され固まってしまう．

▶ **バリウム造影剤は下剤と併用する.**

撮影がすんだらすみやかに排泄させるためである．

▶ **バリウム造影剤は腸閉塞症（イレウス）では禁忌である.**

腸閉塞症とは腸内容物が進めなくなった病態である．バリウム造影剤が腸内で固まってしまい，腸閉塞症を悪化させる．

血管を描出するにはヨウ素を用いる.

血管内造影剤は複雑な化学構造をしたヨウ素の化合物であり，比重は重い．

▶ **血管内に投与する造影剤は水溶性である.**

不溶性物質は血管をつまらせてしまう．もちろん毒性がないことも必要条件である．

▶ **血管造影剤は腎臓から排泄される.**

血管造影剤投与後しばらくすると腎臓や尿路が描出されてくる．

▶ **血管造影検査後の尿比重は重くなる.**

尿に造影剤が混入しているので重くなる．しかし，浸透圧は高くない．

▶ **血管造影剤の副作用はアレルギーである.**

まれにショックをおこす場合がある．造影後は異常がないか目を離さないこと．たとえあらかじめ少量の注射を行ってみても，アレルギーの有無はわからない．

▶ **MRIやエコー（超音波）検査には特殊な造影剤を用いる.**

左ページを参照のこと．

消毒薬

消毒薬

薬品名	商品名	弱い細菌 弱い真菌 弱いウイルス	強い細菌 強い真菌	結核菌 強いウイルス	芽胞	創部粘膜	皮膚手指	器具	備考
アルコール・アルデヒド類									
エタノール	ステリハイド®	○	○	○	×	×	○	○	効果持続時間が短い 人体への毒性強い/内視鏡などの器具の消毒用
グルタルアルデヒド（グルタラール）		○	○	○	○	×	×	○	
塩素・ヨウ素化合物									
次亜塩素酸ナトリウム	ミルトン®	○	○	△	×	×	×	△	結核菌へは効果不確実
ポビドンヨード	イソジン®	○	○	○	×			△	薄めると効果はない
界面活性剤									
陽イオン界面活性剤（逆性石けん）	オスバン® ハイアミン®	○	△	×	×	○	○	○	一般の石鹸や有機物の存在で効果低下
両性界面活性剤	テゴー 51®	○	△	△	×				一般の石鹸や有機物の存在で効果低下
クロルヘキシジン									
クロルヘキシジン	ヒビテン®	○	△	×	×	×	○	○	粘膜には使用不可/一般の石鹸や有機物の存在で効果低下
アルコールとの混合液									
ポビドンヨード＋アルコール	イソジン® パーム イソジン® フィールド	○	○	○	×	×	○		手指用/首から上の皮膚消毒には禁忌
ベンザルコニウム＋アルコール	ウエルパス®	○	○	○	×	×	○		手指用
クロルヘキシジン＋アルコール	ヒビソフト® ステリクロン®	○	○	○	×	×		○	手指用/首から上の皮膚消毒には禁忌

微生物の例

	弱い微生物	強い微生物
細菌	一般の細菌	緑膿菌, セラチア菌 結核菌は非常に強い
ウイルス	一般のウイルス, コロナウイルス	肝炎ウイルス
真菌	酵母様真菌（カンジダなど）	糸状真菌（白癬菌など）

消毒薬濃度

エタノールは揮発性が高く，放置するとどんどん蒸発し濃度が低下し殺菌効果が落ちるので，酒精綿（エタノール綿）は大量につくり置きしない．また，薄めたイソジン®も殺菌効果はない．

◀◀ 滅菌とは物質中のすべての微生物を殺すことである.

滅菌と消毒とはその意味が微妙に違う. 滅菌で殺す菌に病原性の有無は関係ない.

▶ **消毒とは人畜に対して有害な微生物のみを殺すことである.**

目的としない微生物あるいは無害な微生物は生き残っていてよい.

◀◀ 芽胞はなかなか死なない.

▶ **芽胞とは一部の細菌（破傷風菌や炭疽菌）が産生する胞子のようなものである.**

▶ **清潔の基本は手洗い，洗浄，清拭である.**

微生物を殺す前にまず物理的に除去する. たとえば，手洗い，器具の洗浄，部屋の清掃などである. 消毒・滅菌はその後に行う.

◀◀ 高圧蒸気滅菌法は最も一般的な滅菌法である.

▶ **高温高圧の水蒸気により微生物を殺す.**

通常121℃（2気圧）で20分間行う. この滅菌器を**オートクレーブ**といい，熱に強い医療器材の滅菌に適している. 蒸気なしだと170℃で4時間行う必要がある.

▶ **煮沸消毒では芽胞は殺せない.**

熱水は芽胞以外の微生物はほとんど殺せる. 一般細菌を殺すための熱水は100℃は必要なく80℃程度でよい. 食器は80℃の熱水で洗うとよい.

▶ **ガス滅菌は熱に弱い医療器材の滅菌に適している.**

エチレンオキサイドを使う. 微量ではあるがガスが残留している可能性がある.

▶ **放射線滅菌はディスポーザブル器材によく用いられる.**

γ線を照射する. γ線は透過力が強いため，密封包装したままでも滅菌が可能である.

◀◀ 消毒薬の効果発現には濃度，時間，温度，不純物の存在などが関与する.

消毒薬の種類とその性質は左ページ表を参照のこと.

▶ **エタノールは80％程度の濃度で効果が強い.**

100％では蛋白質が凝固し浸透できないため，逆に効果が落ちる. 70％以下では殺菌効果がない.

▶ **血液や膿があると消毒薬の効果は低下する.**

有機物や蛋白質があるとそちらと反応してしまい，微生物への効果がそのぶん低下する. まず汚れをきれいに洗浄してから消毒を行うこと.

▶ **クロルヘキシジンは粘膜（腟，膀胱，口腔など）に使用してはいけない.**

粘膜から吸収されてショックをおこすことがある.

▶ **界面活性剤やクロルヘキシジンには耐性菌が存在する.**

緑膿菌やセラチア菌などには消毒に耐性を示すものがある. 消毒綿球をつくり置きしておくと，消毒綿球にこの耐性菌が繁殖することがある. 消毒綿球は毎日新しくつくること.

▶ **手指についた芽胞に有効な消毒液はない.**

手指は石けんと流水による手洗いが基本である. 時間をかけてていねいに洗うこと.

▶ **アルデヒドは効果は強いが，毒性も強い.**

グルタルアルデヒドやホルマリンを部屋のくん蒸や噴霧に使用してはいけない.

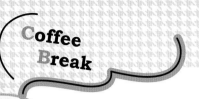

Coffee Break

プリオンの滅菌

プリオンとは蛋白性の病原体であり，クロイツフェルト・ヤコブ病などの原因物質である．プリオンは消毒液や温度にきわめて抵抗性が高い．通常のオートクレーブ滅菌でも不十分で，134℃1時間の高圧蒸気滅菌が必要とされる．これが不可能なら1規定NaOH（水酸化ナトリウム）へ1時間浸漬などを行う．

看護師国家試験既出問題

消毒剤と病原体との組み合わせで消毒効果のあるのはどれか．

- **a．** ホルマリン —————— HIV（ヒト免疫不全ウイルス）
- **b．** 消毒用エタノール ——— B型肝炎ウイルス
- **c．** 塩化ベンザルコニウム — ロタウイルス
- **d．** ポビドンヨード ———— MRSA

1． a, b **2．** a, d **3．** b, c **4．** c, d

解説 218ページを参照　a. 正しい　b. 長時間作用させれば消毒効果はあるが，酒精綿で一瞬拭いたくらいでは効果はない　c. 界面活性剤はウイルスには効かないことが多い　d. MRSA（→218ページ）は消毒薬に対しての抵抗性はない　答え [2]

薬剤師国家試験既出問題

消毒薬と使用目的の正しい組み合わせはどれか．

＜消毒薬名＞
- **a** 3％グルタラール
- **b** 1％次亜塩素酸ナトリウム
- **c** 0.2％グルコン酸クロルヘキシジン含有消毒用エタノール
- **d** 10％ポビドンヨード

＜使用目的＞
- **ア** 手指の消毒
- **イ** 内視鏡の消毒
- **ウ** 結膜嚢の消毒
- **エ** 手術部位の皮膚・粘膜の消毒
- **オ** 排泄物の消毒

	a	b	c	d
1	ア	オ	ウ	エ
2	イ	オ	ア	エ
3	イ	ア	ウ	オ
4	ウ	イ	ア	オ
5	エ	ウ	オ	イ
6	エ	ウ	イ	ア

解説 218ページ参照　答え [2]

臨床検査技師国家試験既出問題

ワクチンが開発されていないのはどれか．

- **1．** 百日咳
- **2．** ポリオ
- **3．** インフルエンザ
- **4．** 流行性耳下腺炎
- **5．** C型肝炎

解説 212ページを参照　1. 不活化ワクチン　2. 生ワクチン　3. 不活化ワクチン　4. おたふくかぜのこと．生ワクチン　5. A型とB型の肝炎ワクチンはあるがC型はない　答え [5]

処方箋

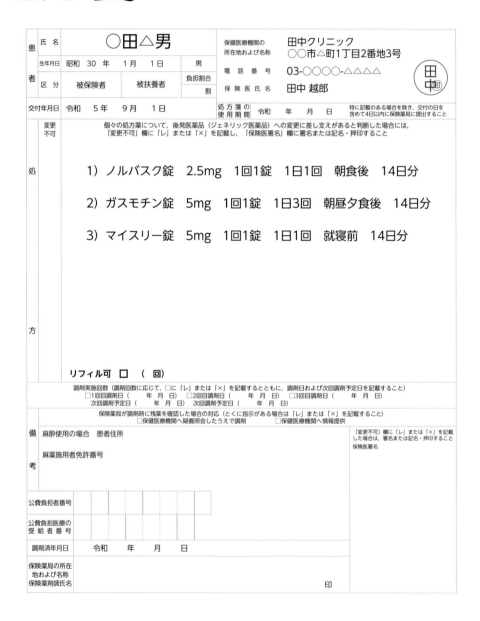

患者	氏名	○田△男			保健医療機関の所在地および名称	田中クリニック ○○市△町1丁目2番地3号	
	生年月日	昭和 30 年 1 月 1 日		男	電話番号	03-○○○○-△△△△	
	区分	被保険者	被扶養者	負担割合 割	保険医氏名	田中 越郎	田中㊞
交付年月日		令和 5 年 9 月 1 日			処方箋の使用期間	令和 年 月 日	特に記載のある場合を除き、交付の日を含めて4日以内に保険薬局に提出すること

	変更不可	個々の処方薬について、後発医薬品（ジェネリック医薬品）への変更に差し支えがあると判断した場合には、「変更不可」欄に「レ」または「×」を記載し、「保険医署名」欄に署名または記名・押印すること
処		1) ノルバスク錠　2.5mg　1回1錠　1日1回　朝食後　14日分
		2) ガスモチン錠　5mg　1回1錠　1日3回　朝昼夕食後　14日分
		3) マイスリー錠　5mg　1回1錠　1日1回　就寝前　14日分
方		リフィル可　□　（　回）

調剤実施回数（調剤回数に応じて、□に「レ」または「×」を記載するとともに、調剤日および次回調剤予定日を記載すること）
　□1回目調剤日（　年 月 日）　□2回目調剤日（　年 月 日）　□3回目調剤日（　年 月 日）
　次回調剤予定日（　年 月 日）　次回調剤予定日（　年 月 日）

	保険薬局が調剤時に残薬を確認した場合の対応（とくに指示がある場合は「レ」または「×」を記載すること） □保健医療機関へ疑義照会したうえで調剤　　□保健医療機関へ情報提供	
備考	麻酔使用の場合　患者住所 麻薬施用者免許番号	「変更不可」欄に「レ」または「×」を記載した場合は、署名または記名・押印すること 保険医署名
公費負担者番号		
公費負担医療の受給者番号		
調剤済年月日	令和 年 月 日	
保険薬局の所在地および名称 保険薬剤師氏名	印	

食前，食後，食間服用

薬を服用する場合，食前とは食事開始 30 分前，食後とは食事終了 30 分後，そして食間とは食事終了 2 時間後のことである．一般に，水溶性の薬は食前や食間のほうが吸収はよく，脂溶性の薬は食後のほうが吸収がよい．

処方箋とは医師が書いた医薬品交付の記載書のことである．

薬とは身体を正常状態にもどす化学物質のことをいう．

処方箋は患者に対して書いた医師の指示書の一種である．

▶ **処方箋を書けるのは医師だけであり，看護師や薬剤師が書いてはいけない．**

処方箋は患者に対してだけでなく薬剤師などへの情報伝達手段でもある．

一般的な内服薬の処方箋には以下の事柄が記載されている．

患者の氏名，生年月日，性別

医療機関名・連絡先・処方した医師の名前

処方：薬名，分量，服用回数，服用のタイミング，服用日数

ジェネリック医薬品への変更，リフィル処方箋について

▶ **患者の生年月日は薬の量を考察するときの参考になる．**

とくに小児や高齢者の場合などでは重要である．同姓同名患者の確認にも役に立つ．

▶ **医師の氏名には印鑑が必要である．**

自筆ならば印鑑は不要である．

▶ **薬名には，製剤名，剤形，規格単位が記載されている．**

▶ **製剤名は一般名でも製品名でもどちらでもよい．**

同じ薬品でもメーカーにより含有量などが異なっている場合がある．

▶ **剤形とは，錠とかカプセルなどのことである．**

たとえば抗不安薬のセルシン®の経口剤には，錠剤，散剤，シロップがある．

▶ **規格単位とは，1錠の含有量のことである．**

たとえばセルシン®の錠剤には2 mg錠，5 mg錠，10 mg錠の3種類がある．

▶ **分量には最小基本単位である1回量を記載する．**

散剤および液剤の場合は製剤量（原薬量ではなく，製剤としての重量）を記載する．

▶ **服用回数および服用のタイミングは，情報伝達エラーを惹起する可能性のある表現方法を排除し，日本語で明確に記載する．**

たとえば，1日に何回，いつ（朝食後や就寝前など）服用するということが明確にわかるように記載する．

▶ **服用日数には実際の投与日数を記載する．**

▶ **公的医療保険を使う場合は，ジェネリック医薬品への変更およびリフィル処方箋についての記載も必要である．**

私費医療の場合は不要である．ジェネリック医薬品については227ページを参照のこと．リフィル処方箋とは，一定の定められた期間内に医師の再診を受けることなく反復使用できる処方箋のことである．

▶ **麻薬処方箋では患者の住所および麻薬施用者の登録番号も記載する．**

登録番号とは医師免許証番号のことである．

▶ **麻薬取扱者には麻薬施用者と麻薬管理者とがいる．**

麻薬施用者は医師であり，麻薬管理者は薬剤師もしくは医師である．なお，医師には歯科医師，獣医師を含む．

▶ **注射用麻薬は麻薬請求伝票により麻薬管理者から受領する．**

薬の定義

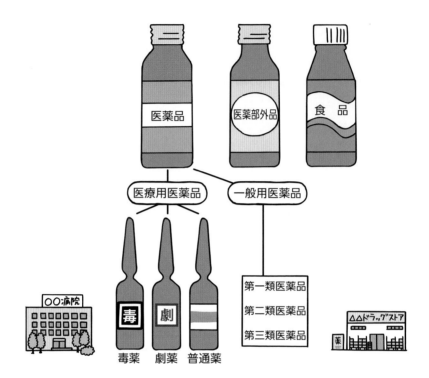

薬には医薬品と医薬部外品とがある．医薬品は医療用医薬品と一般用医薬品とにわけられる．さらに医療用医薬品は毒薬，劇薬，普通薬とにわけられる．一般用医薬品も第一類，第二類，第三類にわけられる．なお，市販のドリンク剤などは，医薬品のもの，医薬部外品のもの，薬ではないもの（すなわち食品）に分類されるものがある．

第一類，第二類，第三類医薬品

　一般用医薬品は処方箋なしでカウンター越し（over the counter）で販売されるのでOTC医薬品ともいう．そのリスクにより大きく3つに分類され，それぞれ販売方法が決められている．概要は，第一類は薬剤師による説明が義務である．第二類は薬剤師もしくは登録販売者による説明が努力義務，第三類はとくに説明義務はないが，いずれも相談があった場合は情報提供に応じなければならない．第二類の中で高リスクのものは指定第二類医薬品とさらに分類されている．

- **毒薬の経口抗不整脈薬**：アミオダロン（アンカロン®）
- **劇薬の経口抗不整脈薬**：ジソピラミド（リスモダン®）
- **普通薬の経口抗不整脈薬**：キニジン，プロカインアミド（アミサリン®）
- **医療用医薬品の胃腸薬**：ガスター®，ビオフェルミンR®
- **一般用医薬品の胃腸薬**：ガスター10®（第一類），太田胃散（第二類），立山胃腸薬A（第三類）
- **医薬部外品の胃腸薬**：新ビオフェルミン®S錠
- **医薬品のドリンク剤**：チオビタ®ゴールド2000（第二類），チオビタ®ドリンク1000（第三類）
- **医薬部外品のドリンク剤**：チオビタ®ドリンク，リポビタンD®
- **食品のドリンク剤**：オロナミン®C，アミール®S

薬とは身体を正常状態にもどす化学物質のことをいう.

▶ **身体に対して何かの作用をもった化学物質のことを薬物という.**

身体のためになるかどうかは関係なく,作用さえあれば薬物である.たとえばフグ毒(テトロドトキシン)は薬物であるが,身体に有益ではない.

▶ **薬物の中で身体に対していい作用をもったものが薬である.**

▶ **薬は病気の原因に直接効いているとは限らない.**

薬には発熱や不快感をとるだけのものもある.これを対症療法という.この場合は病気をなおしているのは自分の自己回復力であり,薬はその手助けにすぎない.

▶ **薬の形状を加工したものを薬剤という.**

薬剤とは薬の形状を生体に投与できるような形に加工したものをいう.たとえば錠剤にしたり5%溶液をボトルにつめたりしたものが薬剤である.つまり,「薬」は化学物質のことであり,「剤」は形状を加工した薬のことである.

薬は医薬品,医療機器等の品質,有効性及び安全性の確保等に関する法律で規制されている.

医薬品医療機器等法と略され,医薬品,医薬部外品,化粧品および医療用具に関する事項を規制し,これらの品質,有効性および安全性を確保することを目的としている.

▶ **日本薬局方はおもな医薬品の性状や品質を定めた規格書である.**

薬事法にもとづいて定められた政令が日本薬局方である.この規格書に収載(リストアップのこと)されている薬の数は約1,300である.ガーゼや脱脂綿,さらには常水(水道水のこと)も収載されており,これらも法律上は医薬品に含まれる.

医薬品とは診断・治療・予防に使われる薬のことである.

正確な法律上の定義はもっと細かい.

▶ **医薬品は医療用医薬品と一般用医薬品とにわけられる.**

作用の強いものが医療用医薬品,弱いものが一般用医薬品である.前者はその購入や使用に対して医師の処方箋または指示書が必要であるが,後者は不要である.後者はいわゆる「大衆薬」であり,町の薬局で自由に購入できる.

▶ **医薬品で作用の激しいものは毒薬や劇薬として指定されている.**

薬事法での規定がある.作用が激しく生命維持に障害を与えるものが毒薬,毒薬よりは毒性が少ないものが劇薬である.

▶ **毒薬と劇薬の保管やラベルには規定がある.**

毒薬は毒薬棚に保管し鍵をかける.ラベルは黒地に白枠,白字で薬品名および「毒」と記載されている.劇薬は劇薬棚に保管し鍵は必要ない.ラベルは白地に赤枠,赤字で薬品名および「劇」と記載されている.

▶ **医薬部外品は医薬品より作用が弱い.**

医薬部外品は,吐き気や体臭などの防止,あせもなどの防止,脱毛防止・育毛・除毛,ネズミ・ハエ・カなどの駆除を目的とするものなどである.医薬部外品も薬事法の規制対象である.薬事法改正のたびに規則の見直しも行われ,医薬品から医薬部外品への組み替えなども検討されている.

薬の保管

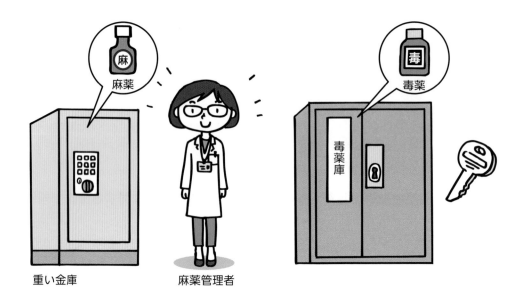

麻薬

麻薬

重い金庫　　　　麻薬管理者

毒薬

毒薬庫

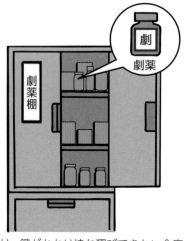

劇薬

劇薬

劇薬棚

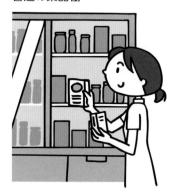

普通の薬品棚

　　　麻薬は，鍵がかかり持ち運びできない金庫（麻薬保管庫）に入れ，麻薬管理者が管理する．毒薬は鍵のかかる毒薬庫に，劇薬は劇薬棚（鍵はかからなくてよい）に保管する．

ほかに注意が必要な薬剤
- **覚せい剤の例**：アンフェタミン，メタンフェタミン（ヒロポン®）
- **麻薬の例**：モルヒネ，フェンタニル，ペチジン，コカイン，リン酸コデインの10％散
- **非麻薬の例**：リン酸コデインの1％散，ペンタゾシン
- **向精神薬の例**：ペンタゾシン，ベンゾジアゼピン系薬，バルビツール酸系薬
- **冷蔵保存薬の例**：人赤血球濃厚液，インターフェロン製剤，インフルエンザHAワクチン
- **冷凍保存薬の例**：新鮮凍結人血漿，経口生ポリオワクチン

◀ 麻薬は麻薬及び向精神薬取締法でその取り扱いが規定されている.

向精神薬とは，薬理学的には精神機能に関与するすべての薬の総称であるが，法律的にはある特定の睡眠薬などをさす．抗精神病薬と混同しないこと．

▶ **覚せい剤は覚せい剤取締法によりその取り扱いが規定されている.**

覚せい剤は医療用にはまず使わない．

▶ **大麻は大麻取締法で規制を受けている.**

大麻は医療用には使わない．

▶ **LSD も法律的には麻薬と同様の規制を受けている.**

人工の幻覚薬である．医療用には使わない．

◀ 麻薬は鍵をかけた堅固な設備に保管する.

堅固な設備とは持ち運びのできない重い金庫のことである．

▶ **麻薬保管庫の中にはほかの医薬品や現金などを一緒に入れてはいけない.**

覚せい剤だけはこの中に麻薬と一緒に入れてよい．

▶ **麻薬は使用のつど必要量だけを受けとり，空のアンプルも捨ててはいけない.**

使用した残りの麻薬は麻薬管理者に返す．

▶ **ペンタゾシンは法律上は麻薬ではない．しかし向精神薬ではある.**

薬理学的には麻薬と同様の作用をもっているので，病院内の取り決めで麻薬と同等に取り扱っている施設が多いようである．

◀ 毒薬は毒薬庫に保管し鍵をかける.

▶ **劇薬は劇薬棚に保管し鍵はなくてもよい.**

すべての薬はその毒性の強さから，毒薬，劇薬，普通薬にわけられる．

◀ 薬の基本的な保管場所は低めの室温かつ暗い所である.

▶ **すべての薬品は直射日光があたらない場所に保管する.**

遮光保存ととくに記載がなくても直射日光にはあてないほうがよい．

▶ **血液製剤やワクチンは冷蔵保存（4〜6℃）が一般的である.**

凍結させてはいけない．主成分が蛋白質の薬品は変性しやすい．

▶ **血漿と血小板液の保存条件は特殊である.**

新鮮凍結血漿は−20℃以下の冷凍保存である．血小板濃厚液は 20〜24℃で振とうしながら貯蔵する．

▶ **使用期限切れの薬は使ってはいけない.**

薬は使用期限までに使うこと．たとえ使用期限内でも，外観などに変化がみとめられれば使用してはいけない．

オーファンドラッグとジェネリック薬

患者数の少ない病気の治療薬は，製薬会社の儲けが少ないので開発が進みにくい．そうした薬をオーファンドラッグ（希少疾病用医薬品）といい，供給確保のため国が 30 種以上を承認し援助している．代謝性疾患や熱帯病に対する治療薬が多い．一方，汎用される医薬品の特許が切れ，ほかの製薬会社がつくるようになった薬を後発医薬品（ジェネリック薬，俗に「ゾロ品」）といい，同じ薬効なのに開発コストのないぶん薬価は安くなるので，厚生労働省もその使用を推奨している．

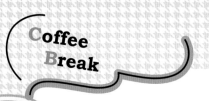

Coffee Break

薬の化学名，一般名，商品名

薬にはいろいろな名称がある．ジアゼパムを例にとると，化学名は「7-クロロ-1,3-ジヒドロ-1-メチル-2-フェニル-2H-1,4-ベンゾジアゼピン-4-オキシド」で，「ジアゼパム」が一般名である．販売されるときはT薬品からはセルシン®，A製薬からはホリゾン®などと，その製薬会社特有の商品名がつけられる．つまり「セルシン®」と「ホリゾン®」はつくっている会社が異なるだけで，中身は同じ化学物質である．商品名には®（登録商標）をつける．

第Ⅰ相試験，第Ⅱ相試験，第Ⅲ相試験

薬をあらたに開発する場合，その効果と安全性の確認が必要である．まず動物を使って確認し，その後，ヒトで3段階の試験（臨床試験，治験）を行う．まずは健常者を対象に（第Ⅰ相試験），次に少数の患者（第Ⅱ相試験），そして多数の患者（第Ⅲ相試験）で行われる．第Ⅲ相試験まで進み，効果と安全性が確認されてはじめて薬として承認される．

看護師国家試験既出問題

誤っているのはどれか．
1. 毒薬は鍵の掛かる場所に貯蔵しなければならない．
2. 劇物の取り扱いは毒物及び劇物取締法に規定されている．
3. 麻薬の取り扱いは麻薬及び向精神薬取締法（旧麻薬取締法）に規定されている．
4. 麻薬管理者は麻薬の事故があった時は厚生労働大臣に届け出なければならない．

解説 1. 正しい　2. 正しい　3. 正しい　4. 誤り　厚生労働大臣ではなく，最寄りの保健所を経由して都道府県知事に届け出なければならない．　**答え** [4]

薬剤師国家試験既出問題

薬事関連法規において容器・被包に表示が規定されている文字の例として，正しいものの組み合わせはどれか．
a. 麻薬　　b. 習　　c. 向精神薬　　d. 劇　　e. 医薬用外劇物
1 (a, c)　2 (a, e)　3 (b, c)　4 (b, d)　5 (c, d)　6 (d, e)

解説 a. 麻薬の記号は㊪．b. 習慣性医薬品には「習慣性」と記載する．c. 向精神薬の記号は�向．d. 正しい．e. 正しい．
答え [6]

第 18 章

与薬エラー

- ► よくある与薬エラー
- ► 薬剤の取り違えエラー
- ► 与薬方法のエラー

よくある与薬エラー

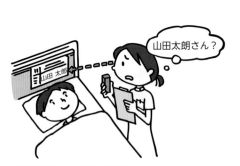

同姓同名？ 似た名前？

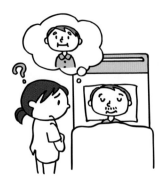

体型も病名も同じ？

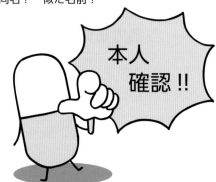

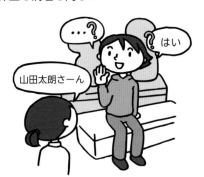

名前を呼んだらほかの患者が返事

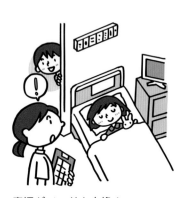

患児がベッドを交換！

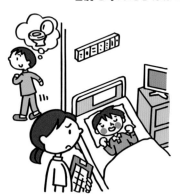

見舞いの兄弟がベッドに

ヒヤリハット

何事においてもそうであるが，医療業務においても遂行上でのエラーは一定確率で必ずおこるものである．このエラーにも重大なものから軽微なものまでいろいろある．ヒヤリとしたエラーやハットしたエラーを俗にヒヤリハットという．ヒヤリハットのエラーは次に重大なエラーにつながることがあるので，ヒヤリハットのエラーを減らすことが重大なエラーを減らすことに通じる．

患者の名前はしつこく確認すること.

▶ **患者の取り違えは絶対にやってはいけないエラーである.**
本人確認は基本中の基本である.

▶ **同姓同名,似た名前,兄弟姉妹,夫婦が同時入院の患者は取り違えやすい.**
同姓同名の患者は生年月日やIDなどで確認すること.外国人の患者も名前だけでは間違いやすいので,注意が必要である.

▶ **類似体型,同じ病名などの患者も取り違えやすい.**
必ず名前やIDなどで確認すること.同じ病棟や同じ外来には類似疾患の患者が多い.したがって,外見や年齢層も似た患者が増えるので注意が必要である.

▶ **名前を呼んだらほかの患者が返事をすることがある.**
本人が返事したからといって100%は信じないこと.ある患者に対して違う名前で「○○さん!」と呼びかけたときに,「……はい」という受け答えは日常的によく遭遇する.

▶ **小児科では患児同士が勝手にベッド交換することがある.**
患児がほかの患児のベッドに寝ていることがある.ベッドの名札だけで判断しないこと.

▶ **小児科では見舞いに来た家族が患児の兄弟姉妹を患児のベッドに寝かせることがある.**
昼寝タイムにぶつかると患児のベッドを拝借することがある.外見が似ているので,注意が必要である.

その薬の投与がなぜ必要なのかをいつも考えること.

薬は指示通り機械的に投与するのではない.その薬の投与意義を常に意識すると,投与エラーに気づきやすい.そのためには薬物の薬理作用を知っておく必要がある.

▶ **記載ミスや転記ミスなどの単純ミスはいつでもおこりうる.**
手書き時のミスに加え,パソコン画面上で薬剤を選択するときに,隣にリストアップされていたまったく関係ない薬剤をクリックミスで選択してしまうこともある.

▶ **口頭指示は正確に伝わらないことがある.**
口頭指示時は復唱などで再確認すること.薬剤名だけでなく,量,投与方法なども再確認が必要である.

▶ **ラベルの貼り間違いもある.**
薬剤に限らず検査検体など,どんな場合にも間違いは発生しうる.ラベルを盲信しないこと.

時間切迫下ではエラーがおこりやすい.

▶ **時間切迫下での業務の例として急患来院時,急変時,業務交代時などがある.**

▶ **時間に追われながらの業務ではとくに注意が必要である.**

▶ **作業途中での中断はエラーがおこりやすい.**
作業中断の原因には他業務依頼,ナースコール,電話,患者からの呼びかけなどがある.元の作業にもどったときには,意識して注意をはらう必要がある.

▶ **エラーがおきたら必ず報告すること.**
そのエラーに対して正しく迅速に対処するためと,次に類似のエラーをおこさないためである.エラーを隠してはいけない.

薬剤の取り違えエラー

間違いやすい薬

薬剤名が似た薬剤	同じ場所に保存，定数保管場所が隣接した薬剤
タキソール® タキソテール®	インスリン ヘパリン 　冷蔵庫保管
バファリン® ワーファリン®	アタラックス®-P アトロピン® 　定数保管
プレドニン® ブレディニン® プレマリン®（→237 ページ）	ブスコパン® プロタノール® 　定数保管
DDP PPD DPP-4 阻害薬	
バイアル・アンプルの色・形状が似た薬剤	**薬効の似た薬剤**
セルシン® プリンペラン® ビソルボン® ラシックス® イソゾール®（麻酔薬） メイロン®	セルシン® セレネース® 　どちらも中枢神経作動薬
	グリセオール® マンニットール® 　どちらも脳浮腫軽減薬
バイアル・アンプルのラベルの文字やふたの色が似た薬剤	プロカイン® キシロカイン® 　どちらも局所麻酔薬
内服液（ラキソベロン®） 皮膚科用ローション 点眼薬 点耳薬	イノバン® ドブトレックス® 　どちらも昇圧強心薬
バイアル・アンプルに入った外用薬（静注禁忌！）	ペルジピン® ヘルベッサー® 　どちらもカルシウム拮抗薬
トロンビン® ポリミキシン B ムコフィリン® インタール®	
薬剤名の略号が似た薬剤	
抗菌薬 CMZ と CEZ CFX と CTX	
複数の規格が存在する薬剤	
ソリタ®-T1 号 ソリタ®-T3 号	
ソリタ®-T3 号 200 mL ソリタ®-T3 号 500 mL	
5%ブドウ糖 10%ブドウ糖	

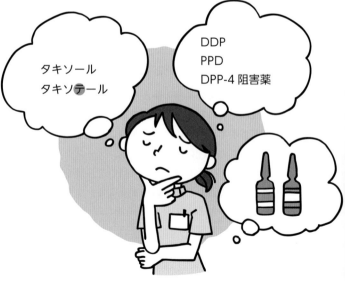

薬剤名が類似すると間違いやすい.

> ▶ **サクシン® とサクシゾン® は間違いやすい薬の代表であった.**
> そのためサクシン® はスキサメトニウム® に商品名が変更された. 間違いやすい薬の例を左ページおよび 236 ページに載せた. もし間違った場合, あまり影響ないものから, 重大な影響を与えるものまでさまざまである. 致命的間違いの代表例は知っておくこと.
> ▶ **薬剤名の略号が似た薬剤も間違いやすい.**
> この例に CMZ と CEZ, CFX と CTX などがある.

バイアル・アンプルの色・形状が似た薬剤も間違いやすい.

> ▶ **この例にセルシン® とラシックス® とプリンペラン® とビソルボン® などがある. いずれも遮光アンプルに入っている.**
> ▶ **アンプルやバイアルのラベルの文字やふたの色が似た薬剤も間違いやすい.**
> この例にドブトレックス® とヘルベッサー® などがある.
> ▶ **複数の規格が存在する薬剤も間違いやすい.**
> この例にソリタ®-T3 号の 200 mL と 500 mL, ブドウ糖の 5% と 10% などがある.

定数保管場所が隣接すると間違いやすい.

> 救急用の棚などに常備してある薬剤は数本ずつ区わけして置いてあることが多い. 急いだときなどに間違いやすい. この例にアタラックス®-P とアトロピン® などがある.
> ▶ **定数保管場所に違った薬剤が置いてあることもある.**
> 使用後の補充時に誤って違った薬をセットしてあることがある.
> ▶ **薬効の似た薬剤も間違いやすい.**
> 薬効の似た薬剤は隣接した場所に保管してあることが多く, 急いだときなどに間違いやすい. この例にセルシン® とセレネース® などがある.
> ▶ **冷蔵庫のように同じ場所に保管してある薬剤も間違いやすい.**
> この例にインスリンとヘパリンなどがある.

複数の点滴ボトル作製時にはほかの患者と混同しやすい.

> あくまでも患者ごとに作業するのが原則である. しかし, 同時に複数の患者の点滴ボトルを作製するときには, 他患者に使用すべき薬剤を間違って混合しやすいので注意が必要である.
> ▶ **薬剤の溶解液も間違いやすい.**
> 溶解液の種類によっては薬効に差が出ることがある. とくに抗癌薬や抗菌薬は注意が必要である. 蒸留水と生理食塩水など, 指定の溶解液を用いること.

静脈注射は非常に怖い

静注は非常に怖い医療行為だと認識しておくこと. 静注の瞬間は血中濃度が非常に高くなるので, たとえ薬剤の間違いがなくても, ショックや意識障害などを生じることがある. ましてや薬剤を間違うと死に直結することもある. 静注を行う際は, 患者名・薬剤名・量・投与方法などを再確認し, 静注自体はなるべくゆっくりと行い, 患者の観察を怠らないこと.

与薬方法のエラー

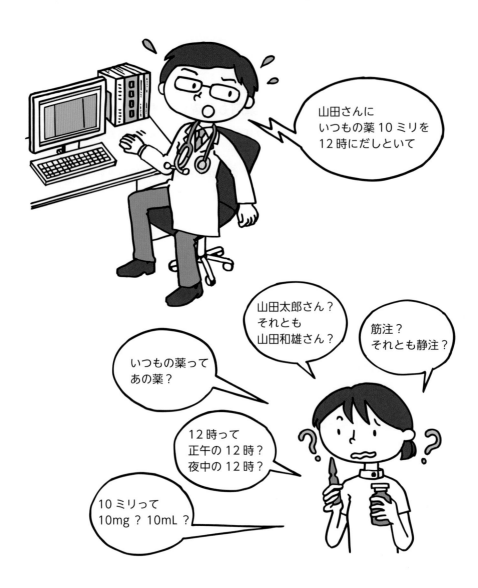

注射薬の混和

注射薬をほかの注射液と混和すると，析出したり分解したりすることがある．たとえばジアゼパム（セルシン®）は有機溶媒に溶かしてあり，生食などで希釈すると析出する．フロセミド（ラシックス®）はアルカリ溶液に溶かしてあり，中〜酸性溶液と混和すると析出する．また，シスプラチン（ランダ®）は5％ブドウ糖液と混和すると分解され，効果が低下する．ほかの薬剤でもさまざまな変化がおこるので，注射薬の混和には十分な注意が必要である．

注射指示はしつこく確認すること．

▶ 通常，注射指示票には，①投与方法，②投与ルートまたは部位，③薬剤の名称と製品の「主成分量」と「容量」，④投与量，⑤投与時刻と投与速度，⑥備考，などがこの順番で記載されている．投与ルートが複数ある場合は注意が必要である．薬剤の名称は商品名を日本語で記載する．略号や英語は使用してはいけない．主成分量と容量は○○ mg/○○ mL の形式で併記する．

▶ 投与量は 1 日量ではなく 1 回量を「○本」と記載する．
投与時刻は 24 時間制で，投与速度は「mL/h」で記載する．

▶ 口頭指示は原則として行わない．
口頭指示はコミュニケーション・エラーを生じさせるため，すべての指示は筆記したもので伝達するという原則を遵守する．

胃管注入用薬を静脈ラインへは絶対に入れてはいけない．

流動食だけでなく，白湯，ラキソベロン®，アルロイド® G，バンコマイシンなどは胃管から注入する．絶対に静脈ラインに入れてはならない．

▶ 複数のラインがある場合は与薬エラーを生じやすいので，注意が必要である．
静脈ライン以外に，胃管，硬膜外チューブ，胆管チューブ（PTCD），腹腔ドレーンなどのラインがある．どの薬剤をどのラインに入れるのかを間違わないこと．

点滴では mL/時なのか滴/分なのかを確認すること．

点滴セットの成人用と小児用とでは同じ 1 滴の流量が異なる．小児用は 1 分間の滴数がそのまま mL/時となる．成人用はその約 3 倍強．自然滴下では流量が体位で変動しやすい．
たとえば前腕への点滴の場合，肘を曲げると流量が低下するし，点滴側を下にした側臥位でも流量が低下する．さらに患者が故意に自分で流量を変更してしまうこともある．

▶ 輸液ポンプは設定を再確認すること．
流量の小数点間違いやスタートボタンを押さなかったなどのエラーがおこりやすい．また複数の輸液ポンプを使用しているときは，設定を取り違えやすい．

静脈ラインの皮下への漏れには注意をはらうこと．

▶ とくに小児や抗癌薬投与時には皮下への漏れに注意をはらうこと．
抗癌薬の漏れは組織壊死をおこす．また小児は安静が保てなかったり，漏れても自分からは言えないことがある．成人の不穏患者や意識障害患者も同様である．

▶ 静脈ラインの接続部のはずれや凝固による閉塞にも注意が必要である．
中心静脈ラインの接続部のはずれは大出血に至ることがある．三方活栓やクレンメを操作したときは，閉じる/開放を再確認すること．

注射薬は i.m.（筋注），s.c.（皮下注），i.v.（ワンショット静注），d.i.v.（点滴静注），側注，ボトル内注入なのかを確認すること（→6 ページ）.

▶ 与薬時刻を確認すること．
午前と午後や 14 時と 4 時，さらに深夜 0 時と正午は間違いやすい．また点滴バッグ交換時に，次の次に使用すべき点滴バッグを先に使用した事例も報告されている．

付録　間違いやすい薬

投与量を間違いやすい薬

塩化カリウム（KCl）	高濃度の塩化カリウムは絶対にワンショット静注しないこと（→67 ページ）．
ネオフィリン®	気管支喘息発作の治療薬（→94 ページ）であるが，急いで静注すると血中濃度が上がりすぎる（→6 ページ）．とくに小児では過量になりやすいので注意が必要．
タキソール® **タキソテール®**	両者とも同じタキソイド系の抗癌薬（→198 ページ）であるが，その投与量はまったく違う．
インスリン	過不足になりやすい（→120 ページ）

誤って静脈内注射する可能性のある薬剤

バイアルに入った **外用剤・内用剤**	トロンビン®（止血剤），硫酸ポリミキシン B（外用・内用抗菌薬），PFD® 内服液（膵外分泌機能検査薬）
アンプルに入った **外用剤**	ムコフィリン吸入液（去痰薬），インタール吸入液（抗アレルギー薬）

よく似た名前の薬

誤認されやすい薬を以下に示す．使用時は注意が必要である．

アクチット®	酢酸リンゲル液		**サイレース®**	睡眠薬
アクトシン®	強心薬		**セレネース®**	抗精神病薬
アスピリン®	NSAIDs		**セレナール®**	抗不安薬
アスベリン®	鎮咳薬		**セルシン®**	抗不安薬
アスペノン®	抗不整脈薬		**シプロキサン®**	抗菌薬
アトロピン®	抗コリン薬		**ジプレキサ®**	抗精神病薬
アタラックス®	抗ヒスタミン薬		**セファメジン® α**	抗菌薬
アレロック®	抗アレルギー薬		**セファゾリン**	抗菌薬
アテレック®	降圧薬		**セフメタゾン®**	抗菌薬
エブランチル®	降圧薬		**セレクトール®**	β 遮断薬
エラスチーム®	抗脂質異常症薬		**セロクラール®**	抗めまい薬
エクセグラン®	抗てんかん薬		**セロクエル®**	抗精神病薬
エクセラーゼ®	消化酵素薬		**セフゾン®**	抗菌薬
エバミール®	催眠・鎮静薬		**セパゾン®**	抗不安薬
エパデール®	血小板凝集抑制薬		**ゼスラン®**	抗アレルギー薬
オステン®	骨粗鬆症薬		**セスデン®**	抗潰瘍薬
オスバン®	消毒薬		**ゾラデックス®**	LH-RH 製剤
オステラック®	NSAIDs		**ゾビラックス®**	抗ウイルス薬
オルメテック®	降圧薬		**ソルダクトン®**	利尿薬
カルグート®	心不全治療薬		**ソルラクト®**	乳酸リンゲル液
ウルグート®	抗潰瘍薬		**ダイアコート®**	副腎皮質ステロイド薬
ガストローム®	抗潰瘍薬		**ダイアート®**	利尿薬
ガスター®	H₂受容体拮抗薬		**タキソール®**	抗癌薬
グリコラン®	ビグアナイド薬		**タキソテール®**	抗癌薬
グルコバイ®	α グルコシダーゼ阻害薬		**タチオン®**	グルタチオン製剤
グリミクロン®	経口血糖降下薬		**タリオン®**	抗アレルギー薬
グリチロン®	グリチルリチン製薬		**テグレトール®**	抗てんかん薬
カルデナリン®	降圧薬		**テオドール®**	気管支喘息治療薬
カルナクリン®	循環障害改善薬		**テノーミン®**	交感神経遮断薬
クラビット®	抗菌薬		**デノシン®**	抗ウイルス薬
クラリシッド®	抗菌薬			

ニューロタン®	降圧薬		ペルサンチン®	抗血小板薬
ニューレプチル®	抗精神病薬		ペルジピン®	降圧薬
ノルバデックス®	乳癌薬		ボスミン®	交感神経作動薬
ノルバスク®	カルシウム拮抗薬		ホスミシン®	抗菌薬
ノバスタン® HI	抗トロンビン薬		ポンタール®	NSAIDs
ノバントロン®	抗癌薬		ボンゾール®	ゴナドトロピン阻害薬
ノバミン®	抗精神病薬		マイスリー®	睡眠薬
ノバクト® M	第IX因子製剤		マイスタン®	抗てんかん薬
ノイロトロピン®	NSAIDs		ミオナール®	中枢性筋弛緩薬
ノイトロジン®	抗凝固薬		ミオコール®	狭心症薬
ノイロビタン®	ビタミン剤		ミオカーム®	ミオクローヌス治療薬
バファリン®	NSAIDs		ムコダイン®	去痰薬
ワーファリン®	抗凝固薬		ムコスタ®	抗潰瘍薬
パナルジン®	血小板凝集抑制薬		メイロン®	アシドーシス補正用製剤
パラミヂン®	尿酸排泄促進薬		メロペン®	抗菌薬
バンコマイシン®	抗菌薬		メジコン®	鎮咳薬
パニマイシン®	抗菌薬		メプチン®	気管支拡張薬
ヒルナミン®	抗精神病薬		メイアクト MS®	抗菌薬
ヒルトニン®	視床下部ホルモン製剤		メイラックス®	抗不安薬
ブリプラチン®	抗癌薬		ラステット®	抗癌薬
パラプラチン®	抗癌薬		ラクテック®	乳酸リンゲル液
プロスタンディン®	血流改善薬		レスタス®	抗不安薬
プロスタルモン®・F	陣痛促進薬		レスリン®	抗うつ薬
プロスタール®	抗癌薬		ロイコボリン®	メトトレキサート拮抗薬
プロタノール®	交感神経作動薬		ロイコン®	造血凝固薬
プルゼニド®	下剤		ロイコプロール®	GM-CSF 製剤
プレドニン®	副腎皮質ステロイド薬		ロコルナール®	狭心症薬
ブレディニン®	免疫抑制薬		ローコール®	抗脂質異常症薬
プレマリン®	女性ホルモン製剤			
フェノバール®	抗てんかん薬			
フェニトイン	抗てんかん薬